MANUEL

DE

SÉMIOLOGIE MÉDICALE

LIBRAIRIE J.-B. BAILLIÈRE ET FILS

———

DU MÊME AUTEUR :

Guide clinique et thérapeutique du praticien. Paris, 1909.
Un volume petit in-8.

6-24-09. — Corbeil. Imprimerie Crété.

MANUEL

DE

SÉMIOLOGIE MÉDICALE

PAR LE DOCTEUR

M. PALASNE DE CHAMPEAUX

MÉDECIN DE 1ʳᵉ CLASSE DE LA MARINE,
PROFESSEUR DE SÉMIOLOGIE MÉDICALE A L'ÉCOLE DE MÉDECINE NAVALE
DE TOULON

Avec 90 figures noires et coloriées

Deuxième Édition revue et augmentée

PARIS

LIBRAIRIE J.-B. BAILLIERE ET FILS

19, Rue Hautefeuille, près du Boulevard Saint-Germain

1909

PRÉFACE

Il existe de nombreux et excellents Traités de sémiologie médicale, mais l'abondance même des matières effraie souvent l'étudiant et le praticien. Celui-ci a son temps limité par les exigences de la clientèle, celui-là par l'importance toujours croissante des études médicales. Et pourtant l'un et l'autre sont dans la nécessité de posséder des connaissances sémiologiques exactes, de se familiariser avec les procédés nouveaux, s'ils veulent poser des diagnostics solidement établis : la sémiologie est la pierre angulaire de la clinique.

La science médicale progressant chaque jour, nous avons dû apporter quelques modifications et faire quelques additions à notre premier texte, dans cette deuxième édition. Vingt-quatre figures nouvelles ont été intercalées en supplément, ce qui porte leur nombre total à quatre-vingt-dix. Ainsi la mémoire des yeux est-elle mise à contribution dans une large mesure. Beaucoup de ces figures résultent de photographies prises sur des malades de la clinique médicale de notre École d'application de Toulon.

Malgré les modifications apportées à la deuxième édition, notre but est resté le même : condenser en un petit nombre de pages faciles à lire et à consulter, d'une façon nette et précise, les connaissances indispensables, dans cet ordre d'idées, à tout étudiant comme à tout praticien.

Parmi les étudiants, nous avons naturellement pensé être utile, d'une façon spéciale, aux jeunes élèves se préparant aux *Écoles du service de santé de la Marine et de la Guerre* (Bordeaux et Lyon).

Nous avons tenu à débuter par quelques NOTIONS DE PATHOLOGIE GÉNÉRALE, non seulement parce que ces notions font partie du programme des examens de l'École de Lyon, mais parce que la pathologie générale « représente la synthèse, c'est-à-dire la partie la plus élevée des sciences médicales, qu'elle en est l'introduction, le couronnement » (Roger).

Dans cette PREMIÈRE PARTIE, les questions de l'*hérédité*, de l'*immunité*, de la *lutte de l'organisme* contre l'envahissement microbien ont été traitées avec quelques détails, et d'après les théories et les expériences les plus récentes.

Le *rôle des microbes dans les maladies*, — les *modes de transmission des maladies*, — la *contagion*, — l'*infection* ont été esquissés à grands traits, mais d'une façon suffisante pour faire comprendre à un jeune élève l'importance de ces vastes questions, dont l'étude est à l'ordre du jour, et lui permettre d'acquérir sur ces sujets des notions suffisamment précises.

La DEUXIÈME PARTIE traite de la sémiologie des principaux organes et appareils.

Au sujet de la *percussion*, en général, nous avons cherché à classer, d'une façon simple et facile à retenir, les différentes modalités que l'on peut trouver par cet utile moyen d'investigation.

A propos de l'*examen du pouls*, nous avons indiqué les méthodes pratiques pour recueillir les *tracés sphygmographiques* et mesurer la *tension artérielle*, avec des exemples prouvant l'importance de ces recherches.

La deuxième édition comprend une mise au point des questions si intéressantes du *pouls lent permanent* et des *arythmies*.

A l'*examen du cœur*, normal et pathologique, sont exposés le mécanisme et l'interprétation des *troubles de compensation*, des *hémisystolies*, des *bruits de souffle*, les données fournies par l'*épreuve de l'atropine*, ainsi que les principaux signes fonctionnels qui se rattachent à l'étude de cet organe (*lipothymie, syncope, asystolie, palpitations*). En ce qui concerne les palpitations, nous avons cherché à établir une classification rationnelle, basée d'une part sur les changements de tension au niveau de l'appareil circulatoire, et d'autre part sur la thérapeutique mise en œuvre dans les différents cas. Si cette classification est susceptible d'objections, elle nous a paru avoir le mérite de mettre un peu d'ordre dans cette question si difficile des palpitations, et présenter une utilité pratique indéniable.

A propos de l'*examen des poumons*, nous avons donné

quelques détails sur la recherche du *périmètre dynamique*, sur l'*exploration comparative de l'expansion des sommets*, sur le *triangle paravertébral* ou *signe de Grocco* dans les pleurésies, sur la *succussion hippocratique*, sur le *murmure vésiculaire* normal et ses causes de production, sur le *signe de la voix lointaine*.

L'examen des expectorations comprend la recherche du *bacille de la tuberculose*.

Dans l'étude des signes fonctionnels de l'appareil respiratoire (*toux, dyspnée, asphyxie, hémoptysie*), une place prépondérante revient à l'hémoptysie, et notre but a été d'exposer aussi clairement que possible cet important symptôme.

L'*examen de l'estomac* a été complété et revisé dans cette nouvelle édition. L'étude des *fonctions motrices*, de la perméabilité du pylore a reçu un développement conforme à l'importance qui s'y rattache. Les *analyses du suc gastrique*, après le cathétérisme et les repas d'épreuve, ne comprennent que des manipulations pouvant être exécutées par tout praticien. Les procédés indiqués nous semblent suffisants pour donner à la thérapeutique d'utiles enseignements.

La question de la *dyspepsie*, si difficile à exposer à de jeunes élèves, a été placée dans un cadre de contexture simple.

A la suite de l'*examen physique et fonctionnel du foie*, nous avons traité la question de l'*ictère* et donné à l'ictère par hémolyse la place qui lui revient, d'après les travaux les plus récents. Là encore, la tâche est ardue. Puissions-nous avoir jeté quelque clarté dans cet exposé !

A propos de l'*examen de l'abdomen*, nous avons ajouté l'*épreuve de la sangle*.

Le chapitre de l'*examen des matières fécales* a été développé dans une large mesure. La coprologie, qui n'est pas une science toute nouvelle, comme on pourrait le croire, a reçu enfin droit de cité dans la sémiologie. Nous avons indiqué d'une part les analyses que le praticien peut faire lui-même, et d'autre part celles qu'il fera exécuter le plus souvent par un chimiste, mais dont il devra interpréter les résultats.

La *sémiologie du pancréas* se trouve complétée par le fait des aperçus précédents de coprologie et par l'énumération des principaux syndromes fonctionnels.

Après des notions succinctes sur l'*examen de l'appareil génito-urinaire*, prend place la recherche de la *perméabilité rénale* (épreuve du bleu de méthylène, glycosurie phlorizique...).

L'*examen des urines* comprend les procédés d'analyse usuels, faciles à exécuter, et suffisants pour donner d'importantes indications au sujet du diagnostic et du pronostic. De nouveaux aperçus ont été donnés sur la *rétention chlorurée*, l'*épreuve de la chlorurie alimentaire*, l'*indicanurie*, l'*urobilinurie*. La question de la recherche des *cylindres urinaires* a été étendue.

Dans toute cette étude sémiologique, nous avons cité de nombreux exemples empruntés à la pathologie et à la clinique, de façon à faciliter l'interprétation des signes constatés ou des résultats fournis par les analyses.

Nous avons ensuite exposé sommairement la *sémiologie du système nerveux*, en indiquant les théories nouvelles de Pierre Marie sur l'*aphasie*, en citant le *phénomène de l'opposition* de Hoover, en exposant quelques procédés, particulièrement utiles aux médecins militaires et aux experts, pour dépister la *simulation des douleurs*.

Enfin, nous avons terminé par certains procédés de recherches, souvent indispensables pour étayer un diagnostic : *analyse du sang*, recherche de la *fragilité globulaire*, *séro-diagnostic*, *cytologie* des épanchements, *ophtalmo-* et *cuti-réaction*, etc.

Ces diverses questions intéresseront les praticiens et, en rafraîchissant leur mémoire, leur faciliteront l'examen complet et méthodique du malade.

Si cette deuxième édition obtient près du public médical un accueil aussi favorable que la première édition, nous en serons en partie redevable à MM. J.-B. Baillière, que nous tenons à remercier pour le soin qu'ils ont apporté dans l'impression du texte et la reproduction des figures de notre Manuel.

PALASNE DE CHAMPEAUX.

25 mai 1909.

MANUEL

DE

SÉMIOLOGIE

NOTIONS DE PATHOLOGIE GÉNÉRALE

ÉTIOLOGIE GÉNÉRALE

L'*étiologie* (αἰτία, cause) est la recherche des causes morbifiques.

La *pathogénie* (παθος, maladie ; γένεσις, génération) essaie de faire connaître les modes d'action des causes morbifiques que l'étiologie a révélées.

L'étiologie montre *pourquoi* l'on devient malade ; la pathogénie établit *comment* on devient malade.

Causes morbifiques des maladies.

Il existe des *causes générales*, qui agissent sur un grand nombre d'individus, et des *causes individuelles* qui agissent sur l'individu isolé.

L'étiologie étudiera donc l'infection et la contagion, c'est-à-dire les modes ou causes générales suivant lesquels certaines maladies (endémiques ou épidémiques) frappent un certain nombre d'individus. Nous en reparlerons ultérieurement.

Parmi les causes individuelles, les unes sont *externes* ou *extrinsèques* par rapport à l'individu, c'est-à-dire qu'elles viennent du dehors, et les autres *internes* ou *intrinsèques*, c'est-à-dire qu'elles sont inhérentes à l'individu même.

Remarque. — Nous maintenons cette classification, rejetée par certains auteurs. Si, au point de vue philosophique, elle n'est pas absolument juste, elle a le mérite d'être claire au point de vue didactique.

A. **Causes externes ou extrinsèques des maladies.** — Ce sont les *agents physiques* (température, lumière, électricité...) ; les *agents chimiques* (alimentation, intoxications...) ; les *agents mécaniques* (commotion, traumatismes...); les *agents animés* (parasites, microbes).

La plupart de ces questions sont traitées dans le cours de ce Manuel ; pour l'étude des parasites de l'homme, nous renvoyons aux traités de zoologie ; par la suite, nous aborderons la question du rôle des microbes dans la genèse des maladies.

Si l'on envisage le mode d'action sur l'organisme, les causes externes peuvent être soit *efficientes*, soit *adjuvantes* ou *occasionnelles*. Le froid, par exemple (agent physique), est une cause efficiente dans le cas de gelure et une cause adjuvante dans le cas de rhumatisme, de pneumonie... Dans ces dernières maladies, le froid a provoqué le développement d'une infection microbienne latente.

Les causes adjuvantes s'ajoutent souvent les unes aux autres, et la réaction morbide de l'organisme peut se faire attendre et n'être que la résultante d'une série de sommations (Bouchard).

B. **Causes internes ou intrinsèques des maladies.** — Ces causes comprennent l'étude de l'*hérédité*, de l'*âge*, du *sexe*, de la *constitution*, du *tempérament*, des *aptitudes morbides*, de l'*abus ou insuffisance de nos différentes fonctions.*

Ces causes internes ne doivent jamais être perdues de vue, car il faut faire la part de la résistance, de la réaction que l'organisme oppose à l'invasion de la maladie. Et ces moyens de lutte sont nombreux.

Suivant l'âge, le sexe, la condition de bonne santé ou de maladie, de repos ou d'épuisement, l'individualité menacée réagit de diverses façons. Tantôt le germe pathogène est favorisé dans son action contre l'organisme (*causes internes*

prédisposantes), tantôt il est entravé (*causes internes immunisantes*). Chacun a un organe plus faible et plus excitable,
une tare héréditaire ou acquise.

Prenons un exemple emprunté à Féré : si l'on considère
un peloton de soldats du même âge (*a fortiori* s'ils sont
d'âges différents), alimentés de la même manière, laissés
l'arme au pied au milieu d'une plaine et soumis à la même
action d'un vent glacial, tel sera atteint d'une pneumonie,
tel d'une pleurésie, tel d'un rhumatisme, tel d'une paralysie
faciale, tel d'une sciatique, etc.

Nous voyons qu'une cause externe, le froid, a mis en jeu
les différentes opportunités morbides.

(Nous renvoyons le lecteur, pour les questions d'âge, de
sexe, à l'examen sémiologique du malade, et nous dirons
quelques mots des autres causes intrinsèques des maladies.)

1º HÉRÉDITÉ. — L'hérédité, dit M. Ribot, est la loi biologique d'après laquelle les êtres vivants tendent à se répéter
dans leurs descendants et à leur transmettre leurs propriétés
(morbides ou normales).

Il faut que cette transmission soit faite au fœtus par le
spermatozoïde ou l'ovule. Si elle a lieu par la voie placen-
taire, il y a contagion et non hérédité. « L'hérédité n'est
pas tout ce qui se passe des ascendants aux descendants,
mais seulement ce qui est transmis lors de la fécondation. »
(Fournier.)

Depuis quelques années, le domaine de l'hérédité a perdu
de son étendue, au profit de la contagion, et l'on admet que,
dans un très grand nombre de cas de tuberculose, le bacille
est transmis des ascendants aux descendants par contagion
directe.

On admet deux formes principales d'hérédité :

a. *Hérédité directe*. — L'agent pathogène, connu ou
inconnu, se trouve dans le plasma germinatif.

S'il est virulent, la maladie est immédiate (tuberculose
méningée, syphilis précoce...). S'il est atténué, la maladie
pourra rester latente pendant un certain temps (syphilis
héréditaire tardive...). Le cancer est toujours tardif.

, b. *Hérédité indirecte ou de terrain.* — Le microbe n'est pas toute la maladie ; il peut ne pas être passé dans l'organisme fœtal. Il a pu verser dans les humeurs du fœtus des produits ou toxines (dans le rein d'enfants nés de brightiques, on a pu isoler une *néphrotoxine*) qui les ont adultérées. L'enfant a hérité par ce fait d'un *terrain favorable*, d'un plasma germinatif, ayant une structure propice à l'invasion ultérieure du microbe ou à la dégénération d'un organe, sous des influences extérieures favorisantes (froid, traumatisme, misère physiologique, etc.). C'est ce qui constitue la *prédisposition morbide*, si fréquente en particulier pour la tuberculose. « On ne naît pas tuberculeux, on naît tuberculisable. » (Peter.)

Les causes extérieures ne créent pas le terrain, elles provoquent des réactions dans l'organisme. Seul le terrain en question est transmis par des ascendants *plus ou moins éloignés*. Quand il y a des générations sautées, on dit qu'il y a *atavisme*.

En cas de transmission d'une prédisposition morbide, particulière, favorable à l'éclosion d'une *certaine* maladie ou à la production d'une *certaine* malformation physique (polydactylie, bec-de-lièvre, hypospadias...), on dit qu'il y a *hérédité* (indirecte) *similaire* ou *homologue*.

Mais les ascendants peuvent transmettre une prédisposition générale, très sensible, une *prédisposition de l'organisation psychique*, d'où il résulte que des maladies mentales se transmettent en subissant des métamorphoses (alcoolisme, suicide, épilepsie, hystérie, hypocondrie, débilité mentale, folie...); c'est l'*hérédité dissemblable* ou *hétérogène*.

Cette variété d'hérédité de terrain, dite hétérogène, consiste donc surtout dans un amoindrissement de la vitalité générale de l'organisme, dans une résistance moindre à l'action des agents nocifs venus de l'extérieur. Et c'est pourquoi les états morbides se transforment d'une génération à l'autre, et que l'hérédité produit chez le rejeton des affections d'un autre ordre que la maladie ancestrale.

Nous citerons comme exemples les maladies relevant de

l'arthritisme : goutte, rhumatisme, lithiase biliaire et rénale,
diabète, obésité, etc.

➤ Il en est de même pour les *stigmates* dits *de dégénérescence* :
asymétrie faciale, malformations du squelette, cryptorchidie,
bégaiement, etc.

En résumé, l'hérédité indirecte de terrain, c'est-à-dire
l'hérédité de prédisposition, est plus importante que l'hérédité morbide directe.

Dans l'hérédité indirecte rentrent les faits d'*immunité*
absolue ou relative vis-à-vis de certaines maladies (exemple :
la fièvre jaune dans les races noires).

Si l'on se demande pourquoi, dans une même famille,
l'hérédité n'est pas absolue et pourquoi certains rejetons
sont sains et d'autres malades, on pourra répondre que
chaque fécondation n'implique qu'un spermatozoïde et un
ovule, et que tous n'ont pas des propriétés identiques.

Loi de Colles. — Nous terminerons ce qui a trait à l'hérédité par l'exposé de la loi de Colles, concernant la syphilis
héréditaire.

Père et mère syphilitiques	Spermatozoïde et ovules infectés; avec accidents au moment de la conception	Enfant syphilitique.	
Père *seul* syphilitique	Avec ou sans accidents (spermatozoïde infecté)	Enfant très souvent syphilitique.	A son tour, il peut contagionner la mère (*syphilis conceptionnelle*).
Mère *seule* syphilitique	Avec ou sans accidents (ovule infecté)	Enfant très souvent syphilitique.	

Si la mère contracte la syphilis après la conception et la
transmet à l'enfant, ce n'est plus de la syphilis héréditaire,
mais de la *syphilis congénitale*.

2° CONSTITUTION. — Lorsqu'un médecin est appelé à se
prononcer sur l'aptitude d'un homme au service militaire,
il fait un examen complet de tous les organes, des fonctions.
Il s'enquiert de la taille, du poids, du périmètre thoracique,
de la capacité respiratoire de cet homme.

De l'ensemble de ces renseignements, il tire une conclusion sur la *constitution* de l'individu examiné.

Nous pouvons donc définir la constitution : l'état général qui résulte pour un individu de l'ensemble des conditions d'organisation ou de nutrition qui lui sont propres.

3° TEMPÉRAMENT. — Lorsque nous avons traité de l'hérédité, nous avons vu que les ascendants transmettent surtout à leurs descendants un amoindrissement de la vitalité, une prédisposition à contracter certaines affections sous l'influence des agents nocifs venus de l'extérieur.

On a donné le nom de *diathèses* à ces modifications du type physiologique. « Les diathèses, selon Bouchard, sont des troubles permanents de la nutrition qui préparent, provoquent et entretiennent des maladies différentes comme siège, comme évolution et comme processus pathologique. »

Cette hérédité diathésique a une part prépondérante dans la question du tempérament, et fait qu'un individu est mal équilibré au point de vue de l'ensemble de ses organes ou de leur fonctionnement.

1° *Tempérament lymphatique ou diathèse scrofuleuse.* — La peau est blanche, les chairs sont molles. État d'atonie générale. Les maladies les plus fréquentes chez le scrofuleux sont l'herpétisme, les adénopathies, le rachitisme, la *tuberculose*, d'une façon générale les maladies chroniques.

2° *Tempérament ou diathèse arthritique.* — Embonpoint variable ; tantôt maigre, tantôt gras, l'arthritique souffre de migraines, d'asthme, de bronchites. La dyspepsie est fréquente, et s'accompagne de constipation et de congestion du foie. Le diabète gras est l'apanage des arthritiques, ainsi que le rhumatisme, la goutte. La tuberculose frappe rarement l'arthritique, et revêt une marche torpide.

Les congestions hépatiques, la lithiase biliaire, la cholémie familiale alternent parmi les individus issus de souche arthritique.

La nutrition se trouve amoindrie ; aussi Bouchard considère l'arthritisme comme relevant d'un ralentissement de la nutrition. Landouzy le qualifie de bradytrophie.

Le *tempérament sanguin* relève de la diathèse arthritique à forme congestive et avec tendance à la pléthore.

3º *Tempérament nerveux* (atrabilaire, mélancolique). — Il est caractérisé par de la maigreur, de la défaillance physique et morale avec des alternatives d'énergie. Le nerveux est prédisposé aux maladies nerveuses et aux troubles nerveux. Il délire facilement.

D'après ce qui précède, nous pouvons définir le tempérament : la manière d'être qui résulte pour un individu de la prédominance d'action d'un système organique.

Par conséquent, pour avoir une bonne constitution, il faut d'abord avoir un tempérament normal, être bien pondéré au point de vue de l'activité physiologique.

4º APTITUDES MORBIDES. — L'aptitude morbide est fonction des causes prédisposantes et immunisantes.

Supposons qu'une maladie, la variole par exemple, sévisse dans une localité à l'état épidémique.

L'agent pathogène trouvera chez certains habitants un milieu favorable à son développement ; chez d'autres, il ne pourra pas se développer. Ce qui nous conduit à examiner les questions de *réceptivité* et d'*immunité*.

a. *Réceptivité*. — Les causes extrinsèques des maladies (mauvaise alimentation, excès, refroidissement, maladies microbiennes surajoutées, présence de parasites intestinaux, etc.), et certaines causes intrinsèques (âge, constitution, etc.), ainsi que d'autres causes ignorées entrent en ligne de compte pour *prédisposer* l'individu à la maladie, pour permettre le développement du germe infectieux.

Un certain nombre d'intoxications chroniques (plomb, alcool...) modifient profondément la nutrition et rendent l'organisme plus sensible aux poisons. Richet désigne ce phénomène sous le nom d'*anaphylaxie*, qui est, par conséquent, l'opposé de l'accoutumance, de l'assuétude (ανα, en arrière ; φυλασσις, protection).

Nous pouvons par conséquent définir la *réceptivité* : une aptitude de l'organisme à recevoir l'impression des agents pathogènes, qui y trouvent un milieu favorable à leur développement.

b. *Immunité*. — Certaines personnes ne sont pas atteintes par une maladie épidémique régnante, parce que les cellules de leur organisme possèdent des propriétés, reçues de leurs ascendants, qui les mettent à l'abri de l'infection. Cette *immunité naturelle* est presque exclusivement contenue dans la phagocytose, d'après Metchnikoff et ses élèves (Voy. plus loin : *Modes de transmission des maladies microbiennes*).

Dans d'autres cas, l'organisme acquiert des propriétés nouvelles de résistance, au cours de la lutte qu'il soutient avec une espèce microbienne ou, ce qui revient au même, une espèce de cellules, qui lui est étrangère. Cette *immunité acquise* peut être absolue ou presque absolue (fièvre typhoïde, variole, coqueluche...). En tout cas, les atteintes ultérieures sont généralement très bénignes et peuvent passer inaperçues (immunité relative).

En présence de certains poisons animaux (venins...), végétaux et même minéraux, agissant à petites doses souvent répétées, l'organisme peut acquérir une résistance plus grande vis-à-vis du poison ; c'est là un exemple d'*immunité par accoutumance, par assuétude* ou *mithridatisation* (le mithridate était une drogue à vertu antivénéneuse dont la composition était attribuée à Mithridate le Grand).

L'immunité peut être provoquée chez l'homme par différentes méthodes, dont les principales sont les vaccinations et la sérothérapie.

Les *vaccinations* ont pour but de conférer une immunité *active*, en déterminant une maladie bénigne par l'inoculation d'un virus atténué (Gilbert et Carnot). Les vaccinations peuvent être utilisées à titre préventif (*variole*, peste, fièvre typhoïde...) ou à titre curatif (rage : maladie à très lente incubation).

La *sérothérapie* confère une immunité *passive*. Le principe de cette méthode consiste à provoquer artificiellement chez un animal (inoculations de microorganismes, de toxines...) la production de substances bactéricides et antitoxiques, qui sont ensuite transportées dans un organisme malade et lui permettent de se défendre contre l'infection (*diphtérie*, dysenterie, tétanos, morsure des serpents venimeux...).

Remarque. — Quelle que soit la méthode employée, l'immunité acquise n'est souvent que *temporaire*. C'est ainsi que les vaccinations jennériennes doivent être répétées en moyenne tous les dix ans, et plus souvent en cas d'épidémie.

En résumé, nous pouvons dire que l'immunité consiste dans une modification de l'activité cellulaire par le fait d'une vaccination chimique ou figurée, ou par le fait d'une infection (Bouchard).

A cette question de la réceptivité et de l'immunité se rattache la question de *race*. Nous dirons ensuite quelques mots de l'*idiosyncrasie*.

c. *Race.* — La question de *race* est souvent difficile à dégager dans la genèse de la maladie. Elle n'est pas en cause, par exemple, dans la question de la maladie du sommeil ; en effet, le trypanosome (cause de la maladie) n'existe que dans les pays chauds et ne peut atteindre d'une façon générale que les habitants de ces pays.

Le paludisme atteint peu les adultes des races colorées ; mais les enfants paient un lourd tribut à cette maladie et arrivent à acquérir l'immunité. Là encore, la question de race doit être réservée.

Toutefois la race prédispose réellement à certaines maladise : l'*aïnhum* (gangrène du petit orteil), l'éléphantiasis, la lèpre, le tétanos, la peste, le choléra, etc., sont des maladies très communes dans la race noire. Par contre, la race noire semble jouir d'une immunité presque absolue vis-à-vis de la fièvre jaune.

Les Anglo-Saxons contractent facilement la scarlatine (maladie très fréquente en Angleterre).

Les Israélites sont sujets aux maladies nerveuses et aux maladies relevant de la diathèse arthritique.

d. *Idiosyncrasie.* — Certaines personnes sont empoisonnées par des moules, des coquillages de bonne qualité.

D'autres sont particulièrement sensibles à certaines odeurs. L'usage de certains médicaments (opium, belladone, digitale, *antipyrine*...), même à dose extrêmement faible, est impossible chez certains malades, car des symptômes graves d'empoisonnement se produisent.

Ces faits, inexpliqués jusqu'à présent, ont été classés dans l'*idiosyncrasie* (ἴδιος, propre ; σύν, avec ; κρᾶσις, tempérament), c'est-à-dire la disposition spéciale à certains individus, en vertu de laquelle ils subissent d'une manière qui leur est propre l'influence d'agents qui d'ordinaire n'impressionnent pas nos organes ou les impressionnent d'une autre façon.

5º Abus et insuffisance des différentes fonctions. — L'abus d'un organe crée une hyperémie passagère et à la longue une modification de structure de ses éléments, l'hypertrophie par exemple.

Réciproquement, un organe qui ne fonctionne pas finit par s'atrophier.

Lorsqu'un muscle travaille, les combustions sont plus intenses, d'où formation d'acide carbonique et d'acide lactique ; de plus, les produits des échanges normaux ont une toxicité plus grande, et, s'ils sont retenus par insuffisance des organes éliminateurs ou modificateurs, il y a *auto-intoxication*.

L'accumulation de ces produits est la principale cause de la *fatigue*. Lorsqu'il y a *surmenage* de l'individu, tout le système musculaire est atteint, et l'auto-intoxication est portée à son maximum. Un homme surmené présente comme principaux symptômes : de l'abattement ; le pouls est fréquent, petit ; il y a de l'hypotension artérielle, d'où fatigue du myocarde (*cœur forcé*, hypertrophié) et par conséquent tendance à l'asystolie et à la syncope. Les mouvements respiratoires sont fréquents et de petite amplitude (dyspnée d'effort).

Le surmenage prédispose à toutes les maladies (typhus, scorbut...) ; il constitue une des principales causes de déchet des armées en campagne.

De même, le *surmenage cérébral* favorise l'éclosion de certaines maladies (maladies mentales, hystérie, chorée, fièvre typhoïde...).

L'abus des *fonctions génitales* favorise l'ataxie locomotrice, l'anémie, la neurasthénie, etc.

Suivant les professions, certains organes, comme les poumons (verriers), le larynx (chanteurs), les yeux (graveurs), etc., supportent des fatigues répétées, d'où résulte un amoindrissement de leurs fonctions.

Comme exemple d'insuffisance des fonctions, nous citerons le *défaut d'exercice*, cause favorisante de l'obésité, de la goutte, des lithiases.

DES MICROBES

Le nom de microbe s'applique à tout organisme inférieur *microscopique*, visible seulement au microscope, quel que soit le règne (animal ou végétal) auquel il appartient. Les *bactéries* diverses (micrococoque, bâtonnets, bacilles, spirobactéries, etc.), les *levures*, les *moisissures*, etc., qui sont des végétaux, les *hématozoaires*, les *coccidies*, qui sont des animalcules, sont des microbes.

Un grand nombre de microbes sont doués de mouvements. Leurs fonctions, leur nutrition, leurs sécrétions et excrétions sont en partie connues.

Tous les microbes ont besoin d'oxygène pour vivre ; certains microbes respirent l'oxygène de l'air, ce sont les *microbes aérobies*. D'autres ne peuvent vivre qu'à l'abri de l'oxygène de l'air, et empruntent au milieu qu'ils décomposent l'oxygène nécessaire à leur existence, ce sont les *microbes anaérobies*. Enfin certains sont à la fois aérobies et anaérobies. Nous parlerons plus loin de leurs sécrétions et excrétions.

I. **Cultures artificielles**. — Un grand nombre d'espèces microbiennes peuvent être cultivées artificiellement.

Les *milieux de culture* sont très variés ; ce sont tantôt des milieux *liquides*, tantôt des milieux *solides*. Parmi les premiers, nous citerons les *bouillons* de bœuf, de veau, le *sérum* de différents animaux, etc.

Parmi les seconds, les plus usités sont ceux de *gélatine* pure ou peptonisée, de gélose, d'agar-agar, ou les pommes de terre, etc.

Tous ces milieux de culture ne doivent contenir aucun germe avant les *ensemencements ;* ils doivent par conséquent être *stérilisés* (chauffage par l'étuve à différentes températures).

Chaque microbe a une prédilection particulière pour un certain milieu de culture; c'est le milieu optimum, dont la composition chimique doit être toujours la même.

Il est ainsi possible d'obtenir des *cultures pures* par le procédé des ensemencements successifs. A chaque ensemencement, la vitalité du microbe va en augmentant, c'est-à-dire que son aptitude à se développer rapidement s'accroît.

Par ces cultures, on obtient les différents *virus* microbiens, qui contiennent donc le microbe et ses produits solubles. (Dans le virus rabique, le microbe est invisible, comme nous le dirons plus loin.)

II. *De la virulence des microbes*. — C'est la qualité la plus importante à connaître pour une espèce de microbe donnée. Elle est excessivement variable et représente la quantité minima de virus nécessaire pour produire des effets nocifs, qui varient avec chaque espèce animale.

Cette virulence s'*exalte* par les passages successifs, etc.; elle s'*atténue* rapidement, en dehors de l'organisme, par l'influence des agents physiques (lumière, chaleur, froid, antiseptiques...), par suite de la concurrence vitale ou de l'auto-sécrétion d'une toxine (bacille typhique).

III. *Inoculations*. — Elles sont nécessaires pour identifier certains microbes, dont nous parlerons plus loin. Elles permettent d'étudier le genre et l'évolution de la maladie provoquée par le microbe.

Les inoculations se font aux animaux par des voies d'introduction qui varient avec les différents microbes en expérience (voie sous-cutanée, veines, œil, tube digestif).

Des passages successifs aux animaux, avons-nous dit, suivis d'ensemencements, sont le moyen usité pour augmenter la virulence de certains microbes. Nous ajouterons que cette virulence varie encore suivant l'organe frappé. Dans certains organes, la virulence reste très atténuée ; il en est ainsi du pneumocoque vis-à-vis du poumon.

IV. *Classification des principales espèces microbiennes*. — Nous classerons les microbes au point de vue de la façon dont ils se comportent vis-à-vis de l'organisme humain.

1º MICROBES SAPROPHYTES. — Ils existent dans des

milieux variés (air, eau, etc.) ; ils vivent en commensaux dans l'intérieur du corps humain et ils sont sans action spécifique directe sur l'homme.

Cependant, certains saprophytes peuvent devenir *patho-gènes* (πάθος, maladie ; γένεσις, génération) à un moment donné, parce que leur virulence a été exaltée, d'une façon relative ou absolue, par diverses influences (froid, trauma-tisme, passage d'un organisme à un autre, maladies sura-joutées, etc.). Dans ce dernier cas, il se produit ce qu'on appelle des *associations microbiennes.* Exemple : le microbe de la diphtérie associé au streptocoque produit des angines graves.

Ces causes occasionnelles, diminuant la résistance de l'organisme, ont permis au microbe d'exercer son action nocive.

Nous en reparlerons au sujet de la transmission des ma-ladies infectieuses.

2° MICROBES PATHOGÈNES. — Ce sont les microbes aptes à engendrer les maladies infectieuses.

Pour être qualifié de pathogène, un microbe doit remplir les principales conditions suivantes :

a. Il doit être visible et reconnaissable au microscope ;

b. Il doit pouvoir être isolé en culture pure et présenter des réactions physiques, chimiques et biologiques déter-minées ;

c. L'inoculation de ce microbe ou de ses produits solubles doit reproduire chez l'homme et les animaux toujours la même maladie et les mêmes symptômes, à condition que la virulence, la phase d'évolution et que les quantités inoculées du microbe soient les mêmes, dans les diverses expériences. C'est ainsi que le bacille pyocyanique ne donne pas la maladie pyocyanique lorsque la dose injectée n'est pas suffisante. Cette quantité minima nécessaire est variable dans les diffé-rentes espèces animales (toutes autres choses égales d'ail-leurs) ;

d. Le microbe se trouve dans l'organisme des individus atteints de la maladie spécifique ou des animaux inoculés.

3º MICROBES PATHOGÈNES INVISIBLES. — Certains microbes, dont on connaît les réactions biologiques et les résultats des inoculations, ne sont pas visibles avec les instruments dont nous disposons actuellement.

Il en est ainsi du *microbe de la rage*, que l'on cultive dans la moelle du lapin aussi sûrement que dans un tube à culture et qui est invisible au microscope.

MODES DE TRANSMISSION DES MALADIES MICROBIENNES

Les microbes pathogènes sont répandus un peu partout : dans l'air, l'eau (fièvre typhoïde, choléra...), le sol (surtout à la surface), les matières putréfiées (charbon, tétanos...), sur les vêtements, les téguments, dans les matières fécales, les urines (*fièvre typhoïde...*), etc.

Certains microbes, les saprophytes, dont nous avons parlé, ne sont pas nuisibles à l'état normal, mais peuvent devenir pathogènes sous diverses influences.

Certains microbes, qui existent dans l'organisme normal, non seulement ne sont pas nuisibles, mais sont indispensables au fonctionnement des organes (les *ferments*, par exemple).

En outre, la flore microbienne spéciale à chaque pays et à chaque race renferme souvent des espèces qui peuvent empêcher ou favoriser le développement de certaines infections (*microbes empêchants ou favorisants*). C'est ainsi que certains microbes, retirés des eaux de Versailles, empêchent le développement du vibrion cholérique (Metchnikoff).

Les microbes du milieu extérieur peuvent pénétrer dans l'organisme par les voies les plus diverses. La *transmission* peut être *directe* chez un individu, ou *indirecte*, c'est-à-dire que le microbe est apporté par un autre individu (chirurgien, infirmier...) ou par un animal (fièvre jaune, fièvre paludéenne transmises par certains moustiques...).

Certains microbes pénètrent par la *peau* ou les *muqueuses* (syphilis, chancre, urétrite, furonculose, *diphtérie*, érysipèle...). La solution de continuité n'est pas toujours indispensable à la pénétration. Cependant, pour certains microbes (rage, infection purulente), cette solution de continuité est nécessaire.

D'autres microbes pénètrent dans l'organisme par les

voies respiratoires (tuberculose, coqueluche, grippe...).

D'autres pénètrent par les *voies digestives*, au moyen de l'eau et des liquides contaminés que nous pouvons absorber (fièvre typhoïde, choléra, la tuberculose surtout chez l'enfant...).

Il existe une voie de pénétration fréquente au niveau des *amygdales* (rhumatisme, grippe...) et d'autres voies encore mal connues.

Ces voies diverses (dont nous avons seulement cité les principales) ne sont pas électives, en ce sens que certains microbes peuvent, suivant les cas, pénétrer dans l'organisme par des voies différentes.

Une fois introduit dans l'organisme, le microbe se *localise* (chancre mou, diphtérie...) ou se *généralise* (tuberculose aiguë...). Certains se localisent d'abord, puis envahissent l'organisme (érysipèle, pustule maligne...).

MODE D'ACTION DES MICROBES PATHOGÈNES. — Il est généralement admis que les microbes agissent surtout par leurs produits solubles d'excrétions ou de sécrétions, que l'on appelle des *toxines*.

On a pu expérimentalement reproduire certaines maladies au moyen de ces toxines injectées seules ; c'est pourquoi le sang des malades atteints de maladies infectieuses peut ne contenir que peu ou pas de microbes (diphtérie...).

La plupart des microbes pathogènes sont *spécifiques*, c'est-à-dire qu'ils reproduisent la même maladie ; mais certains ont une action variable d'après des conditions que nous avons énumérées précédemment : ainsi, le streptocoque (devenu virulent) peut produire une parotidite, un phlegmon suppuré, une angine, une infection généralisée, etc.

INCUBATION. — L'action du microbe ou de ses toxines n'est pas immédiate. Il s'écoule un temps plus ou moins long avant l'apparition des premières manifestations morbides ; c'est la *période d'incubation*. Cette période est de un à trois jours pour la scarlatine, huit à douze pour la rougeole, sept à quatorze pour la variole, six pour la fièvre jaune, etc.

Dans certains cas (rage), la période varie d'après la voie

de pénétration : après une morsure de la main, la rage peut mettre plusieurs mois pour se développer ; après une morsure de la face, l'incubation ne dépasse pas, en général, quinze à vingt jours.

La diphtérie s'inocule très rapidement par les muqueuses du nez et de la bouche, et lentement par la peau du doigt (Grancher).

Lutte de l'organisme envahi. — 1° *Phagocytose* (Metchnikoff). — La principale défense de l'organisme consiste dans la *phagocytose*. Dès que le microbe pathogène a envahi un organe, il se produit mécaniquement une diapédèse des leucocytes ou globules blancs. Ces phagocytes petits ou grands (*microphages* ou *macrophages*) peuvent provenir, suivant les cas, du sang, du tissu conjonctif, de la rate, du cerveau, etc. Nous disons *suivant les cas*, car la défense est spécialisée, chacun a son rôle dans le combat.

Cette spécialisation des leucocytes tient aux propriétés différentes que ceux-ci possèdent vis-à-vis des microbes, des toxines et même des poisons chimiques. Tantôt les leucocytes sont attirés, tantôt éloignés. Dans le premier cas, on dit que la *chimiotaxie* (ou chimiotropisme) est *positive*, dans le second qu'elle est *négative*.

Dans ce dernier cas, et à la longue, les phagocytes s'habituent à certains microbes ou toxines, et la chimiotaxie, de négative, peut devenir positive. C'est ce qui semble être en partie la cause de l'accoutumance aux maladies.

Dans cette lutte entre le microbe et la cellule, bien des facteurs interviennent de part et d'autre, et en fin de compte l'un des deux triomphe. Le microbe peut être détruit, rejeté au dehors ou mis hors d'état de nuire. Il peut encore se cantonner dans une « forme de résistance » (Claude et Camus), qui lui permet d'attendre dans l'organisme un moment plus favorable pour une nouvelle attaque.

Lorsque la lutte tourne en défaveur de la cellule, celle-ci peut être détruite ou altérée, et l'infection se généralise. Un des résultats de cette défaite est la formation de *globules de pus* ; ceux-ci, pour le plus grand nombre, ne sont, en effet, que des cadavres de globules blancs, suivant l'opinion de Cohnheim.

2° *Sérum sanguin*. — L'introduction de microbes dans un organisme produit l'apparition dans le sérum d'une ou plusieurs *sensibilisatrices*, dont chacune est spécifique pour une certaine espèce microbienne (Bordet). Elles ne détruisent pas directement les microbes, mais elles les sensibilisent à un point tel qu'ils peuvent être influencés par l'*alexine* ou *cytase*, qui existe normalement dans le sérum sanguin. L'alexine n'a pas d'action spécifique, elle agit indifféremment sur tous les microbes qui ont subi l'action de la substance fixatrice, du *fixateur*, c'est-à-dire de la sensibilisatrice.

Le phénomène de l'*agglutination* (Voy. *Séro-diagnostic*) ou phénomène de Pfeiffer est intimement lié à la présence dans le sérum d'une sensibilisatrice et de l'alexine.

L'organisme lutte encore contre les microbes et leurs produits de sécrétion, les *toxines*, par la production dans le sang de *substances antitoxiques*. La spécificité des antitoxines est analogue à celle des sensibilisatrices.

3° *Autres moyens de défense*. — Tous les organes ou appareils peuvent être appelés à jouer un rôle dans la lutte contre l'infection.

Les *ganglions lymphatiques* infectés sont le siège d'une phagocytose énergique, de congestion, d'hypertrophie... ; ils produisent des substances bactéricides. Faute de mieux, ils emmagasinent les microbes.

Le *tissu lymphoïde* (amygdales, plaques de Peyer...) se comporte comme les ganglions.

La *rate* s'hypertrophie, fabrique en abondance des mononucléaires (phagocytes macrophages), des substances bactéricides. Elle prend donc une part active à la défense, comme une usine qui fabrique des armes et munitions ; mais elle ne constitue pas en même temps une place forte inexpugnable ; l'ennemi peut, dans certains cas, s'y cantonner (paludisme, fièvre typhoïde, fièvre récurrente...).

Le *foie* a un rôle antitoxique bien connu ; il agit en particulier dans les auto-intoxications.

Les *séreuses*, le corps thyroïde, les ovaires... sont des organes antitoxiques (Charrin).

Les *reins* servent non seulement à l'élimination des toxines, mais ils élaborent très probablement des substances bactéricides et antitoxiques.

Enfin, l'harmonie de la défense est assurée par le *système nerveux*, qui est le véritable directeur de la lutte soutenue par l'organisme.

INFECTION. CONTAGION

L'infection peut être définie : l'action morbifique exercée sur l'organisme par des microbes pathogènes.

La maladie infectieuse est dite *spécifique* lorsqu'il existe un microbe déterminé, produisant des lésions spéciales.

Un individu atteint d'une maladie infectieuse peut transmettre cette maladie, par *contact*, à un individu sain ; dans ce cas, il y a *contagion*. Et le contact peut être *direct* ou *indirect*. Dans ce dernier cas, il y a intervention d'un agent de transmission (Voy. ci-dessus). C'est le plus souvent par contagion que se transmettent les maladies infectieuses.

Avant les remarquables travaux de Pasteur et de ses élèves, on supposait que les maladies infectieuses étaient produites par des *miasmes*, agents morbifiques d'origine inconnue, qui devaient exister dans le milieu extérieur (air, eau, sol...). C'est ainsi que le miasme paludéen a été regardé comme la cause du paludisme jusqu'à la découverte de l'hématozoaire de Laveran.

En réalité, les miasmes ou émanations de gaz putrides (égouts, puits perdu...) sont des causes occasionnelles qui facilitent l'infection. De plus, il faut remarquer que dans une atmosphère putride d'une faible alcalinité les microbes résistent plus longtemps à l'action chimique et destructive de la lumière (Trillat).

Lorsque nous avons parlé des causes intrinsèques et extrinsèques des maladies, nous avons mis en relief l'importance de ces causes dans l'éclosion des maladies.

C'est ainsi que les expériences de Pasteur ont donné une preuve de l'influence du froid sur l'éclosion du charbon chez les poules. Dans les conditions normales d'existence, cet animal est réfractaire à cette affection spécifique. Mais si l'on plonge les pattes de l'animal dans l'eau froide, il contracte la maladie, parce que la résistance de son organisme a été diminuée. De même, en réchauffant des grenouilles, il est possible de leur faire contracter des infections auxquelles elles sont réfractaires normalement. Par conséquent, le microbe n'est pas tout, à moins que la virulence ou la dose injectée ne soient considérables et rendent toute lutte impossible. Les causes occasionnelles sont nécessaires.

Lorsque le terrain est favorable, c'est-à-dire lorsque les organes de défense sont altérés, les infections peuvent se multiplier (*infections secondaires*, surajoutées). Un malade atteint de la grippe contracte facilement la tuberculose ; un paludéen est souvent frappé par la fièvre typhoïde ; la scarlatine se complique fréquemment de diphtérie.

Ce terrain favorable permet non seulement le développement des microbes pathogènes venus de l'extérieur par contagion, mais celui des bactéries qui vivent à l'intérieur du corps et ne sont pas nuisibles dans les conditions normales d'existence. Dans ce cas, on dit qu'il y a *auto-intoxication*.

Les principales causes favorisantes des auto-intoxications sont le mauvais fonctionnement des organes qui sont chargés de l'élimination ou de la destruction des produits toxiques (insuffisance antitoxique), et les troubles du tube digestif, qui s'accompagnent de fermentations anormales.

L'infection venue du dehors, avec état de *microbisme latent* pouvant durer un certain temps, semble le point de départ le plus fréquent de ces auto-intoxications. La contamination, à un moment donné, existerait donc dans tous ou presque tous les cas, mais il peut être très difficile de préciser comment elle s'est faite.

ÉVOLUTION D'UNE MALADIE INFECTIEUSE. — Dans toute maladie infectieuse, on doit considérer trois phases : l'*incubation* dont nous avons parlé ; — la *période d'état*, pendant laquelle l'organisme lutte contre l'invasion microbienne (Voy. ci-dessus) ; — et la *terminaison* qui est ou favorable et confère une immunité définitive ou temporaire, ou défavorable et aboutit à la mort.

NOTIONS GÉNÉRALES SUR LES MOYENS PHYSIQUES D'EXPLORATION

I. — INSPECTION

C'est le procédé le plus simple ; il se combine avec tous les autres. C'est surtout chez l'enfant, qui ne parle pas, chez les déments, que l'inspection rend d'importants services.

1º INSPECTION IMMÉDIATE. — Elle se fait sans le secours d'aucun instrument. Elle permet de se rendre compte de la position, du facies, du degré de maigreur ou d'obésité du malade ; — du volume, de la coloration, des déformations des différentes parties du corps ; — des taches, des éruptions, etc.

Pour bien voir, il faut être bien éclairé, comparer les deux côtés du corps. Il faut agir avec rapidité (à cause du refroidissement possible du malade), et toujours prendre une vue d'ensemble du corps, tout en ménageant autant que possible la pudeur des malades.

2º INSPECTION MÉDIATE. — La vue est aidée par des instruments : microscope, miroirs (spéculums, ophtalmoscope, laryngoscope...), thermomètre, etc.

Les recherches bactériologiques, chimiques fournissent un appoint important à l'inspection médiate. Les *ponctions exploratrices* aident, dans beaucoup de cas, au diagnostic (nous ne les citerons pas de nouveau, dans chacun des nombreux cas où elles peuvent être employées).

Pour le moment, nous dirons seulement quelques mots de deux moyens usuels d'inspection médiate : la mensuration et le pesage.

Mensuration. — Les principaux instruments employés sont les rubans métriques, les cyrtomètres (pour le thorax), les pelvimètres et compas d'épaisseur (pour le bassin). La topographie cranio-cérébrale, l'anthropologie nécessitent des instruments spéciaux.

Quel que soit l'instrument dont on se sert, il faut que la pression soit uniforme à chaque mensuration. Le malade doit occuper la même position. Des repères fixes (mamelon, ombilic...) servent à noter les distances, sur l'observation clinique.

En cas d'atrophie des membres, les indications fournies par la mensuration ont une grande importance.

A propos de l'examen du thorax, de l'abdomen, nous aurons à revenir sur ce moyen d'exploration.

Pesage. — Le poids est un facteur de la constitution aussi facile à déterminer qu'important à connaître au point de vue physiologique; « c'est, pour ainsi dire, le signe de la densité vitale » (Valence, médecin de la marine).

Les pesées méthodiques sont un élément important d'appréciation de l'état réel de santé ; c'est de plus un excellent moyen de contrôle des autres constatations sémiologiques. La diminution progressive du poids du corps est souvent la manifestation initiale de la tuberculose.

Chez les malades et convalescents, les pesées suffisamment répétées donnent d'utiles renseignements pour le pronostic et permettent de suivre l'amélioration ou l'aggravation dans l'état général.

Chauffard conseille même de peser chaque jour le malade porteur d'un épanchement (pleurésie, ascite...) et d'établir une courbe des pesées.

Chez les jeunes enfants, qu'on pèse avec des balances dites pèse-bébés, l'importance des pesées est devenue, grâce à nos maîtres de l'art obstétrical, de notion courante.

En se servant des chiffres fournis par le poids, la taille et le périmètre thoracique, le médecin militaire Pignet a cherché à établir un *coefficient de robusticité*. La formule est la suivante :

Taille — (poids + périmètre) = indice numérique de robusticité.

Soit un homme de vingt-deux ans, ayant une taille de

1^m,60, pesant 62 kilogrammes, et ayant un périmètre thoracique sous-mamelonnaire de 0^m,82, on a

$$160 - (62 + 82) = 16 \text{ (constitution forte).}$$

Le chiffre de l'indice augmente avec le degré de débilité.

Cette formule n'est guère applicable qu'aux jeunes hommes
âgés au moins de vingt ans, dont le thorax a atteint ou
presque le maximum de développement.

Dans aucun cas, d'ailleurs, la formule de Pignet ne permet
à elle seule une conclusion irréfragable sur le degré de robusticité, lequel doit être basé surtout sur les données d'une
exploration sémiologique méthodique.

« La suggestion du ruban métrique et de la bascule doit
le céder à celle de l'expérience et de la pratique, guidée par
le sens médical et la rectitude du jugement. » (Kelsch.)

II. — PALPATION

Cette investigation sémiologique se fait au moyen du
sens du tact.

1° PALPATION IMMÉDIATE. — Se fait sans le secours d'instruments.

Le malade doit être mis en bonne position et respirer largement, de façon que les masses musculaires soient dans
le relâchement le plus complet possible. Il peut être utile
de le faire parler, pendant l'exploration, afin de détourner
son attention.

Le médecin doit palper les régions nues, sans interposition d'aucune étoffe, avec une ou les deux mains (préalablement chauffées). L'application des mains doit d'abord être
légère, mais faite franchement (pour éviter le chatouillement); puis on apprivoise les muscles, qui ont tendance à être
rétifs, pour aboutir à une palpation profonde et méthodique.

Les doigts seuls sont employés pour la recherche de la
pointe du cœur, pour l'étude du pouls, pour le toucher vaginal ou rectal, etc.

La palpation donne des notions d'ordre général : état de

la peau (sécheresse, humidité, calorique), et des notions d'ordre spécial, que nous citerons par la suite, au sujet de l'examen des différents appareils.

En gynécologie, la palpation donne des renseignements importants.

2º PALPATION MÉDIATE. — Elle se fait au moyen d'instruments. On explore par cette méthode l'œsophage, l'estomac, la vessie, etc.

III. — PERCUSSION

Cette méthode d'exploration, faite au moyen du sens du tact aidé ou non d'instruments, consiste à produire un son ou un bruit, en frappant un organe, à apprécier son degré de résonance et à juger en même temps de son élasticité.

Avenbrugger (fin du xviiiᵉ siècle), Piorry, Skoda, Potain... ont vulgarisé ce moyen de recherche.

1º PERCUSSION IMMÉDIATE. — Un doigt (le médius généralement) ou plusieurs doigts accolés d'une main frappent directement sur l'organe exploré.

Ce moyen, qu'on laisse trop de côté à notre avis, donne des notions rapides et même très précises.

2º PERCUSSION MÉDIATE. — Elle est instrumentale ou digitale.

a. *Instrumentale.* — Les plessimètres (πλήσσω, je frappe ; μέτρον, mesure), tels celui de Piorry, les plessigraphes (Peter) ne sont plus employés couramment.

Ces instruments s'appliquent sur la partie percutée, et l'on percute avec la main ou un marteau spécial, dont la masse est garnie de caoutchouc.

b. *Digitale.* — La main doit être posée bien à plat, le médius sur lequel on frappe le plus habituellement isolé des autres doigts, et bien appliqué sur la partie explorée. Dans les percussions limitées, on a avantage à n'appuyer que les deux dernières phalanges du médius. Les mouvements de la main qui percute doivent se passer dans le poignet (fig. 1). Les doigts recourbés et servant de marteau frappent perpen-

diculairement par leur extrémité, et se relèvent sitôt le
coup donné. On peut aussi ne frapper qu'avec un doigt (le
médius par exemple) ; les mouvements sont alors limités à
ce doigt, comme fait
le pianiste dans les
exercices d'assouplis-
sement.

Nous citerons enfin
la *percussion perfec-
tionnée* du Dr Flesch
dans laquelle le mé-
dius de la main
gauche est plié en
équerre et appuyé
par sa pulpe sur le
point percuté. Un

Fig. 1. — Percussion digitale.

doigt de la main droite frappe l'angle saillant (fig. 2).

Quelle que soit la méthode employée, il faut percuter
très légèrement, approcher l'oreille, et qu'autour du médecin le silence soit ab-
solu.

Par suite de cette
nécessité de percuter
légèrement, il ne faut
pas chercher à faire
une démonstration pour
l'entourage. Chaque
observateur, au lit du
malade, doit se faire
à lui-même son opi-
nion.

Fig. 2. — Percussion perfectionnée
de Flesch.

Les percussions fortes
sont rarement utiles et
ne donnent que des
résultats incertains. Elles sont souvent douloureuses pour
le patient.

Le malade sera placé en bonne position, qui pourra varier

pendant l'exploration, les muscles aussi relâchés que possible, les parties à percuter découvertes.

Le médecin percutera d'abord des points symétriques, lorsque cette comparaison sera possible, puis il cherchera à détailler les différentes tonalités fournies par le même organe, à différents niveaux.

Comme nous l'avons dit au début, la percussion sert aussi à apprécier l'*élasticité des organes sous-jacents.*

Les sensations tactiles facilitent l'interprétation des données fournies par l'oreille.

La percussion bien faite donne des résultats précis; mais l'observateur a besoin d'une véritable éducation de l'oreille, qui ne s'acquiert que par de nombreux exercices.

Résultats fournis par la percussion.

NOTIONS DE PHYSIQUE ACOUSTIQUE. — Trois qualités sont à considérer dans la production d'un son :

1º L'*intensité*, qui dépend de l'amplitude des vibrations. La force de la percussion intervient donc comme facteur dans les sons que cette percussion produit ;

2º La *tonalité*, qui dépend du nombre des vibrations, et varie en raison inverse de la longueur de la partie vibrante. Plus une corde est courte (pour une même tension), plus la hauteur ou tonalité du son est élevée. De même, plus la masse de gaz percutée est faible, plus le son de percussion est élevé;

3º Le *timbre*, qui dépend de la régularité des vibrations sonores et de la production de sons harmoniques. C'est le timbre qui donne à certains sons un caractère musical plus ou moins net. Le timbre, disait Helmholtz, est la couleur du son.

C'est cette dernière qualité sonore que nous placerons en première ligne, pour établir la classification des sons obtenus par la percussion.

1º *Sons de percussion très peu musicaux*, n'ayant pas de timbre appréciable, peu agréables par conséquent à l'oreille. Les vibrations sont peu intenses, donc vite éteintes; leur tonalité est élevée

En langage usuel, nous dirons que la percussion donne un bruit sec, bref, sans éclat.

En langage médical, nous dirons qu'il y a *matité*.

Avenbrugger citait, comme exemple de matité absolue, le son produit par la percussion de la cuisse (*tanquam percussi femoris*).

La *submatité* n'est qu'un mode de ce genre de sonorité ; le son est moins sec, plus intense et de tonalité moins élevée que dans la matité.

2º *Sons de percussion assez musicaux*, ayant un timbre, mais assez difficile à apprécier, d'une intensité forte (vibrations amples, étendues), de tonalité basse.

En langage usuel, nous dirons que la percussion donne un son clair, éclatant, sonore.

En langage médical, nous dirons que le son est *clair*.

La percussion d'un thorax normal fournit un exemple de ce genre de son de percussion.

3º *Sons de percussion musicaux*, ayant un timbre très net, agréable à l'oreille. L'intensité est toujours forte.

C'est ce qu'en médecine on appelle un son *tympanique*. On dit encore qu'il y a du *skodisme* (Skoda).

Mais quelle est la tonalité d'un son tympanique? Il est évident qu'elle varie dans des limites étendues. On peut produire des sons tympaniques, *graves ou aigus*, en frappant sur les joues plus ou moins gonflées. Si le son tympanique devient d'une tonalité *très élevée*, il perd en même temps son cachet musical, il devient peu agréable à l'oreille, son timbre cesse d'être appréciable avec facilité. C'est un son tympanique sourd, couvert, *voilé* (Walsh). Et ce nouveau son confine de très près à la submatité, par ce fait même qu'il a presque complètement perdu son cachet musical.

IV. — AUSCULTATION

Le sens de l'ouïe renseigne le médecin sur les bruits normaux ou pathologiques qui se produisent dans l'intérieur du corps (Laennec, 1816).

1° Auscultation immédiate. — L'oreille est appliquée directement sur la partie à explorer.

Si l'on interpose un linge, il ne faut pas employer d'étoffes qui, comme la soie, produisent des bruits au moindre mouvement.

Règles générales. — Il faut ausculter dans le silence, se recueillir. En bouchant avec un doigt l'oreille libre, on peut arriver à ausculter au milieu de bruits extérieurs relativement forts (mouvements et paroles dans une salle de malades, bruits sur un navire...). On est ainsi parfaitement isolé et l'on saisit plus facilement les nuances d'auscultation. Toutefois, ce procédé demande un certain entraînement, car le bouchage du conduit auditif au moyen d'un doigt produit de légers bruits, dus aux contractions musculaires, du côté de l'oreille ainsi fermée; mais on arrive vite à en faire abstraction.

L'oreille qui ausculte (s'habituer à ausculter des deux oreilles indistinctement) doit être appliquée intimement sur la partie explorée, en évitant toutefois que l'air emprisonné dans le conduit auditif ne comprime le tympan.

On ne doit jamais ausculter en ayant la tête fortement baissée ou le cou serré ; l'afflux du sang à la tête produit en effet des bruits très préjudiciables à une bonne auscultation.

Les muscles du malade, placé en bonne position, laquelle est variable suivant les cas, doivent être relâchés, et l'observateur doit faire abstraction du *bruit rotatoire* (voiture lointaine) produit par la contraction *tonique* des muscles.

Si le malade est assis ou debout, il faut qu'une main le soutienne, sans comprimer les organes ; les mouvements de l'observateur et du patient sont de la sorte coordonnés, et l'oreille qui ausculte reste toujours bien appliquée.

Chez certains malades émotifs, et bien qu'on les rassure, on n'arrive à faire une auscultation détaillée qu'après plusieurs séances. Chez ces malades, en effet, l'émotion précipite, ralentit, ou rend irréguliers les battements du cœur, de même qu'elle trouble profondément les mouvements respiratoires. Dans ce dernier cas, il faut faire l'éducation du malade, lui apprendre à respirer.

D'ailleurs, il est toujours bon d'éviter, en pratiquant l'auscultation, les séances trop longues, qui fatiguent le malade et l'observateur.

Les jeunes enfants crient presque toujours, lorsqu'on les ausculte. Le médecin attendra, l'oreille toujours appliquée, l'accalmie passagère qui se produit pour l'inspiration.

2° AUSCULTATION MÉDIATE. — Elle se fait en interposant un instrument conducteur du son, le *stéthoscope*. Les formes de cet instrument sont très variables. Le plus employé a la forme d'un cylindre en bois de 15 centimètres de longueur environ, terminé d'un côté par un cône, de l'autre (pavillon) par une plaque, sur laquelle on applique l'oreille.

Le meilleur stéthoscope, a-t-on dit justement, est celui dont on a pris l'habitude de se servir.

Règles générales. — Appliquer l'instrument bien d'aplomb sur la partie à explorer ; placer l'oreille sur le pavillon sans interposition de couche d'air entre l'oreille et la plaque ; lâcher à ce moment l'instrument pour ne pas produire avec la main des bruits surajoutés ; exercer une *pression modérée* sur le stéthoscope.

V. — PHONENDOSCOPIE

Inventé par Bianchi et Bazzi, le phonendoscope est un stéthoscope amplificateur, qui peut être employé de différentes façons.

En posant la tige de l'instrument sur un organe, et en exécutant des frottements superficiels avec la pulpe d'un doigt autour de cette tige (fig. 3), on détermine des vibrations sonores, qui *changent de tonalité* lorsqu'on dépasse les limites de l'organe exploré.

Ce qui doit attirer l'attention de l'observateur, ce n'est pas le changement d'intensité du son. Il est en effet de toute

évidence que, pour un frottement de même force, le son perçu
sera d'autant plus faible qu'on s'éloignera davantage de la
tige de l'instrument. Mais ce qui est caractéristique, c'est le
changement de hauteur du son, lorsqu'on dépasse la limite
de l'organe explo-
ré ; la note perçue
n'est plus la même.

Est-il toujours
facile de saisir ce
changement de to-
nalité? Non, sans
aucun doute, et
pour certains or-
ganes, le cœur en
particulier, il faut
avoir l'oreille exer-
cée.

Sans vouloir en-
trer dans les dis-
cussions théori -
ques au sujet des
phénomènes phy-
siques qui ont trait à la phonendoscopie, nous ferons
remarquer aux détracteurs de la méthode que l'effica-
cité de la percussion légère est acceptée par tout le monde.
Or, un frottement superficiel n'est en somme qu'une sorte
de percussion très légère et les bruits ainsi produits sont
renforcés, en phonendoscopie, par un résonateur puissant.

La justesse de certaines délimitations, faites au phonendoscope, est facile à contrôler *sur le vivant* ; nous citerons
par exemple le cas d'une rate volumineuse, facilement accessible à la palpation. Les résultats des deux méthodes d'exploration coïncident exactement ; ce sont là des faits indé-
niables.

En enlevant la lame d'ébonite inférieure, et par conséquent la tige du phonendoscope, on peut se servir de cet
instrument comme stéthoscope biauriculaire pour l'auscul-

Fig. 3. — Phonendoscope.

tation ordinaire. Ce stéthoscope est excellent conducteur du son ; il permet de distinguer des bruits difficilement appréciables par les procédés ordinaires d'auscultation. Ainsi, en cas de rythme couplé du cœur, la systole affaiblie est perçue nettement au moyen du phonendoscope. Dans ce mode d'emploi de l'instrument, tous les bruits sont très renforcés, et par l'habitude seule on arrivera à démêler les diverses sensations auditives perçues.

Ce genre d'auscultation se fait avec un dérangement minimum du malade.

Enfin, en saisissant à pleine main le phonendoscope dépourvu de ses tubes en caoutchouc et en l'appliquant sur le corps du malade, on fait de la palpation médiate et renforcée (recherche des vibrations vocales ; voy. *Examen de l'appareil respiratoire*).

VI. — THERMOMÉTRIE

Au moyen de la main appliquée sur le corps (en particulier du côté des aisselles), le médecin peut acquérir des renseignements approximatifs sur la chaleur du corps, mais les causes d'erreur sont nombreuses et souvent impossibles à éviter. Au contraire, des indications précises lui sont fournies sur les qualités de cette chaleur (état de moiteur, d'humidité, de sécheresse...), et aucun instrument ne peut lui fournir ces renseignements.

L'appréciation exacte de la température du corps par les thermomètres cliniques n'est entrée dans le domaine pratique que depuis le milieu du siècle dernier.

Les thermomètres médicaux les plus employés sont ceux *à maxima*. Certains donnent, par le fait de leur construction (réservoir à mercure de petite dimension), des indications très rapides (deux minutes dans l'aisselle, une minute dans le rectum). D'autres instruments nécessitent un temps plus long (dix minutes au plus). Les thermomètres ordinaires (sans index) nécessitent la lecture sur place ; ils peuvent être utiles au médecin militaire pour éviter toute supercherie.

Ils empêchent encore les fraudes bien connues des hystériques.

L'application du thermomètre doit être faite systématiquement chez tous les malades, et souvent l'on a intérêt à établir la *courbe thermométrique*, sur des feuilles quadrillées, dites *feuilles de température.*

Si l'on se sert d'un thermomètre à maxima, on doit vérifier la place occupée par l'index avant l'application, faire descendre cet index au moyen de secousses, après lecture faite. Enfin il faut avoir soin de désinfecter les instruments.

L'application du thermomètre se fait couramment dans l'aisselle, préalablement essuyée ; dans certains cas, elle se fait dans les cavités naturelles (vagin, rectum). La température prise dans la bouche est peu précise.

La température des cavités est de 5/10 de degré environ plus élevée que celle du creux axillaire.

Chez les enfants, on prend surtout la température rectale, afin d'éviter les déplacements de l'instrument. Chez les vieillards, il est indiqué d'agir de même, à cause de l'écart fréquent, et plus élevé que chez l'adulte, entre cette température et celle de l'aisselle.

A quelle heure faut-il prendre les températures? Il est indispensable de prendre, au minimum, trois températures par jour : le matin vers 8 heures, l'après-midi vers 3 heures, le soir vers 8 heures. Cette dernière est la vraie température du soir, et donne des indications souvent précieuses que ne fournit pas la température de 3 heures, appelée souvent à tort température du soir (cette remarque est surtout vraie dans les services hospitaliers).

Dans certaines maladies (paludisme, fièvre de suppuration, fièvre hectique...), il sera nécessaire de prendre des températures toutes les deux heures. Enfin, lorsqu'on fait un traitement par les bains, on doit prendre et inscrire les températures avant et après le bain.

Température normale. — La température varie, dans de faibles limites, aux différents moments de la journée; ce sont les *variations nycthémères* dont nous reparlerons au sujet du pouls. Elle varie encore sous diverses influences : travail, alimentation, surmenage, etc. Mais ce que doit connaître le médecin, c'est la température normale d'un homme au repos, qui n'est soumis à aucune de ces influences. Or les physiologistes sont loin d'être d'accord sur cette température. Nous pensons pouvoir émettre cette règle pratique que chez l'homme adulte, au repos, toute température axillaire qui dépasse 37° doit éveiller l'attention du médecin.

Chez l'enfant et chez le vieillard, la température normale est plus élevée que chez l'adulte, de quelques dixièmes de degré.

Épreuve de Daremberg. — Cette épreuve, qui doit être répétée plusieurs jours de suite, consiste à prendre la température d'un sujet au repos, à le faire marcher pendant une heure, à reprendre la température à la fin de la marche et de nouveau une demi-heure plus tard.

Chez un individu sain, l'élévation de température parfois constatée après la marche (37°,4 par exemple) ne doit pas persister au delà d'une demi-heure.

Chez les tuberculeux, même à la période du début, cette élévation thermique est constante et persiste au delà d'une demi-heure.

Hyperthermie. — L'élévation de la température ne constitue pas la fièvre, qui est un syndrome comprenant des troubles des différents appareils, mais elle en est un élément primordial. Dans le langage courant, le mot *fièvre* est synonyme d'hyperthermie.

Le degré de température ne fournit pas, à lui seul, un élément de pronostic, comme on est porté à le croire dans le public. Il est donc superflu de dresser des échelles de température, et de parler de fièvre légère, modérée, notable, forte ; l'énonciation du degré thermométrique en dit plus que tous les qualificatifs.

Toutefois, les températures de 41° et au-dessus constituent par elles-mêmes un danger imminent, mais pas fatalement mortel ; certains accès paludéens nous en donnent la preuve.

Types fébriles. — L'observation des oscillations thermiques quotidiennes, c'est-à-dire des écarts entre la température maxima et la température minima, permet de considérer quatre types fébriles.

1° *Fièvre continue* (pneumonie, fièvre typhoïde, certaines fièvres paludéennes...). — La ligne du tracé reste toujours au-dessus de la normale (*en plateau*), et les écarts entre les maxima et minima sont environ de 1 degré (fig. 4).

2° *Fièvre rémittente* (fièvre hectique de la tuberculose...). — Les points inférieurs de la courbe se rapprochent de la normale, sans l'atteindre toutefois, et les écarts sont supérieurs à 1 degré. Les *rémissions* sont le plus souvent *matutinales* (fig. 5).

Fig. 4. — Fièvre continue.

Fig. 5. — Fièvre rémittente.

3° *Fièvre intermittente* (paludisme...). — Après un accès d'une durée de quelques heures et pendant lesquelles le thermomètre monte très haut, la température revient à la normale ou presque à la normale.

L'accès peut être isolé ou se reproduire à des périodes

plus ou moins éloignées. Le paludisme fournit des exemples
de ces différentes variétés du type intermittent :

a. *Accès isolé.* — Il comprend le stade de frisson, le stade
de chaleur, le stade de sueur (fig. 6). Au moment du frisson,
le malade ressent une sensation de froid. Cette sensation
résulte de l'abaissement de la température *périphérique* par

Fig. 6. — Accès de fièvre isolé,
paludisme.

Fig. 7. — Fièvre tierce, paludéenne.

contraction des vaisseaux capillaires (influence des vaso-
moteurs), d'où l'importance de rechercher, dès le début de
l'accès, la température dite *centrale* (rectum, vagin), qui est
supérieure à la normale.

b. *Accès périodiques.* — Dans la *fièvre tierce*, l'accès revient
tous les deux jours (fig. 7). Dans la *fièvre quarte*, il revient
tous les trois jours. D'autres types ont été décrits (double-
tierce, double-quarte, etc.), mais en pratique ils sont peu
importants à connaître, car, par la quinine bien adminis-
trée (injections hypodermiques, injections intraveineuses),
on arrête rapidement l'évolution de l'hématozoaire de Laveran.

4º *Fièvre récurrente* (grippe, fièvre récurrente...). —
C'est un type de fièvre intermittente où les accès de fièvre

succèdent à des périodes d'apyrexie prolongées (fig. 8).

Fig. 8. — Fièvre récurrente.

CYCLES THERMIQUES. — Au lieu de considérer, comme précédemment, les oscillations quotidiennes, nous envisagerons maintenant l'*ensemble du tracé thermique*.

Chaque maladie comprend trois périodes : une période de début, une période d'état, une période de déclin.

1° *Période de début.* — Le début peut être *rapide*, avec frisson, c'est-à-dire que le maximum est atteint en quelques

Fig. 9.— Début rapide d'une fièvre
(trois jours).

Fig. 10. — Début lent régulier
d'une fièvre.

heures (fièvre intermittente paludéenne), ou en un ou deux jours (pneumonie, scarlatine...). La courbe débute soit par une ligne presque verticale, soit par une ligne de faible obliquité (fig. 9).

Le début peut être *lent*. La courbe a l'aspect de marches d'escalier.

Et cette courbe est *régulière* (fièvre typhoïde ; fig. 10) ou *irrégulière* (rhumatisme, pleurésie... ; fig. 11). Dans cette dernière forme, la courbe subit certains affaissements avant d'atteindre son point culminant. Pour poursuivre notre comparaison, nous dirons que certaines marches sont effondrées.

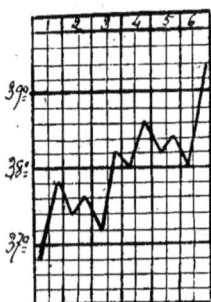

Fig. 11. — Début lent irrégulier d'une fièvre.

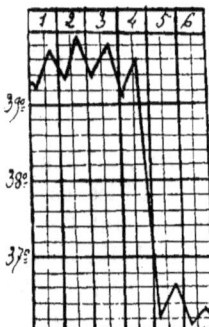

Fig. 12. — Crise à la fin d'une pneumonie.

2° *Période d'état.* — Nous retrouvons les types fébriles que nous avons décrits précédemment. Le fastigium ou acmé est très court dans le type intermittent.

3° *Période de déclin.* — Elle se fait par *crise* ou terminaison critique (pneumonie, rougeole). En douze heures la température, qui était de 40° environ, redevient normale (fig. 12). Cette chute s'accompagne de sueur, d'émission d'urines fortement uratées, d'abaissement du nombre des pulsations... Le malade, qui est dans un *état critique*, triomphe le plus souvent de la maladie.

Cette période critique peut être précédée d'une pseudo-crise (fig. 13) ; une dernière ascension thermique succède à une défervescence incomplète, puis la vraie crise se produit.

La période de déclin peut aussi être *lente* ou *en lysis*

(λύσις, solution), comme dans la fièvre typhoïde, la variole, la scarlatine... Nous retrouvons, au déclin de la maladie, les marches d'escalier qui se produisent au début, dans certaines maladies. Il faut remarquer d'ailleurs que les périodes de début et de déclin ne sont pas toujours similaires : dans la scarlatine, par exemple, le début est brusque et la maladie se termine en lysis.

MALADIES TYPIQUES ET ATYPIQUES. — D'après l'ensemble de la courbe, les auteurs disent qu'il existe des maladies typiques, c'est-à-dire ayant toujours une courbe similaire ou presque similaire (fièvres éruptives, pneumonie, fièvre typhoïde, etc.), et des maladies atypiques, dans lesquelles la courbe est variable d'un cas à l'autre (pleurésie, péricardite, etc.).

Fig. 13. — Pseudo-crise à la fin d'une pneumonie.

Ceci n'a rien d'absolu, les contingences sont nombreuses. Il suffit d'une infection secondaire (cas fréquent) pour changer complètement le tracé de la courbe. C'est ainsi qu'une fièvre typhoïde classique doit avoir : 1° un début lent, suivi d'un abaissement de la température, au moment de l'apparition des taches rosées ; 2° une première période d'état du type continu ; 3° une deuxième période d'état du type rémittent (stade amphibole de Jaccoud, période des grandes oscillations) ; 4° une fin en lysis (fig. 14). Ces quatre périodes durent chacune sept jours, et constituent les quatre septénaires de la fièvre typhoïde. Or, il est très rare qu'on puisse constater une courbe aussi typique ; en général, elle subit de nombreuses fluctuations, qui peuvent la rendre méconnaissable.

De même, les exceptions sont fréquentes touchant la *loi de Wunderlich*, ainsi énoncée par son auteur : « toute maladie qui, au premier ou au deuxième jour, monte à 40°, et toute maladie qui, au quatrième jour, n'atteint pas 39°,5, n'est pas une fièvre typhoïde ». La pathologie s'accommode mal des formules mathématiques.

Fig. 14. — Tracé schématique d'une fièvre typhoïde.

Hypothermie. — Nous avons dit que la fièvre produit l'hyperthermie, mais il n'existe pas un processus spécial qui produit l'hypothermie. En effet, le degré thermométrique peut s'abaisser au-dessous de la normale en dehors des états morbides (inanition, intoxications par la quinine, la digitale, la morphine...).

L'ensemble *symptomatique* appelé *collapsus algide* est caractérisé non seulement par de l'hypothermie, mais par de la tachycardie, de la cyanose, de l'œdème des extrémités, etc.

Dans les affections des centres thermiques (système nerveux central), dans les affections rénales (urémie), on constate souvent de l'hypothermie.

Dans certaines fièvres paludéennes pernicieuses, dites *algides*, la température périphérique peut descendre au-dessous de la normale, à la période d'état qui se prolonge plus ou moins, suivant la gravité de la maladie. Mais il est important de se rappeler que toujours, dans ce cas, la température centrale est au-dessus de la normale. Il en est de même dans le *choléra*.

Il est évident qu'une hypothermie de plusieurs degrés au-dessous de la normale est d'un fâcheux pronostic, mais la durée de l'hypothermie est le facteur le plus important pour l'appréciation pronostique, lorsque l'écart avec la normale n'est pas trop considérable.

A la période terminale d'une maladie, une courte hypothermie est normale, mais dans le cours de l'affection elle doit éveiller l'attention du médecin. Ainsi, dans la fièvre typhoïde (à la période d'état) une chute brusque de la température indique une hémorragie ou une perforation intestinale. Elle peut résulter également de l'administration intempestive de certains médicaments antithermiques. Et cet élément de pronostic, basé sur la marche de la température, montre l'importance des courbes thermométriques, malgré les restrictions que nous avons faites au sujet des types classiques. Dans tous les cas, les dénivellations brusques et prononcées de la courbe doivent éveiller l'attention du médecin.

TEMPÉRATURES LOCALES. — Elles se prennent avec des instruments spéciaux. Le *thermomètre de Constantin Paul* a une cuvette en forme de spirale et contenue dans un boîtier en caoutchouc, qui s'applique, comme une ventouse, au moyen d'une poire en caoutchouc.

On peut aussi se servir des *appareils thermo-électriques* de Redard. Un thermomètre ordinaire à maxima, garni de coton et maintenu par une bande, peut au besoin être employé.

Pour la tête, on se sert de la *couronne thermométrique* de Broca, qui se compose de six thermomètres, placés dans une ceinture de soie.

Seules les variations locales élevées peuvent avoir de l'importance en sémiologie, car, chez un individu sain, il existe souvent de légères variations d'un côté à l'autre du corps, sur les points symétriques. Ces recherches n'ont donc qu'une importance relative. Toutefois, elles acquièrent une réelle valeur dans un certain nombre de cas ; dans la méningite tuberculeuse, la température centrale étant de 37°, la température locale de la tête atteint souvent 39° ou 40° ; — dans les membres, *au début* d'une paralysie, la température centrale étant normale, la température locale est au-dessus de la normale ; — dans la paralysie agitante, la température locale est plus élevée que la normale, d'où la sensation de chaleur qu'accusent les malades ; — dans la maladie de Raynaud ou asphyxie des extrémités, la température locale est au-dessous de la normale ; — dans certains troubles trophiques, d'origine hystérique, on constate des variations nettes de température locale.

Peter a signalé des différences de température dans le cas d'une tuberculose localisée au sommet d'un poumon, et dès la période de début. Comme nous l'avons dit, ces différences doivent être nettement accusées, pour être prises en considération.

EXAMEN DU MALADE

L'examen *complet* et *méthodique* d'un malade comprend *l'interrogatoire* et *l'examen à proprement parler du malade*.

L'interrogatoire seul n'est jamais suffisant pour établir un diagnostic certain. D'ailleurs, cet interrogatoire n'est pas toujours possible ou donne des renseignements peu importants ou erronés.

I. — INTERROGATOIRE

Le médecin doit diriger l'interrogatoire du malade, à moins de cas bien spéciaux, comme chez les déments, où il y a souvent intérêt à les laisser causer.

Il doit poser des questions précises, en n'employant que des mots usuels. Toutefois, au début, et pour orienter la suite de l'interrogatoire, il devra poser une question d'ordre général : « D'où souffrez-vous ? Depuis quand souffrez-vous ? »

Commémoratifs. — L'ensemble des renseignements fournis par l'interrogatoire du malade ou de son entourage constitue les commémoratifs ou *anamnestiques* (ἀνάμνησις, souvenir). Les uns sont relatifs au malade lui-même, les autres au milieu et aux différentes influences étiologiques.

L'intérêt des commémoratifs est variable suivant les cas, suivant que l'on est en présence d'une maladie locale ou générale, aiguë ou chronique. Dans certaines maladies, tout à fait bénignes, les commémoratifs peuvent n'avoir aucune importance.

En plus de l'anamnèse, l'interrogatoire renseignera encore sur le *mode de début* de la maladie.

1. — Commémoratifs relatifs au malade.

1º AGE. — Il n'existe pas une pathologie absolument propre à chaque grande période de l'existence.

Pour poser un diagnostic chez un enfant, il faut que le médecin soit bon observateur, mais il n'a pas besoin de connaissances toutes spéciales, comme on est porté à le croire dans le public.

La question de l'âge est importante en ce qu'elle peut créer des présomptions en faveur d'un diagnostic, et orienter le médecin dans ses investigations.

Chez les *nourrissons*, la pathologie est surtout *gastro-intestinale*. Dans les grandes villes, et par suite de la mauvaise qualité du lait, les enfants en bas âge sont fréquemment atteints de gastro-entérites aiguës.

Dans l'*enfance*, les fièvres éruptives (la rougeole en particulier), la diphtérie, la coqueluche sont des maladies fréquentes. Le rachitisme est spécial à l'enfance. Les affections *scolaires* (Eichhorst), telles que la myopie, les déviations de la colonne vertébrale, devront attirer l'attention du médecin.

Dans l'*adolescence*, on rencontre souvent la tuberculose, les troubles nerveux. La chlorose se développe, chez la femme, au moment de la puberté.

A l'*âge mûr*, on se trouve en présence des maladies vénériennes, de la goutte, du diabète, de l'alcoolisme...

Le *cancer*, l'artériosclérose, l'emphysème sont surtout fréquents dans l'*âge avancé*.

Enfin, il est utile de savoir s'il n'y a pas de *sénilité précoce*.

Toutes choses égales d'ailleurs, le pronostic d'une maladie varie avec l'âge : la pneumonie est particulièrement grave chez les personnes âgées, « c'est la fin naturelle des vieillards » (Peter).

La tuberculose est d'autant plus grave que le malade est plus jeune.

2° SEXE. — Par le fait des conditions sociales, certaines maladies frappent spécialement les hommes (emphysème, hypertrophie du cœur, maladies professionnelles...).

La *chlorose* est une maladie fréquente chez la femme, très rare chez l'homme.

La constipation, l'hystérie, la maladie de Basedow, l'ulcère rond de Cruveilhier ont une prédilection pour la femme.

La grossesse, l'accouchement peuvent être le point de départ d'un certain nombre de maladies.

3° PROFESSIONS. — Les maladies cutanées se rencontrent chez les blanchisseurs, les épiciers, les ouvriers qui manient des produits toxiques.

Des poussières d'origines multiples (charbon, farine, argile, soies, laine, etc.), pénétrant dans les voies respiratoires, produisent par irritation mécanique des pneumonies professionnelles (*pneumokonioses*).

Certaines professions exposent à des *infections microbiennes* diverses (la morve, le tétanos, chez les palefreniers ; le choléra, la fièvre jaune, la fièvre typhoïde, la *tuberculose*, chez les blanchisseurs, les matelassiers...).

Les *intoxications* par le plomb (saturnisme), par le mercure, le phosphore, ont le plus souvent une origine professionnelle. Dans la genèse de ces accidents, on doit aussi faire une large place à certaines manifestations de l'hystérie. « Le saturnisme, l'hydrargyrisme sont des agents provocateurs de l'hystérie. »

4° ANTÉCÉDENTS DU MALADE. — Ils comprennent les antécédents héréditaires et les antécédents personnels.

A. *Antécédents héréditaires* (Voy. *Notions de pathologie générale : Hérédité*, p. 11).

B. *Antécédents personnels.* — Le médecin doit établir le *passé pathologique* du malade, dans ses grandes lignes. Toujours il recherchera la possibilité d'une syphilis acquise. Les principales maladies sur lesquelles il insistera sont : les maladies éruptives (scarlatine, rougeole, etc.) et la fièvre typhoïde qui laissent si souvent des reliquats du côté des reins ; — le rhumatisme (endocardite consécutive) ; — la diphtérie (paralysies, néphrite) ; — les bronchites suspectes et les pleurésies (amorce ou début d'une tuberculose).

On est souvent obligé, une fois le diagnostic établi, de rafraîchir la mémoire des malades ou de leur entourage, pour établir le diagnostic étiologique de la maladie.

2. — Commémoratifs relatifs au milieu, à la condition sociale.

1º GENRE D'EXISTENCE. — La question de l'alimentation défectueuse ou trop abondante sera élucidée. Par des questions, qui doivent être adroitement posées, on cherchera à se rendre compte des excès portant sur l'alcool.

L'abus du tabac, l'usage de la morphine ou de l'opium, le surmenage physique et intellectuel causent un certain nombre de maladies ou en favorisent l'éclosion.

2º CLIMAT. — MILIEU ÉPIDÉMIQUE. — Les pays chauds ont une pathologie assez spéciale (paludisme, dysenterie, fièvre jaune, choléra...).

Le séjour ou le simple passage dans un milieu épidémique peuvent créer des présomptions (fièvres éruptives, en particulier).

On doit se défier pourtant, en cas d'épidémie, de vouloir étiqueter tous les maux sous le nom de la maladie régnante.

L'analyse de l'eau, du lait est souvent nécessaire, en temps d'épidémie. Ils peuvent être d'actifs agents de contagion.

3º AGENTS PHYSIQUES. — Le *froid* est une cause banale qu'invoquent très souvent les malades.

Dans les anciennes théories médicales, le refroidissement tenait une place considérable dans l'étiologie des maladies. C'était un tort évident. Ce refroidissement n'est le plus souvent qu'une *cause occasionnelle* ; il faut que l'individu ait une *prédisposition* acquise ou héréditaire, ou qu'il existe une *infection latente* (Voy. *Notions de pathologie générale*).

Les nouvelles théories ont pris le contre-pied, presque absolu, de l'ancienne façon d'interpréter les faits. Ces vues nous semblent exagérées également, et l'on peut se demander pourquoi les vibrations calorifiques émises aux basses températures ne seraient pas capables de produire, *par elles-mêmes*, des désordres (congestion pulmonaire, néphrite, paralysie faciale, voire même la mort subite). Les gelures plus ou moins étendues du derme semblent appuyer cette théorie.

La *chaleur* est un facteur étiologique important, spécialement dans les pays tropicaux.

Les vibrations calorifiques émises aux hautes températures (soleil, chaufferie des machines) produisent de graves désordres.

Dans le coup de chaleur des troupes en marche, d'autres facteurs interviennent (fatigue, encombrement, déplacement d'une colonne d'air vicié, etc.).

L'*électricité* produit des désordres d'un genre bien spécial.

4° TRAUMATISMES. — Les malades attribuent souvent, à tort, la genèse de leur maladie à un traumatisme. Toutefois, certaines maladies ressortissant à la médecine naissent sous cette influence (pneumonie traumatique, accidents nerveux). Ces derniers sont fréquents à la suite des accidents de chemin de fer (railway-spine).

Les *traumatismes moraux* sont des causes adjuvantes importantes à connaître (neurasthénie, hystérie). Les ennuis, les chagrins sont la cause de certains états pathologiques ; ils viennent en compliquer d'autres. Il faut être médecin de l'esprit en même temps que du corps ; et si la science médicale est souvent impuissante à guérir, le médecin peut toujours être un consolateur. La psychothérapie est une des branches de la médecine, et elle n'en est pas la moins belle.

5° MÉDICAMENTS. — Le malade peut se rappeler d'un traitement suivi, sans connaître le nom de sa maladie. Les remèdes prescrits antérieurement seront, jusqu'à un certain point, révélateurs de la maladie (syphilis, paludisme, rhumatisme...).

3. — Mode de début de la maladie.

Les malades se trompent fréquemment sur le début réel de leurs affections. Par des questions précises, le médecin doit rechercher l'origine vraie, qui est le plus souvent bien antérieure à l'époque fixée par les malades (tuberculose, ulcère de l'estomac, cirrhose du foie).

II. — EXAMEN A PROPREMENT PARLER DU MALADE

1º HABITUS EXTÉRIEUR, ATTITUDE. — Par un coup d'œil d'ensemble de tout le corps, on se rendra compte du degré d'embonpoint ou d'amaigrissement du malade.

La question du *facies* préoccupait beaucoup nos devanciers. Pour le pronostic surtout, elle a de la valeur. Pour le diagnostic, c'est un étai de faible importance. Voici quelques exemples de facies spéciaux :

Facies tuberculeux : pâle avec pommettes rouges.

— alcoolique : visage coloré, variqueux.

— typhique : aspect abattu.

— hippocratique : regard voilé (moribonds) (Voy. *Examen de l'abdomen : Facies abdominal*).

L'*attitude* prise par le malade est souvent assez caractéristique :

Décubitus dorsal avec prostration dans la fièvre typhoïde (malade affalé dans son lit). Attitude en *chien de fusil* dans la méningite. Corps pelotonné dans les affections abdominales. Position assise dans les maladies de cœur.

Dans la péricardite avec épanchement, dans la pleurésie diaphragmatique, le malade, qui respire avec les plus grandes difficultés, ramène souvent les genoux presque au contact de sa poitrine (*dyspnée génu-pectorale* de Huchard).

Au début d'une pneumonie ou d'une pleurésie, le malade se couche sur le côté sain pour ne pas endolorir davantage le côté malade. Plus tard, la douleur diminuant, le malade se couche sur le côté atteint, peu utile à la respiration, pour permettre au côté sain d'atteindre le maximum du fonctionnement respiratoire.

La *démarche* du malade est importante à connaître, surtout au point de vue des maladies nerveuses (Voy. Deuxième partie : *Sémiologie du système nerveux*). Dans tous les cas, on ne doit pas oublier de demander au malade s'il est capable de marcher ou de se tenir debout (au moins au début d'une maladie).

2° SIGNES PHYSIQUES ET FONCTIONNELS. — Nous ferons
ultérieurement l'étude de chaque appareil; ici nous donne-
rons quelques conseils d'ordre général.

Ainsi que nous l'avons dit déjà, l'examen d'un seul appareil ou organe n'est, *en aucun cas*, suffisant. L'examen
a capite ad calcem est indispensable, sauf à retenir l'attention la plus soutenue du côté de l'organe reconnu seul
malade ou atteint d'une façon prépondérante.

Le médecin fera préciser la *douleur* ressentie par le malade,
au point de vue du siège exact, des irradiations, du moment
d'apparition. (Nous ne reviendrons sur cette question des
douleurs que pour certains appareils, où elles prennent une
importance spéciale).

Le médecin interrogera le malade sur la question du
sommeil, de l'appétit, de la soif, des sueurs, des frissons, etc.
Ces questions pourront être posées d'emblée, sauf à revenir
à chacune au moment de l'examen détaillé des appareils.

On ne négligera jamais de prendre la température, de
numérer le pouls et la respiration, d'en étudier les caractères.

Systématiquement, et dans tous les cas, on devra faire
une analyse, au moins sommaire, des urines (glycose, albumine). Bien des erreurs de diagnostic seraient évitées, si
l'on suivait ce conseil.

Le médecin ne devra pas hésiter à faire toutes les recherches
de laboratoire susceptibles d'éclairer le diagnostic.

TOPOGRAPHIE EN SÉMIOLOGIE

Les anatomistes et les chirurgiens voient les organes ; ils
peuvent se servir de dénominations précises pour déterminer les rapports des organes entre eux, dire la place qu'ils
occupent et décrire leur volume.

En sémiologie, les organes échappent à la vue, et l'on
n'envisage d'ailleurs que leurs rapports superficiels avec la
paroi externe. Il a donc fallu prendre des points de repère
et des lignes conventionnels.

Points de repère. — Les principaux sont : les mamelons, situés en général au niveau des quatrièmes côtes ; l'appendice xiphoïde ; l'ombilic (de situation assez variable suivant les individus) ; les épines iliaques ; le rebord des côtes (échancrure de la neuvième côte) ; les côtes et les *espaces intercostaux* (éviter de prendre pour le premier espace intercostal l'espace compris entre la clavicule et la première côte sous-jacente).

Lignes. — I. En avant et verticalement (fig. 15) : la ligne médiane 1, la ligne sternale 2 (le long du bord du sternum), la ligne mamillaire 4 et, à égale distance de ces deux dernières, la ligne parasternale 3.(La ligne parasternale prolongée sert à la topographie sémiologique de l'abdomen.)

Fig. 15. — Topographie clinique (face antérieure du corps).

En avant et horizontalement : la ligne xiphoïdienne, la ligne réunissant les fausses côtes, la ligne réunissant les épines iliaques antérieures et supérieures, la ligne pubienne.

Ces lignes divisent l'abdomen en régions, qui sont, par bandes horizontales et de haut en bas :

1º La région épigastrique I et de chaque côté les hypocondres ;

2º La région ombilicale II et les flancs ou lombes ;

3º La région hypogastrique III et les fosses iliaques ;

4º La région pubienne IV.

II. Latéralement : lignes axillaires antérieures, moyennes et postérieures.

III. En arrière et verticalement (fig. 16): la ligne verté-

Fig. 16.—Topographie clinique
(face postérieure du corps).

brale ou médiane postérieure 1,
la ligne qui tangente le bord
interne de l'omoplate, la ligne
scapulaire 2.

Horizontalement : les lignes
réunissant les épines 4 et les
angles inférieurs de l'omoplate 5, la ligne tangentant
les fausses côtes 6, la ligne
reposant sur les crêtes iliaques 7.

Les régions ainsi déterminées
sont : les fosses sus- et sous-
épineuses I et II, les espaces
sus- et inter-scapulaires III,
l'espace sous-scapulaire IV et V,
la région iléo-lombaire VI et VII et la région sacrée VIII.

ESPACE SEMI-LUNAIRE DE
TRAUBE (fig. 17). — C'est
une région qui a les limites
suivantes : en bas le rebord
des fausses côtes du côté
gauche ; en haut la limite inférieure du poumon (sixième
côte au niveau de la ligne
mamillaire) ; en dedans (à
droite par conséquent), la
matité du foie ; en dehors,
la matité de la rate.

La hauteur de cet espace,
de forme semi-lunaire, est de
9 centimètres environ chez
l'adulte.

Fig. 17. — Topographie clinique
(espace semi-lunaire de Traube).

Le cul-de-sac pleural inférieur et une forte partie de
l'estomac sont compris dans cet espace. A l'état normal, la

percussion à ce niveau donne un son tympanique (sauf de
rares exceptions signalées par Pitres). La matité de l'espace
de Traube constitue un signe de probabilité en faveur d'une
pleurésie. La zone de matité est proportionnelle à la quantité de liquide épanché.

EXAMEN DU POULS

Lorsqu'on applique le doigt sur une artère, dans certaines conditions dont nous reparlerons, on sent à chaque systole ventriculaire un léger soulèvement, un battement qui constitue le phénomène du *pouls* (*pulsus*, battement).

L'examen du pouls peut fournir des renseignements très importants ; il sera donc fait systématiquement chez tous les malades.

Nous étudierons successivement le pouls artériel, le pouls veineux et le pouls capillaire.

Pouls artériel.

INSPECTION. — L'artère temporale est flexueuse et très apparente chez les athéromateux (*signe de la temporale*). Les carotides battent violemment (*danse des artères*) dans le cas d'insuffisance aortique (même latente), chez les athéromateux, chez les hystériques et les névropathes.

L'aorte abdominale communique souvent des *battements épigastriques* à la paroi abdominale. Leur constatation n'a pas, par elle-même, une réelle valeur sémiologique, car ces battements existent chez des individus sains. Chez les individus nerveux, ils sont très fréquents ; nous en reparlerons à propos de l'examen de l'appareil digestif.

PALPATION. — On peut palper toutes les artères situées superficiellement au-dessus d'un plan résistant.

1° La palpation peut être faite *localement*, sur un point déterminé, afin de se rendre compte de la circulation d'un membre (par exemple en cas d'anévrysme), ou de l'état de rigidité plus ou moins prononcée des parois des vaisseaux (artère en *tuyau de plume* dans l'artériosclérose). Mais, dans ce dernier cas, on ne peut généraliser et conclure d'une façon certaine à l'artériosclérose. Dans certains cas d'aortite, la crosse aortique peut être sentie dans le creux sus-sternal, et l'on constate la surélévation des sous-clavières ;

2º La palpation a pour but la recherche des qualités du pouls. La radiale, dans la gouttière du grand palmaire, est l'artère que l'on choisit de préférence, mais d'autres artères (faciale, pédieuse, etc.) peuvent être explorées par la palpation. L'exploration de la radiale gauche permet de faire conjointement l'auscultation du cœur.

Il faut palper l'artère *légèrement*, en évitant toute pression, avec un ou deux doigts de la main droite. Lorsque le pouls est petit ou bondissant (insuffisance aortique), il est recommandé d'élever l'avant-bras du malade, le coude restant appuyé sur le lit, de façon à diminuer la tension et à augmenter l'amplitude des pulsations.

Pouls récurrent. — Lorsque, par la pression, on arrête la circulation dans une artère, après un temps variable les battements se rétablissent en aval du point de pression, au moyen des anastomoses artérielles ; c'est ce qu'on appelle le pouls récurrent. Le laps de temps écoulé est important à noter, car il permet de juger de l'état fonctionnel du cœur.

Numération du pouls. — Les montres à seconde servent à cette recherche. On compte pendant un quart de minute, on répète plusieurs fois l'opération et l'on prend une moyenne pour établir le nombre des pulsations par minute. Le médecin doit attendre quelques instants pour faire la numération du pouls, car les malades, émus par son arrivée, présentent souvent une accélération passagère du pouls.

AUSCULTATION. — Les stéthoscopes employés doivent avoir un orifice inférieur étroit.

On ausculte la *carotide primitive* sur le bord interne du sterno-mastoïdien, à deux travers de doigt au-dessus de la clavicule.

A l'état normal, et avec une pression très légère, on entend deux *bruits ou chocs*, quelquefois un seul. Le premier semble résulter de la tension artérielle au moment de la systole cardiaque (bruit cardio-systolique) ; le second est la propagation du deuxième bruit aortique (bruit cardio-diastolique).

A l'état pathologique, certains *souffles* cardiaques *se propagent* dans la carotide. Les souffles aortiques sont mieux perçus dans la carotide *droite*, les souffles pulmonaires dans la carotide *gauche*. Ces souffles propagés ont la *même tonalité* que les souffles cardiaques qui leur ont donné naissance, ce qui permet de les distinguer des souffles produits mécaniquement par la compression trop forte des vaisseaux, au moyen du stéthoscope.

On ausculte l'*artère fémorale* au niveau du pli de l'aine, au devant de l'éminence iléo-pectinée.

A l'état normal, avec une pression très légère on entend deux *bruits ou chocs*. En augmentant un peu la pression, il se produit un *souffle*.

Dans certains états pathologiques (*insuffisance aortique*, chlorose, saturnisme...), si l'on a soin d'incliner légèrement le stéthoscope, comme si l'on voulait recueillir dans l'instrument une partie du courant sanguin, on perçoit deux *souffles* au lieu d'un : c'est le *double souffle intermittent crural de Duroziez*. Pour que ce second souffle se produise sous l'effet de la compression, il faut de plus qu'il existe un reflux anormal du courant sanguin. Ce reflux est dû à ce que la tension sanguine est plus faible dans l'artère située en amont du stéthoscope que dans l'artère située en aval. Cette différence de pression existe tout spécialement dans l'insuffisance aortique.

Dans toutes les artères de calibre notable, on peut encore constater des *souffles autochtones* lorsqu'il existe des lésions des parois (athérome), des dilatations ou des rétrécissements (anévrysmes, aortite, athérome...), des compressions (souffle utérin). Comme nous l'avons dit, ils ont un timbre spécial qui permet de les distinguer des souffles cardiaques propagés.

Pouls normal.

Le nombre des pulsations par minute varie avec l'âge. Il est environ de 140 à la naissance, de 70 chez l'adulte ;

entre ces deux époques de la vie, on trouve des nombres
intermédiaires. Enfin, dans l'extrême vieillesse (quatre-
vingts ans), ce nombre est de 80.

Nous représentons ces variations dans la courbe ci-jointe
fig. 18).

Mais il importe de se rappeler que ces chiffres ne sont que

Fig. 18. — Variations du pouls d'après l'âge.

des moyennes et que des exceptions peuvent se rencontrer;
c'est ainsi que certains individus en bonne santé n'ont
que 40, 30 pulsations à la minute.

Comme pour la température, et aux mêmes heures, il
existe des *variations nycthémères* du pouls. Le nombre des
pulsations et le degré thermométrique passent par deux
maxima (10 heures du
matin et 5 heures du
soir), et deux minima
(6 heures du matin et
midi). Le minimum de
6 heures du matin est

Fig. 19. — Variations nycthémères
du pouls.

le plus accentué, de
même que le maximum
de 5 heures du soir.

Une courbe de ces variations aurait donc l'aspect de la
figure 19.

En pratique, on tient peu compte de ces différences légères.

Les pulsations sont *accélérées* par les hautes températures, par l'abaissement de la pression atmosphérique ; elles sont *ralenties* par les causes inverses.

Les exercices physiques violents, la digestion, les émotions précipitent le pouls.

A l'état normal, le pouls ne bat pas à une cadence absolument rythmée ; au moment de l'expiration, un ralentissement se produit, mais il est peu perceptible.

Les médecins militaires ne doivent pas ignorer que, par la force de la volonté, certains simulateurs arrivent à précipiter ou à ralentir leurs battements cardiaques, et par suite à faire varier le nombre de leurs pulsations.

Pouls pathologique.

Ses principaux caractères sont :

Vitesse. — Le pouls peut être accéléré ou ralenti.

1° *Pouls rapide.* — Nous l'envisagerons dans les affections fébriles et dans les affections apyrétiques.

a. *Pouls rapide dans les affections fébriles.* — En général, le pouls est d'autant plus fréquent que la température est plus élevée. Pour 1 degré d'élévation au-dessus de la température normale, le pouls augmente d'environ 15 pulsations par minute. Ce qu'on peut écrire en abrégé $\frac{T}{P}$ = constante.

Certaines maladies font exception à cette règle ; à une température élevée correspond un pouls relativement peu accéléré. Dans la fièvre typhoïde, on trouve $T = 40°,5$ et $P = 110$; dans la fièvre jaune, *au début*, on trouve : $T = 40°$ et $P = 95$. Nous écrirons donc pour ces maladies : $T > P$.

D'autres maladies (scarlatine, rhumatisme, péritonite) présentent un rapport inverse ; le pouls s'élève plus vite que la température : $T < P$.

Chaque maladie a sa formule propre, comme *rapport sphygmo-thermométrique, et toute modification dans cette formule est un facteur de gravité lorsqu'elle se fait dans le sens de l'accélération du pouls.*

Prenons un exemple. Supposons que, dans le cours d'une

fièvre typhoïde, la température baisse, mais que le pouls s'accélère : il y a menace d'une hémorragie ou d'une perforation intestinale. Si, à la fin d'une fièvre typhoïde, la température descendant en lysis, suivant son mode régulier, le nombre des pulsations augmente, le médecin doit rechercher une complication cardiaque possible (myocardite) et se rendre compte de la gravité du pronostic. De même dans l'appendicite, lorsque la température baisse ou reste stationnaire, mais que le pouls se précipite, le pronostic devient grave.

b. *Pouls rapide dans les affections apyrétiques.* — L'accélération du pouls peut être *passagère, persistante* ou *revenir par accès.*

Une douleur aiguë, un trouble digestif, une légère intoxication (alcool, tabac) produisent de l'accélération passagère du pouls.

Chez les névropathes, les débilités, le pouls s'accélère sous l'influence la plus légère. Dès le début de la tuberculose, le pouls est souvent *instable*, et ce signe a non seulement une grande valeur diagnostique, mais une valeur pronostique, car il indique une forme éréthique, à évolution rapide.

Si, au lieu d'être passagère, cette accélération devient permanente et atteint 120 à la minute, dans une période plus avancée de la tuberculose, le pronostic est toujours très grave.

Dans le collapsus, avec température hyponormale, le pouls peut atteindre des chiffres excessifs (P=160), ce qui est toujours d'un mauvais pronostic.

Le pouls est fréquent dans toutes les cardiopathies, à la période asystolique, dans certaines myocardites, dans les paralysies du pneumogastrique, les myélites, les polynévrites, etc.

Dans l'angine de poitrine, la maladie de Basedow, la fréquence du pouls survient par accès.

Enfin, il existe une maladie *sine materiâ*, appelée *tachycardie essentielle paroxystique*, où le nombre des pulsations est extrêmement élevé. Avant de porter ce diagnostic, le médecin doit faire un examen détaillé du malade, et en particulier envisager la possibilité d'une tachycardie d'origine hystérique.

Cette tachycardie peut s'observer comme symptôme général d'affections cérébrales de nature et de localisation très diverses (épilepsie symptomatique ou essentielle, tabes, traumatismes craniens, urémie, migraine...).

2° *Pouls lent.* — Le pouls est lent lorsque le nombre des pulsations *régulièrement rythmées*, perçues à la radiale, est inférieur à 70 à la minute ; il peut tomber à 30 ou 20. Si des ondées ne sont pas perçues (arythmie, asystolie), cela ne constitue pas un ralentissement.

a. *Pouls lent dans les affections fébriles.* — Dans la méningite tuberculeuse, l'artère vibre sous le doigt comme une corde de basse et détache une série de coups parfaitement isolés les uns des autres (Rilliet et Barthez). Ce ralentissement coïncide le plus souvent avec de l'hyperthermie (*pouls dissocié*). Ce signe est plus rare dans les méningites non tuberculeuses.

b. *Pouls lent avec apyrexie ou hypothermie.* — Avec hypothermie, le pouls lent se produit à la période de convalescence de toutes les maladies aiguës infectieuses.

Dans l'*ictère*, la lenteur du pouls est remarquable, mais elle n'est souvent qu'apparente, comme nous le dirons plus loin au sujet du rythme couplé.

Dans les crises douloureuses, dans certains troubles digestifs, au lieu de la fréquence que nous avons signalée, on peut constater, dans certains cas, un ralentissement *passager*.

Chez les neurasthéniques, le ralentissement considérable du pouls, *au moment de l'expiration*, peut faire croire à une arythmie par cardiopathie organique. Les autres signes lèveront tous les doutes. Ce phénomène serait dû à une surexcitabilité particulière du centre cardiaque, et serait à rapprocher, au point de vue pathogénique, de la tachycardie orthostatique (pouls rapide dans la station debout).

La constatation de la lenteur du pouls peut aider au diagnostic ; c'est ainsi que dans l'attaque apoplectique, au début, le pouls est ralenti ; il est au contraire rapide dans l'attaque apoplectiforme, qui se produit au cours de certaines affections (sclérose en plaques). Dans le premier cas, le pouls lent *durable* est d'un bon pronostic.

Pouls lent permanent (syndrome de Stokes-Adams). — Ce syndrome comprend une dissociation plus ou moins complète, suivant la phase de la maladie, des rythmes auriculaire et ventriculaire (*blocage complet ou incomplet du cœur*), des syncopes, des attaques épileptiformes, des accès vertigineux, de l'hypertension. Les battements des oreillettes sont normaux, ceux des ventricules et par conséquent les pulsations radiales sont plus ou moins ralentis.

Tant que le blocage n'est pas complet, l'épreuve de l'atropine peut être positive. Dans le blocage complet, le ventricule devient tout à fait indépendant ; il bat automatiquement par suite de l'adaptation à la lésion ; l'atropine, qui continue à accélérer les oreillettes, n'influe plus les ventricules.

L'origine myogène de ce syndrome est surtout fréquente, par lésions scléreuses de nature syphilitique des faisceaux musculaires de His et Paladino.

Hauteur. — Le pouls peut être haut ou petit.

1° *Pouls haut, bondissant.* — La paroi artérielle atteint très rapidement son maximum d'expansion, pour revenir également vite à son état de contraction. Le battement, perçu par le doigt, est rapide et bondissant (pyrexies graves, hypertrophie cardiaque de tout ordre et résultant surtout de l'*insuffisance aortique*). Dans cette dernière affection, le pouls bondissant ou *pouls de Corrigan* est caractéristique.

2° *Pouls petit.* — L'expansion de l'artère se fait lentement, progressivement (rétrécissement mitral, asystolie). Dans les pyrexies graves, un tel caractère du pouls est d'un mauvais pronostic.

Dans la colique de plomb, le pouls devient *filiforme*. Il est *ondulant* au moment de l'agonie, c'est le signe d'une mort prochaine.

Remarque. — Nous avons tenu à citer à cette place ces deux expressions, qui font image, de pouls filiforme et pouls

ondulant, et bien que la question de hauteur, d'expansion
ne soit pas seule en cause dans le choix de ces dénominations.
Certains facteurs qui interviennent sont d'ailleurs difficiles
à préciser.

Nous ajouterons que nous n'avons pas voulu parler de
l'*ampleur* du pouls dont la constatation n'a aucune valeur
sémiologique propre.

Tension. — La tension du pouls se mesure d'après le
degré de pression nécessaire à la suppression du battement
artériel. La palpation seule peut donner des renseignements,
comme nous le dirons plus loin, mais il est préférable d'employer des instruments spéciaux.

Pression normale à la radiale. — Chez l'adulte, elle est
environ de 18 centimètres de mercure, avec une paroi vasculaire de structure normale. Chez le vieillard, elle est de 20 à
21 centimètres ; cette augmentation est due surtout à l'épaississement, normal à un âge avancé, de la paroi artérielle.

1º *Hypertension.* — La pression atteint 20 centimètres,
peut aller à 28 et au delà.

Sous le doigt, on a une sensation de *dureté*, de *corde
tendue* (*pouls cordé*), de *fil de fer* (colique de plomb).

Des causes multiples : mécaniques, réflexes, toxiques, sont
productrices de l'hypertension.

L'hypertrophie, la dilatation cardiaque, l'artériosclérose
partielle ou généralisée, l'insuffisance aortique (causes mécaniques) s'accompagnent d'hypertension, le plus souvent
durable et par là même d'un pronostic grave.

L'émotion brusque produit une hypertension d'origine
cérébrale (cause réflexe) et peu durable.

La goutte, le rhumatisme, le *mal de Bright* (avec ou sans
urémie), les *dyspepsies*, les intoxications diverses (*en particulier par le plomb*), les lésions des capsules surrénales
agissent comme causes toxiques et s'accompagnent d'hypertension artérielle.

Il est à remarquer que le mal de Bright, par ses complications cardiaques, peut agir également comme cause mécanique.

Certains auteurs (Vaquez) seraient portés à admettre comme cause unique de l'hypertension un trouble ou une lésion des capsules surrénales, avec hypersécrétion consécutive d'une substance hypertensive (adrénaline).

2° *Hypotension.* — La pression tombe à 14, 12, 10 centimètres.

Sous le doigt, on a une sensation de *mollesse*, le pouls est *dépressible*.

Des causes mécaniques, réflexes, toxiques, sont productrices de l'hypotension.

Les hémorragies, la pleurésie, la péricardite, la *maladie mitrale* (causes mécaniques) s'accompagnent d'hypotension.

Les exercices violents, les hautes températures (causes réflexes) produisent de l'hypotension.

La *tuberculose*, la *fièvre typhoïde*, la pneumonie, l'anémie, la chlorose... agissent comme causes toxiques et s'accompagnent d'hypotension.

D'après cet énoncé rapide des causes qui agissent sur la tension artérielle, on voit l'importance de ces constatations au point de vue du diagnostic, du pronostic et du traitement.

Dans une fièvre typhoïde, par exemple, où l'hypotension est la règle, les grands écarts (16 à 18 centimètres au lieu de 12) sont d'un mauvais pronostic et doivent faire songer à des complications.

Dans une bronchite suspecte, la constatation d'une hypotension marquée plaidera en faveur de sa nature tuberculeuse.

MENSURATION DE LA TENSION ARTÉRIELLE. — Par l'habitude, et au moyen de la palpation, il est possible de se rendre un compte assez exact de la tension artérielle. Un doigt de la main gauche (le médius) écrase la radiale pour empêcher le pouls récurrent, l'index de cette même main palpe l'artère, tandis que l'index de la main droite fait pression au-dessus jusqu'à suppression de la sensation du pouls pour l'index gauche.

1° *Sphygmomanomètre de Potain.* — Il se compose d'un manomètre métallique, relié par un tube en caoutchouc à

une petite poire de même substance. Une partie de la surface
de cette poire est d'un caoutchouc plus fin et plus souple;
elle est destinée à être appuyée sur l'artère. Le tube en caoutchouc porte une bifurcation avec robinet et poire en caoutchouc à insufflation.

Mode d'emploi. — 1° Remplir d'une certaine quantité
d'air l'appareil avec la poire à insufflation, fermer le robinet
et lire sur le manomètre la pression initiale (5 à 6 centimètres) ; 2° poser
le médius et l'in-
dex de la main
gauche sur l'ar-
tère, et par la
pression du doigt
en aval suppri-
mer le pouls ré-
current. Le doigt
en amont palpe
le pouls ; 3° un
doigt de la main droite appuie sur la boule en caoutchouc,
mise en place sur l'artère, jusqu'à la disparition du pouls
pour le doigt explorateur de la main gauche ; 4° lire la pression au manomètre et soustraire du résultat la pression initiale (fig. 20).

Fig. 20. — Sphygmomanomètre de Potain.

Remarque. — Nous recommandons de répéter plusieurs
fois l'expérience, et de ne regarder le manomètre qu'au
moment où l'on croit avoir fait la pression minima suffisante; de cette façon, on n'a pas tendance à se laisser influencer par les oscillations de l'aiguille du manomètre.

Cette recherche est plus facile lorsqu'on confie à un aide
le soin de supprimer le pouls récurrent.

Les résultats obtenus dépendent en partie de la plus ou
moins grande sensibilité tactile de l'observateur. Par suite
de l'intervention de ce coefficient personnel, les résultats ne
sont valables que pour un même observateur.

2° *Autres sphygmomanomètres.* — Les modèles sont très
nombreux ; beaucoup ne peuvent être utilisés qu'à domicile

ou dans une salle de clinique, car leur volume les rend peu portatifs, à l'encontre de celui de Potain.

Dans les modèles de Vaquez, Bergonié,... le coefficient d'appréciation personnelle se trouve supprimé par le fait de l'adaptation d'un *sphygmo-signal*, qui indique le moment de disparition ou d'apparition des battements de l'artère qu'on explore.

3º *Sphygmomètres* (Verdin, Chéron). — Dans ces instruments, l'effacement de la lumière du vaisseau est obtenu au moyen d'une tige montée sur un ressort à boudin. A mesure que le ressort pénètre dans le manche, émerge de l'extrémité libre une tige graduée, sur laquelle on lit la pression développée, évaluée en grammes d'un côté, en centimètres de mercure de l'autre. Le plus pratique des sphygmomètres est celui de Chéron, dans lequel la partie inférieure de la tige mobile est terminée par un patin, qu'on applique sur l'artère.

Rythme. — *Arythmies*. — Les personnes nerveuses, les enfants atteints d'helminthiase, d'indigestion... ont souvent des arythmies, qui ne présentent aucune gravité, quels qu'en soient les caractères (intermittences, extra-systoles, pouls bigéminé, alternant...).

L'arythmie est souvent fonction des mouvements de la respiration. Il est facile de s'en rendre compte en faisant suspendre la respiration, après une inspiration profonde. Cette *arythmie respiratoire* s'observe chez les neurasthéniques, chez les convalescents de maladies infectieuses. Dans quelque cas, elle résulte d'une lésion grave d'origine bulbaire, avec irritation du pneumogastrique. Il faut juger chaque cas par l'examen complet du malade et l'ensemble symptomatique.

A côté des arythmies passagères, il existe des cas d'*arythmie permanente*, avec pouls lent ou rapide et *très irrégulier*, non modifié par les mouvements respiratoires, avec épreuve de l'atropine négative. Ce genre d'arythmie dépend le plus souvent d'une *insuffisance tricuspidienne*.

Dans les maladies aiguës, l'arythmie peut être de mauvais augure et indiquer une myocardite.

Caractères des arythmies. — Le pouls est *inégal*, c'est-à-dire que les pulsations n'ont pas toutes la même hauteur, par suite de la variabilité des stimulations cardiaques ; il est *intermittent* par suite des systoles avortées, non perçues au pouls radial (*intermittence fausse, faux pas du cœur*), ou *déficient* par interruption de la systole cardiaque (*intermittence vraie, cœur bloqué*). La digitale, les irritations du pneumogastrique qui agissent sur le faisceau musculaire de His sont des causes fréquentes d'intermittences.

Extra-systoles. — Elles existent quand la diastole se trouve interrompue par une contraction supplémentaire, capable d'être inscrite sur le tracé sphygmographique et qui dénote une élévation de pression.

Si le cœur se repose ensuite et que ce repos dure exactement ce qu'aurait duré la systole suivante, et ainsi de suite, le pouls est *bigéminé*. La bigémination est transitoire ou permanente. La multiplication des extra-systoles explique le pouls *trigéminé*.

Le pouls bigéminé existe dans l'artériosclérose avec hypertension, les maladies infectieuses, les lésions des fibres musculaires cardiaques. Il ne constitue pas, par lui-même, une aggravation du pronostic.

Les extra-systoles peuvent se produire concurremment avec toutes les formes d'arythmie.

Pouls alternant. — Une pulsation basse succède à une pulsation élevée; des influences diverses le font naître : position du corps, mouvements respiratoires, atteinte grave du muscle cardiaque... Chaque cas entraîne un pronostic spécial.

Rythme couplé. — Il existe quand une systole ventriculaire sur deux est affaiblie au point de ne pas être perçue au pouls radial, alors que la systole auriculaire existe, et peut être notée, dans certains cas, au niveau du système veineux. C'est une intermittence fausse et cadencée, par faiblesse du cœur.

Il faut étudier la fixité ou la variabilité de cette arythmie, les symptômes concomitants, l'évolution de la maladie provocatrice. La néphrite chronique avec l'hypertension

qui en est le résultat, l'angine de poitrine, les lésions du faisceau de His, les maladies toxiques ou fonctionnelles (*ictères...*)
peuvent produire le rythme couplé.

Il disparaît temporairement, dans certains cas, à la suite
d'un changement de position du malade (passage de la position couchée à la verticalité), au moyen d'une injection
d'atropine, sous l'influence de la stimulation passagère du
cœur (Voy. *Épreuve de l'atropine*).

Pouls paradoxal. — C'est un rythme anormal caractérisé
par ce fait qu'au moment de l'*inspiration* la pulsation est à
peine perceptible, bien qu'à l'auscultation du cœur on ne
constate souvent aucune lésion.

Les lésions qui succèdent à la *symphyse cardiaque* (brides
fibreuses soudant les gros vaisseaux) obligent l'aorte à
s'allonger et à se rétrécir à chaque inspiration, d'où la production du pouls paradoxal.

Dans le croup, M. Variot a fait remarquer que l'apparition
de ce rythme était une indication pour pratiquer d'urgence le
tubage.

Forme. — Pour l'étude de ce caractère du pouls, on se
sert d'appareils enre-
gistreurs, les *sphyg-
mographes*. Ils sont de
deux sortes : les sphyg-
mographes *directs*, où
la plaque destinée à
recevoir le tracé du
pouls fait partie de
l'appareil appliqué sur
l'artère, et les sphyg-
mographes *à transmis-*

Fig. 21. — Schéma du sphygmographe
de Marey.

sion, où ce tracé est obtenu à distance sur un cylindre
enregistreur. Ces derniers appareils sont surtout employés
dans les expériences de physiologie.

Nous décrirons sommairement le sphygmographe direct
de Marey, qui est un des plus employés dans les recherches
de sémiologie.

Sphygmographe de Marey. — Il comprend trois parties essentielles (fig. 21) :

1º Un *ressort d'acier* très souple A et qui est supporté par un cadre ;

2º Une *vis tangente* Vt, articulée en charnière au point O, et qu'on engrène par redressement avec un pignon P situé sur l'axe AA′;

3º Un *levier* L très léger, fixé à ce même axe, et dont l'extrémité libre, effilée, inscrit en les amplifiant les mouvements transmis.

Cette inscription se fait sur un carton glacé préalable-

Fig. 22. — Sphygmographe de Marey.

ment noirci à la flamme d'une bougie et qui défile devant l'extrémité du levier par le moyen d'un mouvement d'horlogerie (fig. 22).

Par l'expérience seule, on arrive à obtenir de bons tracés, mais il faut toujours contrôler les résultats par les autres recherches sémiologiques.

Tracé du pouls a l'état normal (fig. 23). — Le tracé

Fig. 23. — Tracé du pouls normal.

sphygmographique du pouls normal comprend : 1º une ligne

d'ascension ininterrompue et presque verticale ; 2° un *sommet* arrondi ; 3° une ligne de *descente* oblique, plus longue que la ligne d'ascension et interrompue par des ondulations. Celles-ci comprennent : *l'onde de clôture* des valvules sigmoïdes de l'aorte, visible surtout sur les tracés pris sur les grosses artères; *l'onde dicrote* produite par le choc en retour du courant sanguin; enfin des *petites ondes* dues à l'élasticité propre des parois artérielles.

Le pouls normal est donc légèrement dicrote.

TRACÉ DU POULS A L'ÉTAT PATHOLOGIQUE. — Nous ne parlerons que des tracés les plus connus.

1° *Pouls dicrote* (fig. 24). — Dans les états fébriles, et en particulier dans la *fièvre typhoïde*, le dicrotisme s'accentue par suite de la diminution de la tension vasculaire. Cette élévation du choc en retour devient perceptible au doigt.

Fig. 24. — Pouls dicrote.

2° *Pouls de Corrigan* (insuffisance aortique, fig. 25). — La ligne d'ascension

Fig. 25. — Pouls de l'insuffisance aortique.

est verticale et très élevée, parce que le sang passe facilement dans l'aorte insuffisante.

Le sommet arrondi est remplacé par un *crochet* caractéristique, par suite du reflux du sang à travers les valvules sigmoïdes.

Ce même mouvement de reflux produit sur le tracé une ligne de descente brusque d'abord, puis plus oblique sur la fin.

A la palpation, le pouls est *bondissant*, par suite de la propulsion énergique et brève du courant sanguin, et de l'expansion rapide des parois artérielles.

3º *Pouls du rétrécissement aortique* (fig. 26). — La ligne d'ascension est fortement oblique, par suite du passage

Fig. 26. — Pouls du rétrécissement aortique.

moins rapide du sang à travers un orifice rétréci ; elle est moins élevée et s'arrondit beaucoup ou forme un *plateau*, parce que la tension est augmentée et que l'artère revient moins facilement sur elle-même.

La ligne de descente est allongée, sans démarcation nette avec la pulsation suivante, par suite de la tension exagérée.

4º *Pouls de l'insuffisance mitrale* (fig. 27). — La ligne

Fig. 27. — Pouls de l'insuffisance mitrale.

d'ascension est verticale, mais peu élevée, puisqu'une partie du sang reflue dans l'oreillette. La ligne de descente est oblique et irrégulière. Le tracé est *saccadé.*

5º *Pouls du rétrécissement mitral* (fig. 28). — La ligne

Fig. 28. — Pouls du rétrécissement mitral.

d'ascension est très peu élevée, par suite de la petite quantité de sang chassé par le ventricule. La chute est immédiate et la ligne de descente presque horizontale.

La dyspnée, qui accompagne le rétrécissement mitral, imprime au tracé des ondulations.

Comme forme anormale du pouls, nous citerons enfin le *pouls différent* ou *pouls retardé*. A l'état normal, la systole cardiaque et la pulsation sont *synchrones*, au point de vue sémiologique (en réalité, il existe à la radiale un retard de $\frac{7}{100}$ de seconde).

Dans certains états pathologiques (anévrysmes en particulier), il existe un retard perceptible.

Suivant que le pouls est retardé sur toutes les artères ou certaines d'entre elles, on déduit (en s'appuyant sur les données anatomiques) la localisation probable de l'anévrysme. La pulsation est en effet retardée en aval de la poche anévrysmale.

Pouls veineux.

A l'état normal, le pouls veineux est *très faible*. C'est le *faux pouls veineux*. Il apparaît au moment de la contraction des oreillettes, par suite de la gêne apportée à la circulation veineuse et même d'un certain reflux du sang veineux, à ce moment de la révolution cardiaque. Le pouls veineux faux se produit donc avant la systole des ventricules, il est *présystolique*. Il devient énorme chez les asystoliques.

INSPECTION. — La jugulaire interne devient visible, entre les deux chefs du muscle sterno-mastoïdien, lorsqu'elle atteint le diamètre du petit doigt.

Dans l'*insuffisance tricuspidienne*, il existe une ondulation *systolique* très manifeste : c'est le *pouls veineux vrai*, qui est produit par le reflux d'une certaine quantité de sang du ventricule droit dans l'oreillette, et par conséquent dans tout le système nerveux.

Mais, pour qu'il soit visible, il faut que les valvules, situées au niveau du *bulbe de la jugulaire*, soient devenues elles-mêmes insuffisantes, et ne s'opposent plus au reflux dont nous avons parlé. On s'en assurera en vidant, avec le doigt, de bas en haut, la veine jugulaire interne (de préférence à droite) ; à la systole suivante, le segment vide se remplira si les valvules de la veine sont insuffisantes.

Par ce moyen on éliminera également la cause d'erreur provenant de ce fait que les battements de la carotide peuvent se communiquer, par propagation, aux jugulaires.

PALPATION. — D'après ce que nous venons de dire, le pouls veineux vrai n'est visible, dans l'insuffisance tricuspidienne, que si les valvules du bulbe de la jugulaire sont elles-mêmes insuffisantes. Si ces dernières sont suffisantes, on peut sentir le choc de l'ondée de retour (toujours en supposant le cas de l'insuffisance tricuspidienne) en appliquant le doigt au niveau du bulbe de la jugulaire.

En appliquant la main à plat au-dessous des fausses côtes (le foie étant augmenté de volume), ou en saisissant le bord inférieur du foie avec les doigts, lorsque la paroi abdominale ne s'y oppose pas, on peut sentir des mouvements d'expansion de l'organe : *pouls veineux hépatique*, asystolie hépatique de l'insuffisance tricuspidienne.

AUSCULTATION. — On ausculte la jugulaire interne entre les deux chefs du sterno-mastoïdien, à 3 centimètres au-dessus de la clavicule (à droite, de préférence). Le stéthoscope doit être placé très légèrement.

En cas d'insuffisance tricuspidienne, on entend un claquement systolique dû à la fermeture des valvules de la veine.

Dans la chlorose, l'anémie, l'écoulement du sang vers le cœur s'accompagne, surtout dans la jugulaire interne et la jugulaire externe, de bruits appelés bruit de rouet, *bruit de diable* (jeu de diable : jouet d'enfant donnant un bruit spécial). Ces bruits sont perçus souvent par les malades, sous forme de bourdonnement d'oreilles très désagréable.

Pouls capillaire.

Lorsqu'on frotte le front avec un linge rude, on constate, au niveau de la zone érythémateuse ainsi produite, des changements de coloration à chaque systole cardiaque.

Le même phénomène se constate quelquefois au niveau des pommettes. On le fait encore naître, au niveau des ongles, par la compression de leurs extrémités. Ce pouls capillaire *visible* est souvent un signe de présomption en faveur de l'existence d'une insuffisance aortique.

Des instruments spéciaux, les *pléthysmographes*, servent à enregistrer le tracé du pouls capillaire. Ils ne sont pas employés couramment, cependant ils peuvent donner de précieux renseignements sur le fonctionnement du *grand sympathique* (nerfs vaso-moteurs).

Ces tracés sont fortement influencés par les actes psychiques. Le bien-être, la joie donnent un accroissement de hauteur des oscillations du pouls capillaire. La tristesse, la dépression, une frayeur subite produisent l'effet inverse.

EXAMEN DU CŒUR

A. ANATOMIE (fig. 29). — Par rapport à la ligne médiane, un tiers du cœur est situé à droite, deux tiers à gauche. Le cœur est obliquement couché sur le diaphragme. Les cavités droites (oreillette et ventricule) touchent la paroi antérieure du thorax. L'oreillette gauche est située en arrière près de la colonne vertébrale ; le ventricule gauche regarde en bas et en arrière.

A la section, le ventricule gauche a la forme d'un cylindre aplati et a une épaisseur beaucoup plus considérable que le ventricule droit, qui a la forme d'un croissant (fig. 30).

Fig. 29. — Examen du cœur.

L'oreillette droite reçoit les veines caves ; l'oreillette gauche, les veines pulmonaires. Du ventricule gauche part l'aorte ; du ventricule droit, l'artère pulmonaire.

L'endocarde, par adossement de ses feuillets, forme, au pourtour des orifices auriculo-ventriculaires, des replis appelés *valvules*. Il existe deux valvules à gauche (valvule mitrale), trois à droite (valvule tricuspide). A la

Fig. 30. — Cavités cardiaques (section transversale).

partie libre des valvules sont attachés de petits *tendons* courts qui se rendent à des colonnes charnues volumineuses, fixées par leur base seule sur les parois du cœur (*piliers*).

A l'orifice d'abouchement de l'aorte et de l'artère pulmonaire existent les *valvules sigmoïdes* (en forme de nids de pigeon), au nombre de trois pour chaque orifice.

Les poumons recouvrent la plus grande partie du cœur. A gauche existe une partie découverte.

B. Physiologie. — 1° *Systole auriculaire.* — Elle se fait

Fig. 31. — Schéma d'une révolution cardiaque et des bruits de souffle (d'après Spehl).

M, *valvule mitrale*; T, *valvule tricuspide*; A, *aorte*; A', *artère pulmonaire*.

sans bruit, à l'état normal. Le sang est chassé des oreillettes dans les ventricules. Cette systole dure 2/10 d'une révolution cardiaque (secteurs 1 et 2 de la figure 31). Si nous voulons exprimer, en secondes, le temps que dure la systole auriculaire, nous dirons :

Soixante-dix révolutions cardiaques (en moyenne) se produisent pendant une minute ou soixante secondes ; donc, une révolution dure 60/70 de seconde ou

$$\frac{85}{100} \text{ de seconde } \left(\frac{60}{70} = 0,8571\text{-}.\right).$$

Par conséquent, le temps de durée de la systole auriculaire sera de

$$\frac{2}{10} \text{ de } \frac{85}{100} \text{ de seconde} = \frac{17}{100} \text{ de seconde.}$$

2° *Systole ventriculaire.* — Elle dure la moitié ou 5/10 d'une révolution cardiaque, c'est-à-dire

$$\frac{5}{10} \times \frac{85}{100} = \frac{43}{100} \text{ de seconde (en chiffre rond).}$$

La durée de leur repos est égale à celle de leur contraction.

La systole ventriculaire est d'abord silencieuse (secteurs 3 et 4), pendant 2/10 d'une révolution cardiaque ou 17/100 de seconde.

Le *premier bruit* se produit (en même temps que le choc de la pointe) et il dure 17/100 de seconde (secteurs 5 et 6).

La dernière phase (secteur 7) de la systole ventriculaire est silencieuse.

Le sang est chassé, à gauche dans la grande circulation, à droite dans la petite circulation (poumons), et il n'existe pas de bruit à ce moment, à l'état normal.

3° *Diastole du cœur.* — Le cœur est au repos à partir de la fin de la systole ventriculaire (secteurs 8, 9, 10), car si le sang continue à affluer dans les oreillettes pour préparer la révolution cardiaque suivante, cet écoulement de sang se fait passivement sans aucune contraction de ces cavités.

Ce repos complet du cœur dure 3/10 d'une révolution cardiaque ou 25/100 de seconde (chiffre rond).

C'est pendant et au milieu de ce repos que se produit le *deuxième bruit* qui ne dure que 1/10 d'une révolution cardiaque ou 8,5/100 de seconde (secteur 9).

Nous avons donc successivement : un premier bruit systolique, un petit silence, un deuxième bruit diastolique, un grand silence.

Le premier bruit est *sourd* et *prolongé* (onomatopée= toum) ; le deuxième bruit est *clair, bref, superficiel* (clac).

Quelles sont les causes des deux bruits du cœur? — Pour l'explication du deuxième bruit, tout le monde est d'accord ;

il est produit par le claquement de fermeture des valvules sigmoïdes (aorte et artère pulmonaire).

Pour le premier bruit, les opinions sont partagées. Il est dû, pour la plupart des auteurs, à la contraction des parois ventriculaires et à la tension des valvules auriculo-ventriculaires (mitrale et tricuspide).

Quain, en se basant sur de nouvelles expériences, dit : les valvules sigmoïdes sont maintenues fermées par des colonnes sanguines inertes, qui agissent par leur poids sur ces valvules. Avant que celles-ci ne cèdent, sous l'effort des colonnes de sang lancées par les ventricules, il se produit un choc entre ces colonnes (l'un inerte, l'autre en mouvement), et c'est cette collision qui produit le premier bruit.

Théorie des lésions vasculaires et des troubles de compensation.

Nous avons dit que le médecin devait non seulement faire un examen complet du malade, mais encore classer et interpréter les signes constatés. Pour le cœur, en particulier, ce travail personnel au médecin ne peut se faire qu'en connaissant les données suivantes.

Il y a *insuffisance* d'une valvule lorsque celle-ci ne ferme plus complètement un orifice et laisse refluer le sang.

Il y a *rétrécissement* ou *sténose* (στενος, serré) lorsque la valvule trop étroite s'oppose au libre passage du sang à travers un orifice.

Ces deux lésions peuvent frapper simultanément la même valvule, de même qu'une porte peut avoir deux défectuosités, être trop étroite et ne pas se fermer hermétiquement. La dimension d'un orifice n'est pas facteur de son bon ou mauvais fonctionnement à la fermeture.

L'insuffisance peut être *absolue*, par suite de la rétraction des valvules, ou *relative*, par suite de la dilatation de l'orifice valvulaire. Reprenons l'exemple ci-dessus : une porte peut se fermer mal parce que le battant est trop petit, ou parce que le cadre s'est agrandi.

Le rétrécissement est produit par les lésions des valvules elles-mêmes ou des parties avoisinantes de l'orifice qui les supportent (calcification, cicatrisation, avec rétraction consécutive).

Il y a donc, dans ces diverses lésions, une cavité cardiaque qui reçoit du sang en supplément, par une voie anormale (reflux dans l'insuffisance), ou qui, ne pouvant se vider complètement, retient une trop grande quantité de sang (écoulement diminué dans le rétrécissement).

Dans les deux cas, il y a *stase* sanguine et par suite *dilatation* d'un segment cardiaque. Si cette stase augmente, le courant en amont sera arrêté, les pressions normales subiront des perturbations énormes sur les différents points de la circulation. C'est en effet ce qui se produit à la période ultime des maladies de cœur (*asystolie*).

Mais cette phase est longue à se produire, parce que l'organisme se défend. Son moyen de défense, c'est l'*hypertrophie* du myocarde, qui permet au cœur de faire face au surcroît de travail qui lui est imposé. C'est la période de *compensation*, pendant laquelle la lésion cardiaque ne retentit pas sur l'organisme, pendant laquelle le rapport des pressions n'est pas changé.

L'hypertrophie est *secondaire* lorsqu'elle se produit après une dilatation primitive de la cavité envisagée. Elle est *primitive* lorsqu'il n'y a pas eu dilatation antérieure du segment cardiaque, mais qu'elle s'est produite sous la seule influence de l'augmentation de pression à ce niveau (défense rapide).

Un moment donné, cette *compensation* deviendra insuffisante, la défense faiblira, et il en résultera, en fin de compte, de la stase, de l'engorgement dans tout le système circulatoire. Les poumons gorgés de sang veineux (CO_2) feront des efforts de respiration (*dyspnée d'effort*, sorte de défense accessoire, de compensation passagère), puis la cyanose, l'asphyxie se produiront.

Par suite de la stase au niveau des capillaires, les vaisseaux lymphatiques laisseront transsuder leur sérosité (œdème des membres, hydropisie des cavités séreuses). Tous les organes (foie, rate, reins) seront gorgés de sang, *congestionnés*. L'excrétion urinaire diminuera par suite de la stase rénale.

Toutes les maladies de cœur, avec ou sans lésions orificielles, aboutissent à ces troubles qui se produisent lorsque la compensation est devenue inefficace.

Réciproquement, les maladies graves des organes retentissent sur le cœur. Chaque fois qu'un organe est congestionné, qu'il y a une augmentation de pression à ce niveau et obstacle à la circulation, le ventricule placé en amont a un effort plus considérable à vaincre, d'où dilatation ou hypertrophie ou les deux réunies. C'est ainsi qu'une maladie du poumon (emphysème, tuberculose, pleurésie chronique...) amènera des troubles du côté du ventricule droit. Une lésion rénale (mal de Bright) causera de l'hypertrophie du ventricule gauche.

D'une façon générale, par suite de son développement musculaire et de son fonctionnement, le ventricule gauche est plus sujet à l'hypertrophie que le droit, qui, lui, est surtout atteint de dilatation.

Les lésions des valvules mitrale et tricuspide sont plus graves que celles des valvules sigmoïdes ; les lésions du cœur gauche sont plus fréquentes que celles du cœur droit.

Nous allons maintenant appliquer les données précédentes aux lésions valvulaires :

I. Lésions mitrales. — 1° *Insuffisance mitrale.* — Pendant la systole ventriculaire, un reflux du sang se produit du ventricule gauche dans l'oreillette gauche, par suite de l'insuffisance de la valvule ; d'où augmentation de pression dans cette oreillette (pression +), qui reçoit du sang de deux côtés à la fois, pendant sa période de diastole (fig. 32).

Si ce segment cardiaque se défend de suite, il y aura hypertrophie (H) primitive ; le plus souvent, la compensation s'établit par H secondaire, après dilatation (D).

Lorsque cette compensation devient insuffisante, le sang venant du poumon ne trouve plus un accès facile dans l'oreillette, d'où pression + dans le poumon et stase sanguine.

Mais le cœur n'est pas à bout de ressources, toutes les cavités sont solidaires les unes des autres. Il s'agit de débar-

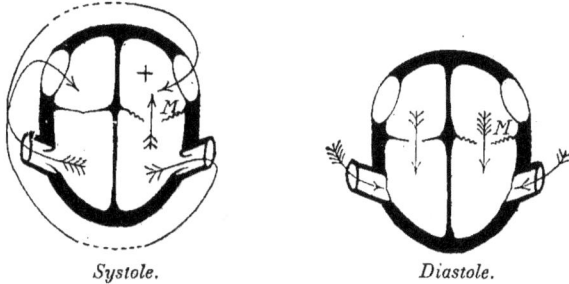

Systole.   *Diastole.*

Fig. 32. — Schéma de l'insuffisance mitrale.

rasser le poumon ; le ventricule droit s'hypertrophie (H primitive) pour lutter contre la stase pulmonaire. S'il se laisse dilater, il y aura stase dans l'oreillette correspondante et dans la grande circulation.

Quant au ventricule gauche, il subit aussi le contre-coup de ces changements de pression. Recevant davantage de sang, il doit faire face à un surcroît de travail, d'où H secondaire.

De proche en proche, la lésion s'est répercutée sur les différents segments cardiaques. Il y aura, en fin de compte : D et H du cœur gauche (par suite de la lésion primitive, l'insuffisance mitrale) ; il y aura H ou D seule à droite et par suite mauvais fonctionnement de la valvule tricuspide (insuffisance tricuspidienne secondaire).

La stase sanguine produira, dans la grande et la petite circulation, les désordres dont nous avons parlé précédemment.

2° *Rétrécissement mitral.* — L'oreillette gauche ne se vide qu'incomplètement à travers l'orifice mitral rétréci ; d'où pression+, puis D et H de cette cavité. Si cette compensation devient insuffisante, la lésion aura sa répercussion sur le cœur droit, comme dans l'insuffisance mitrale (fig. 33).

Nous trouvons donc, jusqu'à présent, les mêmes lésions que dans l'insuffisance, mais *le ventricule gauche ne sera pas hypertrophié*, puisqu'il reçoit une moindre quantité de sang, et que la pression se trouve par ce fait diminuée.

Systole.   *Diastole.*
Fig. 33. — Schéma du rétrécissement mitral.

L'aorte reçoit même si peu de sang qu'il existe de l'intermittence fausse du pouls (faux pas du cœur).

II. Lésions tricuspidiennes. — 1° *Insuffisance*. — Le cœur droit se dilate et s'hypertrophie pour établir la compensation (fig. 34). Mais la musculature du cœur droit est

Systole.   *Diastole.*
Fig. 34. — Schéma de l'insuffisance tricuspidienne.

assez faible ; rapidement la défense devient inefficace. La stase se propage aux veines caves, aux jugulaires par conséquent qui se dilatent (pouls veineux vrai).

2° *Rétrécissement*. — Les mêmes phénomènes se produisent, à cela près que le ventricule droit, ne recevant qu'une minime quantité de sang, ne subit ni D ni H.

III. Lésions aortiques. — 1º *Insuffisance.* — Le sang reflue dans le ventricule gauche, d'où D et H. secondaire, *considérable*, de ce segment (*cœur de bœuf*). Si la valvule

Systole.   *Diastole.*

Fig. 35. — Schéma de l'insuffisance aortique.

mitrale résiste à cette pression +, tout reste en état, sinon nous aurons les lésions consécutives au mauvais fonctionnement de cette valvule (fig. 35).

2º *Rétrécissement.* — Une H primitive du ventricule gauche a pour but de lutter contre l'obstacle causé par le

Systole.   *Diastole.*

Fig. 36. — Schéma du rétrécissement aortique.

rétrécissement. Si cette H ne se produit pas, comme il peut arriver, il y a D de la cavité (fig. 36).

Une des conséquences les plus importantes de la sténose aortique est l'*anémie cérébrale.*

IV. Lésions de l'artère pulmonaire. — Elles sont plus rares que les précédentes ; on pourrait les déduire par un raisonnement analogue.

I. — INSPECTION DE LA RÉGION PRÉCORDIALE

Le malade doit avoir le thorax éclairé symétriquement par la lumière du jour. L'éclairage artificiel ne peut donner que des résultats souvent erronés.

1° VOUSSURE PRÉCORDIALE. — Elle est souvent très visible chez les enfants, qui ont une grande flexibilité du thorax. Elle est moins accusée chez les adultes, toutes choses égales d'ailleurs.

Les espaces intercostaux sont élargis et effacés par suite de l'œdème de la paroi, qui accompagne fréquemment cette voussure.

Elle se rencontre dans de nombreuses lésions cardiaques (D et H des cavités, *péricardite...*).

Il faut éviter de confondre cette voussure avec les déformations thoraciques (rachitisme, déviations de la colonne vertébrale...).

2° CHOC DE LA POINTE. — En réalité, il n'y a pas choc. Au moment de la systole, le myocarde se durcit brusquement; le diamètre antéro-postérieur de la pointe du cœur augmente, le transversal diminue. Chauveau imite ce phénomène en fermant la main, le pouce en dedans ; si, à ce moment, on fléchit fortement tous les doigts, il se produit au niveau de l'espace intermétacarpien du pouce et de l'index un soulèvement, qui reproduit assez bien ce qui se passe à la pointe du cœur.

Le choc est bref, rapide. La pointe semble quitter la paroi, mais en réalité le contact subsiste.

La pointe bat dans le cinquième espace intercostal gauche, entre la ligne mamillaire et la ligne parasternale.

Chez le vieillard, la pointe est en général abaissée. Chez l'enfant, et quelquefois chez l'adulte, elle bat dans le quatrième espace.

Il est important de retenir qu'elle bat normalement à l'extrême limite gauche (en dehors et en bas) du tracé obtenu par la percussion du cœur (Voy. *Percussion*).

Le choc de la pointe n'est pas toujours visible (femmes, personnes obèses...). D'autres moyens de recherche, que nous indiquerons, seront mis en œuvre.

a. *Déplacements du choc de la pointe.* — Par ce schéma (fig. 37) on peut remarquer que l'ectasie du cœur est produite, dans certains cas et pour une direction donnée, par des forces agissant dans le même sens, mais sur des

Fig. 37. — Schéma des déplacements du choc de la pointe du cœur.

points diamétralement opposés. Par exemple, une rétraction pleurale gauche *attirera* le cœur à gauche, de même qu'une pleurésie droite *refoulera* l'organe du même côté gauche.

Les *affections de la plèvre* causent souvent des déplacements considérables du cœur.

Dans l'*hypertrophie* du ventricule gauche (insuffisance aortique, en particulier), le choc de la pointe peut atteindre le huitième espace intercostal.

Dans la *grossesse*, la pointe n'est pas déplacée (Gerhardt).

Nous n'avons pas fait figurer, dans le schéma, les déplacements, parfois très prononcés, dus à la *ptose du cœur* et aux *déformations thoraciques* et s'accompagnant de troubles fonctionnels fréquents.

b. *Étendue du choc de la pointe.* — A l'état normal, ce choc se produit sur une surface à peu près égale à la surface unguéale du pouce.

Cette étendue est *augmentée* par suite d'un effort, dans les états fébriles, dans les H et D cardiaques. Dans l'insuffisance aortique, le choc se fait sur une grande surface, en forme de boule (*choc en dôme* de Bard), par suite de la dilatation globuleuse du ventricule gauche et de l'épaississement du myocarde.

L'étendue du choc est *diminuée* dans la pleurésie, l'emphysème (lame pulmonaire interposée entre le cœur et la paroi), le rétrécissement mitral (pas d'hypertrophie du ventricule gauche), dans la *péricardite*.

Dans la maladie appelée *hypertrophie cardiaque de croissance* (fréquente chez les jeunes soldats), le choc de la pointe est augmenté et abaissé. Faut-il conclure de ce fait à une hypertrophie vraie du cœur?

La percussion ne l'établit pas. En effet, Potain et Huchard ont fait remarquer qu'à cet âge le thorax s'allonge sans augmentation notable dans ses autres diamètres. Les poumons sont refoulés de haut en bas. Le cœur suit, *en masse*, ce mouvement d'abaissement, d'expulsion. Il s'applique plus étroitement contre la paroi. Toutefois cette gêne peut, dans certains cas, amener une hypertrophie réelle du cœur.

3° Pulsations thoraciques anormales. — Dans la dilatation et l'hypertrophie forte du ventricule droit, le cœur subit un mouvement de rotation autour des veines caves, et la pointe est portée un peu en arrière. Par suite, le choc de la pointe est affaibli, tandis que vers le sternum et l'épigastre (région occupée par le ventricule droit), les battements deviennent apparents et parfois violents.

Dans les dilatations anévrysmales de l'aorte ascendante, on voit des pulsations dans les deuxième, troisième et quatrième espaces intercostaux (et surtout dans le deuxième espace intercostal droit).

En cas de *symphyse cardiaque*, le soulèvement systolique de la pointe est remplacé par une *rétraction* siégeant à ce niveau, et pouvant même s'étendre à d'autres espaces intercostaux. Le cœur est bridé et gêné dans ses mouvements par des adhérences péricardiques.

Dans quelques cas, rarement observés, il peut exister un *double choc de la pointe*, dû à un défaut de synchronisme dans les contractions des ventricules droit et gauche (*hémi-systolies* de Leyden).

Le pouls artériel et les tracés sphygmographiques n'indiquent qu'*une* pulsation pour *deux* chocs, ce qui prouve bien qu'un des chocs n'est pas produit par le cœur gauche.

Cette hémisystolie existe surtout dans les grandes insuffisances mitrales. Le reflux du sang du ventricule gauche dans l'oreillette amène une gêne considérable dans la petite circulation et par contre-coup dans le fonctionnement du cœur droit. Le ventricule droit fait un premier effort pour chasser le sang vers la petite circulation (systole normale coïncidant avec la systole du cœur gauche), mais le résultat de cet effort est à peu près nul ; le ventricule est encore rempli de sang, une deuxième contraction est nécessaire, et elle est provoquée d'ailleurs par cette pléthore.

En définitive, l'hémisystolie consiste en une systole redoublée du ventricule droit.

II. — CARDIOGRAPHIE

Des instruments spéciaux, appelés *cardiographes*, sont destinés à l'étude et à l'enregistrement des mouvements du cœur. Ils sont peu employés en clinique, et les auteurs ne sont pas toujours d'accord sur l'interprétation des *cardio-grammes* normaux.

III. — PALPATION DE LA RÉGION PRÉCORDIALE

On recherchera la pointe du cœur avec la pulpe de l'index, dans le cas où l'inspection ne l'aurait pas révélée.

Avec les doigts réunis, et posés à plat, on se rend compte de l'impulsion cardiaque. Certains cœurs ébranlent toute la paroi costale, jusqu'à la région du foie.

On constatera par la palpation les *frottements péricar-diques*, perceptibles surtout le long du bord gauche du sternum, en cas de péricardite sèche. Ils sont rudes, superficiels, se produisent à intervalles réguliers. Ils sont modifiés par la position du malade ; la position assise les rend plus appréciables, par suite du léger déplacement du cœur en avant. En cas d'épanchement, ces frottements disparaissent (écartement des feuillets du péricarde).

Frémissement cataire (Laennec). — La sensation rappelle celle donnée par l'application de la main sur un chat qui ronronne (*cata*, chat), ou sur une corde de violon qui vibre légèrement. S'il est très prononcé, il ressemble à un bruit de râpe (thrill des Anglais). Il se perçoit surtout à la pointe, et dans le cas de *rétrécissement mitral*.

Au point de vue de l'interprétation étiologique, le frémissement cataire est à la palpation ce que le bruit de souffle (dont nous parlerons plus loin) est à l'auscultation. Leurs causes de production sont identiques.

Palpation douloureuse. — La palpation en plein cœur produit une douleur vive, en cas de myocardite et de péricardite (Peter). Dans les aortites, la palpation du sternum peut être douloureuse.

IV. — PERCUSSION DU CŒUR

Potain a insisté sur la grande importance de la percussion du cœur. L'exemple que nous avons donné du déplacement de la pointe, par abaissement en masse du cœur *non hypertrophié*, chez les jeunes gens, prouve que le diagnostic exact ne peut être porté que par ce mode d'exploration.

La percussion renseigne sur l'hypertrophie et la dilatation des différents segments cardiaques ; elle est indispensable pour établir un diagnostic de péricardite ; elle sert à l'étude de l'état fonctionnel du cœur, comme nous le verrons plus loin. Nous pourrions citer d'autres exemples nombreux, prouvant l'importance de la percussion du cœur.

Il est évident que la *radioscopie* est préférable à la percussion pour juger le volume du cœur, mais encore est-il nécessaire d'avoir la pratique de ce moyen de recherches par les rayons Rœntgen ; et ce moyen n'est pas d'une application toujours possible, car l'appareil est très difficilement dépla-

çable. Il faut conduire le malade à l'appareil, et, par conséquent, il faut y renoncer pour tout malade incapable de
déplacement. La percussion, au contraire, peut se pratiquer
toujours et partout sans l'aide d'aucune instrumentation.

Les débutants dans la carrière médicale devront donc
s'exercer de bonne heure à l'étude et à la pratique attentive
de la percussion.

La percussion du cœur présente des difficultés, mais qui
n'ont rien d'insurmontable. Il faut employer toujours une
méthode constante et *percuter légèrement*. Il importe de
plus de noter que ce n'est pas à de la submatité véritable
qu'on reconnaît l'instant où on atteint la limite du cœur, mais
à un changement de tonalité du bruit de percussion.

Le cœur, avons-nous dit, est en grande partie recouvert

par les poumons (Voy.
*Examen de l'appareil
respiratoire* pour les limites de ces organes), d'où
la distinction entre la
grande matité ou *matité
relative*, comprenant la
projection totale du cœur
sur la paroi thoracique
antérieure, et la *petite
matité* ou *matité absolue*
comprenant la projec-
tion de la partie laissée
à découvert par les pou-
mons (fig. 38). Cette

Fig. 38. — Percussion du cœur. Foyers
d'auscultation.

étendue découverte, de
forme triangulaire, est assez variable suivant chaque individu ; sa délimitation ne permet donc aucune conclusion
ferme sur la dimension totale de l'organe. Nous pensons
donc qu'il n'y a pas lieu de s'y arrêter.

La *matité relative* a la forme d'un large triangle, à base
inférieure, à angle supérieur très obtus et arrondi (AD) :
c'est le point de naissance des gros vaisseaux, au point de

vue sémiologique. Le *côté droit* (AB) du triangle va du deuxième espace intercostal droit jusqu'au sixième carti-lage costal, en suivant le bord droit du sternum, à la dis-tance d'environ un travers de pouce. Il correspond à l'oreil-lette et au ventricule droits.

La *base* du triangle (BC) joint le point B (sixième carti-lage costal) à la pointe (C). Elle repose sur le diaphragme et empiète légèrement sur la face supérieure du foie.

Le *côté gauche* (DC) monte très obliquement et en s'arron-dissant de la pointe du cœur vers le sommet du triangle.

Procédé de Constantin Paul et Potain. — C'est un procédé simple et qui donne une approximation très suffi-sante.

1º *Rechercher la pointe* (inspection, palpation ou ausculta-tion) ; la marquer au crayon dermographique. Délimiter, par la percussion, la ligne exacte qui circonscrit cette pointe. C'est la partie la plus difficile à bien préciser.

2º Déterminer, par la percussion, la *limite supérieure du foie* (XY) sur la ligne mamillaire droite ; joindre cette ligne à la pointe (*ligne hépato-apexienne*).

3º Délimiter les *deux autres côtés* du triangle par la per-cussion *périphérique convergente*. Le doigt sur lequel on frappe doit marcher parallèlement au bord probable du cœur, et il est nécessaire de commencer la percussion assez loin pour être assuré de percuter d'abord en dehors du cœur.

Mesure de l'aire du cœur. — La méthode de Potain est la plus simple. On multiplie la hauteur AB par la longueur de la base BC, et le produit par le nombre 0,83.

Hauteur (*h*) × base (*b*) × 0,83 = aire du cœur en centi-mètres carrés. L'aire du cœur, chez l'adulte, varie aux envi-rons de 90 centimètres carrés. Un poing de grosseur moyenne recouvre à peu près la matité.

Matités pathologiques. — Dans l'hypertrophie du ventricule gauche, la matité est dite *en cerf-volant* (fig. 39).

Dans celle du ventricule droit, la matité est *en besace* (fig. 40).

La matité de la péricardite (épanchement d'environ

400 grammes) est dite *en brioche* (fig. 41) à cause de l'*encoche de Sibson* (S).

Dans l'emphysème, la matité du cœur semble amoin-

Fig. 39. — Hypertrophie du cœur gauche.   Fig. 40. — Hypertrophie du cœur droit.

drie. Dans le *pneumo-péricarde*, on trouve un bruit tympanique à la percussion du cœur.

Fig. 41. — Cœur en forme de brioche (péricardite) ; S, encoche de Sibson.

Dans les affections cancéreuses, et en particulier dans le cancer du tube digestif, la matité cardiaque, délimitée le malade étant couché, est le plus généralement très diminuée

(en l'absence de tout signe d'emphysème). Dans les cas douteux, ce signe peut fournir un appoint sérieux au diagnostic.

MATITÉ DES GROS VAIS-
SEAUX. — La largeur de
cette matité est normale-
ment de 4 à 5 centimètres
environ (Peter). Elle ne
dépasse que faiblement, à
droite, le bord droit du
sternum, dans le deuxième
espace intercostal.

Lorsqu'elle est augmen-
tée (7, 8 centimètres et
plus), la matité est dite
en casque de pompier (fig.
42) (aortite). Si la partie
supérieure du sternum est

Fig. 42. — Matité en casque.

bombée, il faut percuter le malade assis et même penché en
avant, pour rapprocher le plus possible l'aorte du sternum.

V. — AUSCULTATION DU CŒUR

L'auscultation peut être *immédiate*, l'oreille étant appliquée directement sur la région précordiale ; ou *médiate*,
lorsqu'on emploie un stéthoscope.

Cet examen doit se faire dans le silence. Le médecin doit
concentrer tout son esprit vers le but à atteindre. Il ne doit
pas être gêné par ses propres vêtements, ni obligé de trop se
baisser.

Le malade sera examiné dans le décubitus dorsal, à moins
que la dyspnée ne s'y oppose ; puis il sera examiné assis ou
debout, ou même après avoir marché, si la chose est possible
après une marche, un trouble peut apparaître ; il peut disparaître s'il est dû à un manque de régularité ou de tonicité
du cœur.

D'autres positions peuvent être données au malade (corps

penché en avant ; *position d'Azoulay*, bras relevés et jambes repliées).

Dans tous les cas où il y a un bruit de souffle, l'auscultation après changement de position est presque indispensable.

FOYERS D'AUSCULTATION (fig. 43). — Ils sont déterminés par les rapports anatomiques du cœur et le sens du courant sanguin.

1° *Foyer mitral* (1), situé à la pointe du cœur, avec propagation des bruits anormaux vers l'aisselle.

2° *Foyer tricuspidien* (2), situé sur le sternum, au niveau de l'insertion du sixième cartilage costal droit. Propagation vers le creux épigastrique.

3° *Foyer aortique* (3), situé dans le deuxième espace

Fig. 43. — Foyers d'auscultation du cœur.

intercostal *droit*. Propagation vers les carotides (voy. plus loin : maximum du bruit de souffle de l'insuffisance aortique).

4° *Foyer pulmonaire* (4), deuxième espace intercostal *gauche* ; propagation vers la clavicule gauche.

Le péricarde s'ausculte à la partie médiane du cœur.

Auscultation du cœur en arrière (fig. 44). — Le souffle systolique de l'insuffisance mitrale organique peut être entendu dans la gouttière omo-vertébrale gauche (1) ; en cas d'insuffisance mitrale fonctionnelle, le souffle est plus généralement situé vers l'angle de l'omoplate (2) ; le dédoublement du rétrécissement mitral s'entend parfois dans la gouttière omo-vertébrale (3). En cas d'insuffisance aortique, l'auscultation de la région omo-vertébrale droite, au niveau des troisième et quatrième vertèbres dorsales (4), fait entendre un souffle diastolique. Enfin, dans les anévrysmes aortiques, les bruits et les souffles sont transmis le plus souvent à droite (5, 6), plus rarement à gauche (7, 8).

A. Bruits normaux. — A chacun des quatre foyers précédents, on entend les deux bruits du cœur. Aux foyers 1 et 2, le bruit systolique est le plus fort ; aux foyers 3 et 4, le bruit diastolique s'entend mieux (fermeture des valvules sigmoïdes).

B. Bruits modifiés. — Les bruits du cœur peuvent subir des modifications d'intensité, de timbre, de rythme.

Ces modifications sont plus importantes à rechercher que les bruits de souffle.

1° *Intensité.* — Elle est *augmentée* : chez les sujets maigres, dans la sclérose du poumon et en général dans tous les troubles de la circulation pulmonaire (renforcement du

Fig. 44. — Auscultation du cœur en arrière.

deuxième bruit au foyer pulmonaire) ; dans l'hypertrophie cardiaque, dans l'émotion, etc.

Remarque. — Pour apprécier l'intensité des battements et des bruits du cœur, il est indispensable de s'exercer longuement à l'auscultation des cœurs normaux.

L'intensité *diminuée* peut dépendre de l'éloignement du cœur de la paroi thoracique (adipose, péricardite, emphysème...), ou de l'affaiblissement du myocarde. Dans ce dernier cas, le premier bruit devient sourd et finit par disparaître.

2° *Timbre.* — Le premier bruit devient *vibrant, strident,* en cas d'inflammation des cordages des valvules auriculoventriculaires ; de raccourcissement de ces cordages (rétrécissement mitral) ; de contractions énergiques du myocarde.

Ce premier bruit est *étouffé, voilé, cotonneux,* lorsque le bord libre des valvules est épaissi, œdématié, matelassé (enrouement de l'insuffisance mitrale, au début) ; lorsque les contractions du myocarde sont peu énergiques (fièvre typhoïde, dégénérescence du myocarde...).

Le deuxième bruit est vibrant, clangoreux, *parcheminé*, métallique même, dans le cas de productions verruqueuses, de dépôts calcaires, de sclérose des valvules sigmoïdes (aortite, athérome...).

Le deuxième bruit aortique prend, dans l'athérome, un éclat tympanique caractéristique (*bruit de tôle* de Peter) ; il ressemble au bruit produit par un coup de marteau donné sur une membrane tendue.

Le timbre métallique des bruits du cœur s'observe encore, avec une grande fréquence, dans la symphyse cardiaque (Riess).

3º *Rythme*. — Ce que nous avons dit sur le pouls s'applique au cœur, organe central de la circulation. Nous aurons dans certains cas de la *tachycardie* (vitesse augmentée), de la *bradycardie* (vitesse diminuée), de l'*arythmie*.

Épreuve de l'atropine (Vaquez), dans les bradycardies et les arythmies cardiaques. — Une injection de 0ᵍʳ,001 d'atropine détermine habituellement une tachycardie transitoire, une demi-heure environ après l'injection. Le nombre des pulsations peut être doublé.

Dans les bradycardies et arythmies liées à une affection organique (en particulier dans le syndrome de Stockes-Adams), l'épreuve reste *négative*, le pouls radial n'est pas accéléré, l'arythmie ne disparaît pas. Le pouls veineux, au contraire, bat plus rapidement, par suite de l'accélération du rythme des oreillettes.

Dans les bradycardies et arythmies nerveuses, l'épreuve est *positive* (convalescences, certaines maladies aiguës...).

Nous signalerons le *rythme embryocardique* (Huchard) ou *rythme fœtal* (Stokes) : les deux bruits du cœur sont identiques, et le retard du deuxième bruit par suite de la diminution de l'élasticité artérielle (valvules sigmoïdes) est cause que le petit silence est égal au grand silence, comme durée. Il rappelle le rythme du cœur du fœtus ; c'est un rythme pendulaire (mesure à deux temps). Ce rythme a une grande importance sémiologique ; il comporte le plus souvent un pronostic grave (myocardite aiguë). Dans l'artériosclérose avec hypotension, on constate ce rythme. Il s'accompagne d'accélération des battements cardiaques.

Dans la *bradydiastolie* (Huchard), les deux bruits se rapprochent, le deuxième est plus ou moins précipité. Il en résulte une diminution de durée du petit silence et une pause diastolique exagérée. Ce n'est pas de la bradycardie, car les révolutions cardiaques sont normales comme nombre ou même plus fréquentes.

C. Bruits pathologiques. — 1º *Dédoublements*. — Il existe des dédoublements physiologiques, qui cessent en faisant suspendre la respiration du sujet observé.

Le dédoublement d'un bruit du cœur est produit par un défaut de synchronisme dans le jeu des valvules du cœur droit et du cœur gauche.

Le manque de synergie dans les contractions des ventricules peut-il causer des dédoublements?

Potain ne l'admet pas.

Il faut reconnaître cependant que cette cause peut être invoquée dans certains cas, d'ailleurs rares, d'*hémysystolie* (Voy. *Choc de la pointe*).

Le dédoublement du deuxième bruit (*bruit de rappel*) est fréquent et typique dans le rétrécissement mitral. Les valvules sigmoïdes ne se ferment plus en même temps à l'aorte et à l'artère pulmonaire, par suite des perturbations dans la pression et dans la quantité de sang mis en mouvement, dans les différents segments cardiaques. Ce rythme à trois temps s'entend au maximum dans la région moyenne du cœur, plutôt vers la base (Potain).

Une autre théorie explique ce dédoublement par un *frémissement sigmoïdien* (Tripier, Devic).

Gallavardin donne l'interprétation suivante : le premier bruit du dédoublement est dû au deuxième bruit normal du cœur (claquement des sigmoïdes) ; le deuxième bruit du dédoublement résulte d'un claquement diastolique de la mitrale rétrécie et dont les bords sont indurés. L'ondée sanguine de retour, qui fait claquer les sigmoïdes de l'aorte, produit un ébranlement au niveau de l'anneau aortique, facilement transmis à la grande valve de la mitrale qui est appendue directement au-dessous de l'orifice aortique qu'elle semble continuer à l'intérieur du ventricule gauche. Chez l'homme normal, les valves à bords souples, non indurés, projetées l'une contre l'autre, ne produisent aucun bruit. En cas de valves à bords indurés, un claquement se produit.

Dans l'insuffisance mitrale, ce bruit ne peut se produire par le fait même de l'insuffisance, qui bride les valves et empêche leur contact.

Dans l'insuffisance aortique, il en est de même, car l'ébranlement produit par l'ondée rétrograde n'est pas assez énergique, du fait de l'occlusion incomplète de l'orifice aortique.

Dans le rétrécissement tricuspidien, il ne se produit pas de dédoublement du deuxième bruit, parce que le choc sigmoïdien pulmonaire est plus faible que celui de l'aorte ; de plus, la disposition anatomique n'est pas la même, les orifices tricuspide et pulmonaire ne sont pas en continuité, comme les similaires du cœur gauche, ils sont séparés par l'infundibulum.

Le *claquement d'ouverture* de la mitrale se produit après le deuxième bruit, avec maximum à la pointe... Il est dû à la tension trop brusque de la valvule.

2° *Bruit de galop*. — Décrit par Bouillaud en 1847. Il imite le galop de *chasse* du cheval. Il peut être représenté par l'anapeste (∪∪–). Cassaët le représente par trois brèves (∪∪∪), car il fait remarquer que la fermeture des sigmoïdes (deuxième bruit normal ; troisième bruit dans le rythme du galop) ne peut jamais donner une sensation de *longue*.

C'est un bruit sourd, *surajouté* (plutôt un choc) constituant un phénomène plus appréciable par le tact que par l'ouïe.

A l'état normal, le sang chassé de l'oreillette est reçu par le ventricule, dont le myocarde est souple, élastique et se laisse déprimer sous l'effort de la pression sanguine. Cette souplesse explique le silence qui accompagne cette phase de la révolution cardiaque. A l'état pathologique, le myocarde est scléreux ; le sang se précipite dans une cavité presque rigide dont il frappe les parois, d'où la production d'un bruit surajouté. Ce bruit sera donc *diastolique*, et s'il se produit à la fin de la diastole, et par conséquent immédiatement avant la systole ventriculaire, on pourra préciser le moment de son apparition, en le qualifiant de *présystolique*.

Le bruit de galop *gauche* se perçoit un peu en dedans et au-dessus de la pointe. Il est fréquent dans le mal de Bright (*galop brightique*) et en général dans la sclérose du cœur.

Le bruit de galop *droit* s'entend au niveau de l'appendice xiphoïde et survient chez les dyspeptiques et les individus atteints de maladies hépatiques (lithiase, en particulier).

Le bruit de galop *systolique*, à la base, a une tout autre cause que celle donnée précédemment. Il est dû à une dilatation brusque des parois artérielles de l'aorte (artériosclérose de l'aorte).

3° *Frottements péricardiques*. — Ils ne peuvent se produire qu'au début ou à la fin d'une péricardite, lorsque l'épanchement ne sépare pas les feuillets de la séreuse.

Ce sont des bruits râpeux (bruits de *cuir neuf*) ; ils sont le plus souvent perçus aux deux temps (bruit de va-et-vient), quelquefois à un temps ou pendant un des silences. Ils sont plus perceptibles le malade étant debout ou penché en avant.

4° *Bruits de souffle*. — Laennec disait bruits de *soufflet* ; les Anglais disent un *murmure*. C'est Andral qui a dénommé *souffles* les bruits pathologiques dont nous allons parler.

D'après la loi de Marey, un souffle se produit chaque fois qu'une veine liquide passe d'un lieu d'une tension plus haute dans un lieu de tension plus faible.

Ces conditions sont remplies dans les lésions orificielles du cœur, par suite des altérations du calibre des canaux valvulaires, et les changements de pression sur les différents points de la colonne sanguine ; d'où la production de bruits de souffle.

Les souffles sont des *bruits sonores*, à caractère musical, qu'il faut distinguer des bruits secs (non sonores), tels que les bruits de claquement, de choc.

On classe les souffles d'après le moment de leur production (Voy. fig. 31, p. 83) :

a. *Souffle présystolique.* — Il devient perceptible au moment de la systole auriculaire, c'est-à-dire *avant* la systole ventriculaire, par conséquent avant le premier bruit, qui se produit au moment de cette systole.

Ce souffle forme une sorte de ronflement léger, de roulement (*roulement présystolique*). Il ne doit pas être confondu avec un *bruit* présystolique, qui est fréquent dans les cardiopathies artérielles, c'est-à-dire les scléroses cardiaques. Celui-ci n'est pas le vrai souffle du rétrécissement mitral ; il est difficile à percevoir, si le cœur bat très vite.

b. *Souffle systolique.* — Il s'entend pendant la systole ventriculaire et remplace généralement le premier bruit.

c. *Souffle diastolique.* — Il se manifeste pendant la diastole du cœur, et remplace généralement le deuxième bruit.

INTERPRÉTATION DES BRUITS DE SOUFFLE. — Imaginons une seule colonne sanguine, de petite dimension, partant de l'oreillette gauche, et supposons des mouvements très lents du cœur.

Pendant la période dite présystolique (par rapport à la systole ventriculaire), cette colonne passe de l'oreillette dans le ventricule gauche. Au moment de la systole ventriculaire, elle est chassée dans l'aorte. A la période diastolique, elle chemine dans les artères et les capillaires, et revient par le système veineux dans l'oreillette droite. Aux différentes phases de la révolution cardiaque suivante, elle subit une progression analogue par la petite circulation, et revient à son point de départ, l'oreillette gauche. Cette colonne sanguine franchit des obstacles, les valvules, et ces obstacles sont d'abord situés en aval de la colonne (ouverture des valvules), puis en amont, lorsqu'ils sont franchis (fermeture des valvules).

Or, on peut énoncer cet axiome : *tout bruit de souffle indique un rétrécissement en aval ou une insuffisance en amont* (en cas, bien entendu, d'un obstacle à franchir ou déjà franchi).

Appliquons cette règle :

Un souffle *présystolique* indiquera un *rétrécissement* des valvules mitrale ou tricuspide (situées en aval). Il ne peut être l'indice d'une insuffisance, puisque la colonne sanguine n'a, derrière elle, aucun obstacle qu'elle vienne de franchir.

De même, un souffle *diastolique* indiquera une *insuffisance* des valvules aortique ou pulmonaire (situées en amont). Il ne peut être question de rétrécissement, puisqu'il n'y a plus d'obstacle en aval de la colonne sanguine, qui est déjà sortie du cœur pour se rendre dans la grande ou la petite circulation.

Un souffle *systolique* indiquera une *insuffisance* de la mitrale ou de la tricuspide (situées en amont), ou un *rétrécissement* des sigmoïdes de l'aorte ou de l'artère pulmonaire (situées en aval). Pour avoir le diagnostic définitif entre ces deux lésions possibles, il faudra rechercher le point, le *foyer*, où le souffle atteint son *maximum*. Si la lésion porte sur la valvule mitrale (insuffisance), c'est au foyer mitral que ce maximum sera perceptible. Si la lésion atteint les valvules pulmonaires (rétrécissement), c'est au foyer pulmonaire que le souffle sera le plus audible, et ainsi pour les autres lésions.

Et pour étayer cette appréciation nous aurons un second moyen, qui consistera à rechercher le *sens de la propagation de ce souffle*. Dans le premier cas, pris ci-dessus comme exemple, la propagation se fera vers l'aisselle et en arrière vers l'angle de l'omoplate ou la gouttière omo-vertébrale (Voy. *Auscultation du cœur en arrière*, p. 100); dans le deuxième cas, vers la clavicule gauche (Voy. *Sens de la propagation des bruits du cœur*).

De même, par ce qui précède, on se rend compte que les souffles présystoliques sont plus audibles aux foyers mitral ou tricuspidien (points d'auscultation rapprochés de leur lieu de production), et les souffles diastoliques à la base du cœur.

Cependant, par exception pour le *souffle diastolique de l'insuffisance aortique,* le maximum n'est pas dans le deuxième espace intercostal droit (foyer aortique), à cause de la courbure de l'aorte, mais vers la partie médiane du sternum et au niveau de la troisième côte : le reflux du sang produit là un remous maximum. Le souffle a d'ailleurs un timbre particulier, il est *en jet de vapeur.*

En résumé, lorsque l'on constate un souffle au cœur, il faut : 1º se rendre compte du moment de son apparition (avant, pendant ou après la systole ventriculaire) ; 2º rechercher son maximum; 3º constater le sens de sa propagation.

Ces souffles indiquent toujours une lésion *organique* du cœur et s'accompagnent des troubles de compensation dont nous avons déjà parlé.

Toutefois, il ne faut conclure à l'origine organique d'un souffle qu'après constatation simultanée de modifications persistantes des bruits normaux (Voy. *Bruits modifiés*).

Un souffle organique peut disparaître, puis réapparaître quand la lésion a évolué. Sa disparition est fréquente à la période de l'asystolie.

5º *Souffles anorganiques, extracardiaques.* — D'après Potain, ils sont d'*origine pleuro-pulmonaire.* Ils ressemblent à certains frottements secs pleuraux. Ils sont dus aux mouvements imprimés aux plèvres et aux poumons par les contractions systoliques cardiaques. C'est pourquoi ils s'entendent exclusivement sur les parties du cœur avoisinant les poumons. Ces souffles sont donc *superficiels,* rapides. Ils disparaissent ou diminuent notablement quand le malade est debout ou qu'il suspend sa

Fig. 45. — Foyers principaux des souffles anorganiques du cœur.

respiration, après une inspiration ou expiration forcée.

On les constate surtout dans la région *apexienne* (*a*, *b*, *c*) et dans la région *préinfundibulaire* (*d*), le long du bord gauche du cœur (fig. 45). Au contraire des souffles organiques, ils ne se propagent pas ; ils naissent et meurent sur place. Enfin, ces souffles sont généralement *systoliques*, et, suivant qu'ils se produisent au début, au milieu ou à la fin de la systole, on les qualifie de *proto-*, *méso-* ou *télésystoliques*.

VI. — DE QUELQUES AUTRES SIGNES INTÉRESSANT L'APPAREIL CIRCULATOIRE

En traitant la question du pouls récurrent, nous avons dit que c'était un moyen d'apprécier l'état fonctionnel du cœur.

Katzenstein (de Berlin) comprime les artères iliaques, après avoir numéré le pouls et mesuré la pression artérielle à la radiale. Cette compression donne un surcroît de travail au cœur, par suite de l'élévation de la pression sanguine. Le cœur normal doit pouvoir fournir ce travail supplémentaire, sans que le pouls devienne plus rapide. Lorsque l'état fonctionnel du cœur est insuffisant, le pouls se précipite, et même, dans certains cas, cette tachycardie s'accompagne d'hypotension artérielle.

Pendant ces recherches, le patient doit respirer superficiellement, pour que de fortes inspirations n'amènent pas, par elles-mêmes, des changements de pression.

Avant l'administration des anesthésiques, ces différentes recherches peuvent fournir d'utiles indications.

Cette méthode de Katzenstein ne doit pas être appliquée dans le cas d'insuffisance *grave* du cœur. Les résultats sont alors discordants, et ce procédé de recherches peut présenter des dangers (cyanose, dyspnée, collapsus). D'ailleurs, lorsque l'insuffisance fonctionnelle du cœur est incontestable, patente, l'application de la méthode n'a plus sa raison d'être, comme dans les cas douteux et qui demandent une

solution rapide (administratio du chloroforme à un blessé,
à un malade inconnu...).

Les résultats peuvent encore être faussés par un état de
nervosisme exagéré (névropathes, hystériques, neurasthéniques...).

Dans les insuffisances fonctionnelles du cœur, on peut
encore, en faisant exécuter au malade un certain travail
physique, amener une *dilatation passagère* de l'organe. On
constatera cette dilatation au moyen de la percussion faite
avant et après l'exercice.

SIGNE DE CHERCHEVSKY. — La percussion *forte* de l'aorte
produit une dilatation réflexe et passagère du vaisseau,
chez l'homme sain.

Dans les cas d'altérations aortiques, le réflexe en question
ne se produit pas. Mais ce signe n'est pas spécial aux seules
lésions aortiques ; on peut le rencontrer dans certaines affections aiguës, certains empoisonnements, etc. Il ne constitue
donc, dans les lésions aortiques, qu'un signe de grande probabilité (Rondot).

SIGNE DE MUSSET. — Dans certains cas d'insuffisance
aortique et d'anévrysme aortique, on peut constater des
secousses rythmiques de la tête. Elles semblent dues à des
modifications de la pression sanguine du côté de l'extrémité
céphalique. Cette pression est diminuée par suite du reflux
sanguin rétrograde ; ce qui rappellerait l'expérience du tour-
niquet hydraulique.

C'est un signe inconstant, qui n'existe pas toujours dans
les maladies précitées.

En cas d'*aortite abdominale*, Teissier a signalé une augmentation constante de pression au niveau de la pédieuse,
variant de 2 à 4 centimètres, alors que physiologiquement
cette pression est inférieure, en moyenne de 2 centimètres, à
la pression radiale.

VII. — LIPOTHYMIE ET SYNCOPE

La lipothymie et la syncope sont deux états voisins; il n'y a qu'une différence de degré.

La *lipothymie* est l'affaiblissement de l'énergie de contraction du myocarde.

Le malade éprouve une sensation de défaillance.

Les battements du cœur sont faibles ; le pouls est petit, *ondulant* ; il peut y avoir hyper- ou hypotension.

La *syncope* est la suppression des battements du cœur. La durée d'une syncope, non mortelle, est forcément très courte.

Le changement de pression, poussé à l'extrême, dans le sens de l'augmentation ou de la diminution, semble être la cause déterminante de la syncope. Aussi retrouvons-nous la syncope dans des états très variés : fièvre typhoïde, insuffisance aortique, variole, douleurs vives, émotions..., maladies s'accompagnant de changements de pression dans l'appareil circulatoire (Voy. *Palpitations*).

Les changements brusques de pression ont aussi leur répercussion sur l'appareil respiratoire, et produisent souvent de l'œdème aigu du poumon. C'est ainsi qu'après une décompression trop rapide des poumons, dans l'opération de la thoracentèse, le malade peut avoir de l'œdème du poumon et une syncope, parfois mortelle.

Les autres signes qui accompagnent là syncope sont les tintements d'oreille, les troubles visuels, la pâleur de la face, les sueurs, les nausées, une sensation d'affaiblissement général, etc.

VIII. — ASYSTOLIE

D'après l'étymologie, le mot est mal choisi, car la privation de systole ce serait la mort.

Par *asystolie*, il faut entendre l'ensemble des troubles qui frappent l'organisme lorsque la contraction de la fibre musculaire tend à se supprimer.

Dans certains cas, une hypotension très marquée suffit à elle seule à entraver la contraction de la fibre cardiaque. C'est ce qui se produit à la suite d'une fatigue excessive, d'un surmènement. *Le cœur est forcé.* L'appareil nerveux de défense circulatoire devient insuffisant.

Cet épuisement de la fibre cardiaque non lésée peut encore résulter de la gêne mécanique produite par des adhérences (symphyse cardiaque), par des obstacles accumulés à la périphérie (dénutrition et défaut de résistance des petits vaisseaux, œdèmes, congestion des organes...).

Mais le plus souvent, dans ces cas, la fibre cardiaque est en même temps atteinte de *dégénérescence*, autre cause de son mauvais fonctionnement.

Cette dégénérescence, primitive ou secondaire, du myocarde est l'aboutissant plus ou moins rapide de toutes les maladies du cœur (Voy. *Examen du cœur : Troubles de compensation*) ; elle peut aussi être produite par des maladies qui retentissent d'une façon spéciale sur l'appareil circulatoire (maladies du poumon, mal de Bright...).

En résumé, nous dirons qu'il existe :

1° Une asystolie, *sans lésion du myocarde*, par hypotension excessive ou gêne mécanique de la contraction cardiaque, d'où résulte l'*épuisement de la fibre cardiaque* (phénomène très fréquent d'après Dieulafoy).

2° Une asystolie par *dégénérescence du myocarde* (épuisement et dégénérescence coexistent souvent dans la production de l'asystolie).

Examen du pouls artériel dans l'asystolie. — Il existe le plus souvent une tachycardie marquée. Le pouls est petit, faible ; l'hypotension est très notable. L'*arythmie* se manifeste dans toutes ses modalités (Voy. *Arythmies*).

Examen du cœur dans l'asystolie. — Cet examen est impossible dans les formes graves d'asystolie. Lorsque l'auscultation est possible, on peut constater les modifications multiples que nous avons décrites au sujet de l'examen du cœur.

Nous terminerons par un tableau d'ensemble d'un asystolique, à une période avancée :

Le malade atteint d'asystolie est assis dans un fauteuil, appuyé sur des oreillers. Il évite le moindre effort. Le séjour au lit est généralement impossible. Il ne peut dormir, car, pendant le sommeil, il se produit une dilatation passive du cœur. Les quelques somnolences qui surviennent sont entremêlées de rêves et d'angoisses inexprimables.

La face est pâle, couverte de sueur ; les lèvres et les oreilles sont cyanosées. Les paupières sont bouffies par l'œdème. Les membres inférieurs, les parties génitales, le ventre sont œdématiés et l'œdème tend à gagner les parties supérieures. Les mains sont froides, cyanosées. La respiration est dyspnéique, par suite de la congestion et de l'œdème pulmonaires. L'asphyxie est menaçante.

Tous les organes sont congestionnés, et cette congestion frappe principalement les reins ; les urines sont rares et sédimenteuses. Les chlorures sont éliminés d'une façon intermittente ou même presque supprimés.

Le *traitement* de l'asystolie consiste surtout à diminuer la tension *veineuse*, à alléger le cœur, qui est souvent plus épuisé que dégénéré (Dieulafoy).

Les remèdes destinés à lutter directement contre l'hypotension artérielle (toni-cardiaques, digitale en particulier) sont d'une utilité très grande, mais doivent être maniés avec circonspection.

IX. — DES PALPITATIONS

Lorsqu'un malade sent son cœur battre, qu'il éprouve une gêne précordiale ou une sensation d'angoisse plus ou moins prononcée, on dit qu'il y a *palpitation*.

La palpitation peut, dans certains cas, se réduire à un phénomène essentiellement subjectif, tandis que dans d'autres cas elle s'accompagne de modifications de vitesse, de rythme, et surtout d'intensité des battements cardiaques.

Les changements de pression au niveau de l'appareil circulatoire semblent être les causes déterminantes des palpitations.

Marey a prouvé, par des expériences, que l'hypotension au niveau des vaisseaux périphériques (par suite de leur dilatation) produisait une accélération de la vitesse des battements du cœur. Celle-ci, à son tour, détermine une fatigue du myocarde qui se traduit, comme toutes les fatigues musculaires, par des sensations douloureuses. Mais pour qu'un muscle se fatigue, il faut que le travail qu'il fournit soit excessif ou que sa structure histologique soit modifiée. Une accélération modérée et passagère des battements du cœur, lorsque le myocarde est sain, ne produit pas de palpitations. Au contraire, si le myocarde est tant soit peu lésé, une accélération légère et surtout persistante produira des sensations plus ou moins douloureuses, revenant à intervalles plus ou moins rapprochés.

L'hypertension produit des spasmes douloureux. Le spasme intestinal du saturnisme semble provoqué par l'hypertension, d'après Vaquez. De même, il est logique de penser que l'hypertension, au niveau du cœur, peut produire une crise vaso-constrictive et un spasme douloureux consécutif.

Cette hypertension peut n'être que partielle, être localisée au cœur, au niveau des vaisseaux coronaires.

En cas d'hypertension permanente, il se produira des lésions de fibro-capillarite (de coronarite en particulier), puis, à une période plus éloignée, des lésions d'artériosclérose généralisée. Ces lésions provoqueront, à leur tour, des crises hypertensives et vaso-constrictives accompagnées de spasmes douloureux du cœur, de palpitations.

Ces mêmes lésions d'artériosclérose généralisée peuvent résulter également de l'action de poisons hypotensifs.

Les médications que l'on met en usage pour combattre les palpitations sont variables, suivant qu'il existe de l'hypertension ou de l'hypotension : le repos, la diète lactée, les purgatifs, les diurétiques, les iodures, les nitrites... sont utiles en cas de palpitations avec hypertension ; les applications de froid ou de chaud (partielles ou générales), les toni-cardiaques, les injections salines pro-

voquent la contraction des vaisseaux périphériques, diminuent par conséquent l'hypotension, et apportent un
soulagement au cœur dont le travail devient moins considérable.

Les causes qui peuvent produire des changements de
pression dans l'organisme sont nombreuses ; nous les
diviserons en causes *réflexes, mécaniques* et *toxiques.* Dans
ces dernières nous comprendrons l'intoxication (endogène
ou exogène), sous toutes ses formes, par les poisons chimiques,
microbiens, organiques. Certaines glandes à sécrétion interne produisent des principes hypertensifs ou hypotensifs ;
c'est ainsi que les capsules surrénales sécrètent un produit
hypertensif, l'*adrénaline.*

L'organisme peut de la sorte réagir jusqu'à un certain
point et pendant un certain temps, et maintenir l'équilibre
de la pression.

Pour classer les palpitations, nous sommes donc amené
à rechercher les principaux syndromes qui s'accompagnent
de modifications de la pression artérielle, avec ou sans
lésions consécutives au niveau du cœur et des vaisseaux.

I. Palpitations avec hypertension. — A. *Causes réflexes.* — Une *émotion* brusque et violente produit une
hypertension transitoire, d'origine cérébrale, qui peut s'accompagner de palpitations.

B. *Causes mécaniques.* — Angine de poitrine, hypertrophie cardiaque, dilatation cardiaque, sclérose du cœur,
insuffisance aortique, myocardite (à une certaine période).

(Ces hypertensions, si elles sont permanentes, déterminent
des lésions de sclérose partielle ou généralisée.)

. C. *Causes toxiques.* — Goutte, rhumatisme, mal de
Bright, syphilis, *maladie de Basedow, dyspepsies,* troubles
de puberté et de ménopause. — Tabac, alcool, café. — Saturnisme. — Lésions des capsules surrénales.

(Même remarque que précédemment pour les lésions
matérielles.)

II Palpitations avec hypotension. — A. *Causes ré-*

flexes. — Exercices violents. Influence des hautes températures.

B. *Causes mécaniques.* — Hémorragies, pleurésie, péricardite, *maladie mitrale.*

C. *Causes toxiques.* — Fièvre typhoïde, tuberculose, anémie, chlorose.

Enfin, dans certains états pathologiques (maladies du système nerveux, épilepsie, hystérie, neurasthénie, hypocondrie, chorée), les palpitations sont fréquentes et résultent de l'hypertension ou de l'hypotension de l'appareil circulatoire, suivant la phase de la maladie.

EXAMEN DE L'APPAREIL RESPIRATOIRE

Pour être complet, cet examen doit porter sur le nez, le larynx et les poumons.

Les examens détaillés du nez et du larynx, les diagnostics précis des maladies de ces cavités nécessitent une grande expérience que seuls les spécialistes peuvent avoir. Mais tout médecin doit être capable d'acquérir des notions sur l'état physique et fonctionnel de ces cavités.

Nous ne ferons donc qu'un exposé rapide de l'examen sémiologique du nez et du larynx, renvoyant pour les détails aux ouvrages spéciaux.

Nez et fosses nasales.

Par l'*inspection immédiate* on se rendra compte de la *forme* du nez, qui peut être déprimée (syphilis, scrofule).

Dans certains cas, la dyspnée se traduit par des battements rapides des ailes du nez.

Lorsqu'il existe une obstruction des fosses nasales (catarrhe, tumeurs...), le malade dort la bouche ouverte.

L'*inspection médiate* des fosses nasales se fait au moyen d'un spéculum nasal et d'un miroir réflecteur, pour la partie antérieure (*rhinoscopie antérieure*). Cet examen est très facilité par l'anesthésie de la muqueuse au moyen de la cocaïne. On examine la position du septum et la forme des cornets ; on constate la présence des polypes, des ulcérations, etc.

Les ulcérations des fosses nasales peuvent provenir des cavités avoisinantes (sinus maxillaires et frontaux, etc.). On peut avoir recours au *procédé d'Heryng* : le malade est placé dans une chambre obscure, on met dans sa bouche une lampe Edison, et la différence de transparence d'un côté de la face constitue un signe de probabilité en faveur d'une sinusite (ce procédé n'est applicable qu'aux suppurations des sinus frontaux et maxillaires).

Pour l'inspection de la partie postérieure des fosses nasales, on se sert d'un miroir (dans le genre de celui employé en laryngoscopie) qu'on introduit dans la bouche, et d'un miroir réflecteur. La pratique de cette *rhinoscopie postérieure* demande une grande habileté, et n'est pas toujours possible chez les enfants. On peut ainsi constater la présence de tumeurs, d'ulcérations, de sécrétions anomales...

La *palpation* permet de se rendre compte de la perméabilité des fosses nasales. Il suffit de faire respirer le malade par le nez, après avoir fermé alternativement l'une et l'autre narine.

Le *toucher digital* de l'arrière-cavité des fosses nasales est très utile et remplace avantageusement, chez les enfants, la rhinoscopie postérieure. Il permet de constater, en particulier, à la voûte du pharynx, la présence des *végétations adénoïdes* (amygdales pharyngiennes hypertrophiées), qui produisent des troubles variés, surtout du côté de la respiration.

Larynx.

L'examen interne du larynx se fait au moyen d'un miroir (*laryngoscope*), qu'on enfonce plus ou moins, suivant les individus, du côté de la paroi postérieure du pharynx. Un faisceau de lumière est projeté sur le laryngoscope au moyen d'un miroir frontal.

Cet examen permet de se rendre compte de l'état anatomique et des lésions des parties constituantes du larynx, et en particulier de la coloration, du gonflement, des ulcérations, des néoformations des cordes vocales, du jeu de ces cordes pendant la respiration et la phonation.

Chez les enfants en bas âge, l'examen au miroir est le plus souvent impossible ; la *palpation* avec l'index peut donner des renseignements utiles.

Chez un malade qui asphyxie, l'examen au laryngoscope

est inutile et même dangereux. Par la simple inspection, on devra rechercher si la dyspnée et la suffocation sont d'origine laryngo-trachéale. Cette dyspnée est purement *inspiratoire* et stridente (*cornage*). Il s'y ajoute souvent du *tirage sus-sternal* (dépression au-dessus du sternum à chaque inspiration), et même du *tirage sous-sternal* (dépression au niveau du rebord des fausses côtes). Le malade rejette la tête en arrière dans la sténose laryngée; dans la sténose trachéale, la tête est projetée en avant.

Les crises de suffocation indiquent la nécessité d'une prompte intervention opératoire.

Sans instrumentation, on peut encore se renseigner par l'interrogatoire et la recherche des signes fonctionnels. Tel malade, atteint d'une douleur au niveau du larynx, douleur que la pression exaspère, se plaint en outre de *troubles de la déglutition*. Chez un autre, les troubles de la phonation prédominent ; la voix est enrouée, *bitonale*. Dans l'*aphonie*, le malade ne peut articuler aucun son, il parle à voix chuchotée.

Dans l'hystérie, il peut exister une aphonie complète mais passagère, par conséquent sans gravité.

Poumons.

A. ANATOMIE. — Le poumon droit a trois lobes, le gauche deux. Les cavités pleurales ne sont pas remplies en bas ; au niveau de l'incisure cardiaque, la plèvre n'est remplie que dans les grandes inspirations. Ces cavités pleurales constituent les *espaces pleuraux complémentaires*. C'est sur le bord inféro-externe du poumon que l'espace complémentaire est le plus vaste, c'est le *sinus costo-diaphragmatique*. Il dépasse le bord inférieur du poumon de 6 centimètres, sur la ligne axillaire. Sur les autres points, les plèvres dépassent les poumons de 2 centimètres à 2^{cm},5 (Luschka).

I. *Limites du poumon droit*. — La *limite supérieure* est à 4 centimètres environ au-dessus de la clavicule.

Le *bord interne* suit la ligne médiane jusqu'au cinquième cartilage costal.

Fig. 46. — Limite des poumons en avant.

Le *bord inféro-externe* suit le bord inférieur de la sixième côte jusqu'à la ligne mamillaire ; coupe la septième côte sur la ligne axillaire ; suit la dixième côte, pour aboutir à la dixième ou onzième vertèbre dorsale (fig. 46, 47 et 49).

II. *Limites du poumon gauche.* — La limite supérieure est la même que celle du poumon droit.

Le *bord interne* quitte la ligne médiane à la troisième côte, coupe l'articulation chon-

Fig. 47. — Poumon et scissures (côté droit).

Fig. 48. — Poumon et scissure (côté gauche).

dro-sternale de la quatrième côte, et se porte à la pointe du cœur.

Le *bord inféro-externe* part de la pointe du cœur, coupe la sixième côte sur la ligne mamillaire, et se dirige en bas et en arrière jusqu'à la dixième ou onzième vertèbre dorsale (fig. 46, 48 et 49).

III. *Scissures des poumons.* — Les scissures des poumons partent de la troisième ou quatrième vertèbre dorsale (fig. 49). La scissure du poumon *gauche* aboutit à la sixième côte, au niveau de la ligne mamillaire.

A droite, la scissure se divise à 6 centimètres au-dessus de l'angle de l'omoplate. La branche *supérieure*, horizontale, aboutit au quatrième ou cinquième cartilage costal ; la branche *inférieure* se dirige obliquement, et aboutit à la base du poumon droit, sur la ligne mamillaire (comme la scissure du poumon gauche).

Fig. 49. — Poumon et scissures (en arrière).

Nous avons donc :

En arrière des deux côtés. { Au-dessus de la 4e côte : les lobes supérieurs. Au-dessous — : les lobes inférieurs.

En avant .... { A gauche : le lobe supérieur. A droite : le lobe supérieur, le lobe moyen, le lobe inférieur (ce dernier est surtout apparent sur la ligne axillaire).

B. PHYSIOLOGIE. — Les poumons sont passifs pendant l'acte respiratoire. Ils suivent les mouvements de la cage thoracique ; les plèvres favorisent ce mouvement de glissement.

Les alvéoles ont des mouvements de déplissement et

d'expansion (comme un accordéon) dans l'inspiration. Ils reviennent sur eux-mêmes, grâce à leur élasticité, au moment de l'expiration.

Le diaphragme, principal muscle de la respiration, est secondé par des muscles inspirateurs et expirateurs, dont l'action intervient surtout dans la dyspnée.

Le système nerveux central intervient de la façon suivante dans l'acte respiratoire : le bulbe commande la respiration involontaire, le cerveau la respiration de luxe.

Spirométrie. — Un adulte peut, par une inspiration ou une expiration profondes, faire pénétrer dans ses poumons ou en faire sortir 3 à 4 000 centimètres cubes d'air. Mais les poumons ne se vident jamais complètement, ils contiennent toujours une certaine quantité d'air (1 600 à 2 000 centimètres cubes), qui constituent l'*air résidual.*

On mesure la *capacité respiratoire* au moyen des spiromètres. Le plus employé est celui d'Hutchinson, qui ressemble à un gazomètre ordinaire. L'air expiré soulève la cloche de l'appareil, et l'on mesure ce déplacement sur une règle graduée.

La capacité respiratoire est diminuée dans toutes les maladies de l'appareil respiratoire, dans le météorisme...

Mensuration du thorax. — Des instruments spéciaux nombreux, appelés *cyrtomètres*, servent à pratiquer la mensuration du thorax (Woilliez, Nielly...). Ils donnent en quelque sorte une empreinte limitée de la poitrine, et permettent d'en établir un gabarit sur le papier.

Le moyen le plus simple consiste à prendre des points de repère sur le thorax (mamelons en avant, point tracé au crayon dermographique en arrière), et avec un *ruban métrique* à mesurer successivement les deux côtés du thorax.

Chez les droitiers, l'hémithorax droit dépasse le gauche de 0^{cm},5 à 1^{cm},5.

Si la mensuration n'a pas pour but la comparaison des hémithorax, on place généralement le ruban métrique au-dessous des mamelons et suivant un plan perpendiculaire à l'axe du corps, et on fait la lecture au moment d'une excursion respiratoire normale, c'est-à-dire à égale distance des limites inspiratoire et expiratoire naturelles.

Cette recherche du *périmètre statique* comporte de nombreuses causes d'erreur, inhérentes d'une part à l'opérateur et d'autre part au sujet qu'on examine, bien qu'on ait soin de distraire son attention pour que l'acte respiratoire s'accomplisse d'une façon aussi normale que possible. Aussi a-t-on abandonné, pour le recrutement militaire, toute réglementation à ce sujet (périmètre = 1/2 taille + 2 ou 3 centimètres).

La recherche du *périmètre dynamique* ou indice de la respiration forcée a été recommandée surtout par le médecin militaire Champeaux. C'est en effet la différence entre les périmètres d'inspiration et d'expiration forcées qui traduit le degré d'extensibilité d'un thorax, son fonctionnement possible.

Dans toute lésion de l'appareil respiratoire (tuberculose en particulier), la quantité d'air qui peut être mise en circulation dans les poumons diminue. Il en est ainsi également dans l'emphysème, maladie d'un diagnostic en général facile.

On applique le ruban horizontalement au niveau de la base de l'appendice xiphoïde, et l'on mesure successivement le périmètre au moment d'une inspiration et d'une expiration forcées.

L'indice de respiration forcée est de $0^m,05$ au minimum chez les gens sains (Boureille).

Ces recherches par le ruban métrique sont plus rapides et plus faciles à exécuter que celles faites, dans le même but, au moyen des spiromètres.

Signe du cordeau de Pitres. — Lorsqu'il existe un épanchement intrapleural d'un côté, l'hémithorax subit une ampliation du côté malade et, par le fait, il entraîne le côté sain. Le sternum est compris dans ce mouvement d'entraînement, et la ligne médiane du corps ne passe plus par la pointe de l'appendice xiphoïde. C'est ce que montre bien le *signe du cordeau* de Pitres.

Si l'on fait tomber un fil à plomb de la fourchette sternale, l'appendice xiphoïde n'est plus situé sur le cordeau, mais en dehors et *du côté malade* ; autrement dit, la ligne médiane n'est plus située dans le plan médian du corps (thorax oblique ovalaire).

Donc, pour que la cyrtométrie ou la mensuration par le ruban métrique donne des résultats non entachés d'erreur, il faut prendre, comme point de repère en avant, la ligne du cordeau.

Le signe du cordeau n'est pas spécial à la pleurésie; on le constate dans la pneumonie massive, les tumeurs du poumon, l'emphysème, etc.

I. — INSPECTION DU THORAX

INSPECTION DES TÉGUMENTS THORACIQUES. — Dans certaines maladies de l'appareil respiratoire, la peau prend un aspect particulier ; ainsi, dans la tuberculose avancée, la peau est sèche et couverte de squames.

Dans la tuberculose des sommets, il existe souvent une *circulation veineuse supplémentaire.*

Celle-ci peut encore exister dans tous les cas où il existe de la difficulté de la circulation en retour au niveau des vaisseaux qui, d'un territoire lésé, charrient le sang dans la veine cave. Pour rendre plus évidente cette stase veineuse, on peut avoir recours au procédé de Valsalva, qui consiste à faire exécuter une expiration forcée avec occlusion simultanée de la glotte ; on peut encore faire expirer brusquement le malade en même temps qu'on lui ferme la bouche et le nez ou qu'on le fait passer rapidement de la position couchée à la position assise. Si une expérience positive donne des résultats concluants, il est évident qu'une épreuve négative ne peut faire conclure à l'absence de toute altération.

Des *vergetures* peuvent être constatées sur un hémithorax et *du côté opposé à la lésion* (pneumonie, pneumothorax, tuberculose...), et semblent résulter du fonctionnement de suppléance dévolu au côté sain.

Dans les pleurésies purulentes, l'*œdème* de la paroi est fréquent. Cet œdème augmente lorsque la collection purulente tend à s'ouvrir du côté de la paroi.

Dans ce dernier cas, et lorsque l'épanchement est situé à gauche, le cœur peut provoquer des pulsations au niveau de l'*empyème*, qui est dit *pulsatile*.

L'*adénopathie sus-claviculaire* est rare et a peu de valeur sémiologique.

FORME DU THORAX. — Elle est influencée par les *déviations de la colonne vertébrale*; par le *rachitisme* (poitrine en *carène* : sternum projeté en avant, aplatissement des côtes). Dans cette maladie, on constate encore le *chapelet rachitique* (saillies anormales à l'union des côtes et des cartilages costaux).

Chez l'*emphysémateux*, le thorax est *globuleux*, court, bombé (en forme de tonneau, thorax dolichoïde) (fig. 50).

De plus, l'angle xiphoïdien, dont le sommet répond à l'appendice xiphoïde, est très augmenté et devient obtus. A l'état normal, il est de 67°.

Chez le *phtisique*, la forme du thorax est caractéristique (fig. 51 et 52), et consiste dans une rétraction bilatérale avec diminution de l'angle xiphoïdien, atrophie musculaire, etc.

Dans certaines professions (cordonniers), le sternum est enfoncé (thorax *en gouttière*).

Fig. 50. — Thorax dolichoïde chez un emphysémateux.

D'autres maladies nombreuses peuvent influencer diversement la forme générale du thorax. Nous n'avons voulu citer que les déformations les plus utiles à connaître.

Fig. 51. — Phtisique hereditaire
(face antérieure).

Fig. 52. — Le même (face
postérieure).

Fig. 53. — Rétraction du côté gauche
consécutive à des pleurésies anciennes (Gilbert et Roger).

ASYMÉTRIE DU THORAX.
— La vue, aidée des autres
procédés de recherches, et
principalement de la men-
suration, constatera : soit
un *aplatissement* d'un hémithorax, par suite de
rétraction pulmonaire (tuberculose, pneumonie) ou
de rétraction pleurale (pleurésie sèche) (fig. 53) ; soit
le *développement* d'un hémithorax (pleurésie avec épanchement, pneumothorax...).
Dans le cas de tumeur
du thorax, l'ampliation
porte le plus souvent sur
le côté opposé à la lésion (*signe de Wals*).

Mouvements respiratoires. — A l'état normal, ces mouvements sont symétriques dans les deux hémithorax. Un côté malade *hésite*.

Numération. — Une inspiration et une expiration font une respiration. Comme pour le pouls, on comptera les mouvements respiratoires pendant un quart de minute. A l'état normal, l'adulte respire 16 à 20 fois par minute, l'enfant 44.

Type respiratoire. — Chez la femme, le type est *costal*, c'est-à-dire que ce sont les segments supérieur et moyen du thorax qui participent le plus aux mouvements respiratoires. Ce type, transmis héréditairement, faciliterait la période de gestation.

Chez l'homme, le type est *abdominal*. Des modifications de ces types peuvent être importantes à noter.

La *dyspnée* et l'*asphyxie* feront l'objet d'une description spéciale, après l'étude des signes physiques de l'appareil respiratoire.

II. — PALPATION DU THORAX

En posant les mains à plat, l'une en avant, l'autre en arrière d'un thorax, on étudie sa conformation générale. L'inspection et la mensuration confirment les données fournies par la palpation.

Le médecin doit savoir que le côté du malade qui est le plus éloigné de sa personne, alors qu'il étend davantage les bras pour en faire la palpation, lui semble plus dilaté. Par l'habitude il évitera facilement cette erreur, et il pourra d'ailleurs contrôler les résultats, en se plaçant successivement de chaque côté du malade.

La palpation profonde permet de se rendre compte (sous les clavicules en particulier) des douleurs ressenties au niveau des parties lésées, de localiser ou de suivre le trajet de certaines douleurs névralgiques. C'est ainsi que la pression sur la dixième côte, à deux travers de doigt de la ligne médiane, provoque une douleur dans le cas de névralgie du phrénique (*bouton diaphragmatique*). En cas de névralgie intercostale, il existe des points douloureux (*points de pres-sion de Valleix*) déterminés par les conditions anatomiques, et le *point apophysaire* de Trousseau, situé au niveau de l'apophyse épineuse de la vertèbre au-dessous de laquelle sort le nerf malade.

L'*exploration comparative de l'expansion des sommets* suivant le procédé étudié par Ruault (fig. 54) peut rendre de réels services dans le diagnostic de la tuberculose pulmonaire à son début.

L'infiltration tuberculeuse disséminée retarde l'expansion inspiratoire, la rend saccadée et irrégulière.

En cas d'adhérences pleurales, elle est raccourcie.

Toute expansion est supprimée en cas d'une caverne superficielle avec coque d'adhérences coiffant le sommet du poumon.

Fig. 54. — Exploration comparative de l'expansion des sommets.

TRANSMISSION DES VIBRATIONS VOCALES (Monneret, 1848). — Lorsqu'on palpe le thorax d'une personne qui parle à haute voix, les vibrations vocales sont transmises jusqu'à la main. La netteté de la sensation varie avec l'état de maigreur ou d'embonpoint du sujet, avec le timbre de sa voix. Il faut tenir compte de ces facteurs.

On palpera toujours les parties symétriques du thorax : les lésions localisées seront ainsi mieux mises en évidence.

Vibrations augmentées : en cas de condensation, d'induration du parenchyme pulmonaire (pneumonie, tuberculose, tumeurs...). Certaines cavités, en partie remplies d'air, situées superficiellement et dont les parois sont scléreuses, indurées (cavernes tuberculeuses...) donnent une augmentation des vibrations vocales.

Vibrations diminuées ou abolies : une couche liquide (pleurésie) ou gazeuse (pneumothorax), interposée entre le poumon et la paroi costale, amène la diminution ou, plus souvent, l'abolition des vibrations vocales. C'est un des meilleurs signes de la pleurésie, facile à reconnaître pour tous et dans n'importe quelles conditions du milieu extérieur (bruits de voisinage).

Dans l'emphysème, les vibrations sont diminuées, mais rarement abolies.

Lorsque des fausses membranes se produisent, après résorption d'une pleurésie, elles entourent le poumon d'une véritable coque, font matelas et empêchent la transmission des vibrations.

Remarque. — Dans la spléno-pneumonie de Grancher, il y a abolition des vibrations, ce qui a fait dire à Pitres que l'affaiblissement des vibrations dans tous les cas était dû à l'excès de tension intrathoracique (liquide épanché ou poumon turgescent).

Frottements pleuraux. — Ils ne sont perçus à la palpation que lorsqu'ils sont intenses.

III. — PERCUSSION DU THORAX

En percutant le thorax, on met en vibration la paroi et l'air contenu dans le poumon. Le parenchyme pulmonaire fait étouffoir.

Le *son pulmonal* ainsi produit est un son clair, vibrant, d'un timbre particulier, qui a un certain caractère musical.

On a, en même temps, sous le doigt une *sensation d'élasticité* plus ou moins grande.

En pratiquant, chez les tuberculeux, une *percussion unguéale* légère, sous les clavicules, on fait naître souvent une douleur, qui semble due à un état d'inflammation des couches musculaires superficielles (myosite).

Suivant les régions du thorax que l'on percute, suivant l'état de la paroi (maigreur, embonpoint), le son pulmonal est variable. Donc, l'habitude de ce mode de recherche permettra seule au médecin de juger que la percussion est normale ou non, au niveau d'une région donnée et pour un certain individu.

Règles générales. — Le malade, dont la position varie, doit avoir les muscles relâchés. Il aura la bouche entr'ouverte.

La percussion sera faite méthodiquement sur toutes les parties occupées par les poumons, dont les limites normales ont été données précédemment. Les limites inférieures peuvent varier : elles sont relevées par refoulement du diaphragme (ascite...) ou rétraction des poumons, des plèvres ; elles sont abaissées dans l'emphysème (en dehors de l'inspiration).

La percussion immédiate, avec les doigts réunis ou un doigt d'une seule main, faite suivant la méthode des grandes enjambées (pour la partie postérieure du thorax), permet de prendre une idée d'ensemble du degré de résonance de la poitrine.

Dans la percussion détaillée, il faut toujours comparer à chaque niveau, à droite et à gauche, les résultats obtenus.

1° MATITÉ. — SUBMATITÉ (Voy. *Moyens physiques d'exploration : De la percussion en général*).

Le doigt sur lequel on percute sent une diminution d'élasticité.

Le son de percussion devient mat ou submat dans les cas suivants :

1° *Paroi épaisse ou rigide* ;

2° *Défaut d'aération*, qui lui-même peut relever de causes diverses : *a*) obstacle à l'entrée de l'air (voies supérieures) ; *b*) exsudats oblitérant les alvéoles ou embolies des vaisseaux ; *c*) épaississement des cloisons interlobulaires et interalvéolaires ;

3° *Condensation, induration du parenchyme pulmonaire* ;

4° *Refoulement des poumons* loin des parois thoraciques par une collection *liquide* (pleurésie) ou une tumeur *solide*.

La matité est absolue, *compacte* dans les fortes pleurésies (matité *hydrique*), dans les tumeurs, dans la spléno-pneumonie ; elle est moins prononcée dans la pneumonie, la bronchopneumonie, la tuberculose, l'atélectasie (manque d'air dans les alvéoles), etc.

Remarque. — Dans certains cas d'emphysème ou de pneumothorax, avec pression très forte de l'air, on peut trouver de la matité ou de la submatité (au lieu du tympanisme habituel). La diminution des vibrations vocales et du murmure vésiculaire s'ajoutent, dans ce cas, à la matité, ce qui n'a pas lieu en cas de condensation du parenchyme.

COURBES DE LA MATITÉ DANS LA PLEURÉSIE. — La courbe a la forme d'une parabole, dont le sommet est à l'angle de l'omoplate. La branche antéro-latérale s'abaisse en pente douce vers le sternum. La branche postérieure s'infléchit vers la colonne vertébrale. A mesure que l'épanchement augmente, les branches tendent vers l'horizontale : *courbes de Damoiseau* (fig. 55, côté droit).

Lorsque le malade se tient surtout dans le décubitus latéral, on a la *courbe de Garland* dont le sommet est généralement situé dans l'aisselle (fig. 55 et 56). Cette courbe détermine en arrière le *triangle de Garland*, et en avant le *triangle d'Autric*.

Ces différentes courbes, surtout décelables à la radioscopie, semblent dues,

Fig. 55. — Courbes de Damoiseau et de Garland.

d'après Barjon, à l'action de la pesanteur sur le liquide, au refoulement du poumon élastique et à la fixation de cet organe au niveau de son hile.

Dans les pleurésies à liquide peu visqueux, les change-

ments de position amènent des *dénivellements* dont on peut
se rendre compte par la percussion et en attendant quelques
minutes. Le poumon se rapproche
de la paroi postérieure, et le liquide
s'accumule dans la partie laissée
libre en avant. La percussion doit
être légère, car il se produit un
simple changement de sonorité au
niveau de la lame liquide mobi-
lisée, vu sa faible épaisseur (Cassaët).

Fig. 56. — Courbe de
Garland (vue de côté).

Dans le séro- ou pyopneumothorax, le liquide se met à niveau de
suite.

Triangle paravertébral ou signe de Grocco dans les pleurésies.
— Sous le nom de triangle paravertébral opposé, Grocco a
décrit une zone de submatité thoracique, observée dans
certaines pleurésies avec épanchement, et qui est située
du côté opposé à l'épanchement.

Cette zone doit être délimitée par la percussion légère,
qui donne, en même temps
que les limites de la submatité, une sensation de
résistance au doigt.

La forme de la submatité
est celle d'un triangle rec-
tangle ; la base est repré-
sentée par le bord inférieur
de la sonorité thoracique
qu'on observe chez l'homme
bien portant (fig. 49) ; le
côté interne suit la ligne
des apophyses épineuses
(fig. 57) ; l'hypoténuse est
formée par une ligne qui

Fig. 57. — Triangle de Grocco.

monte obliquement jusqu'au voisinage de la limite supérieure
de l'épanchement.

La longueur de la base varie entre 2 et 5 centimètres ; l'aire du triangle renseigne, d'une façon approximative, sur l'abondance de l'épanchement.

La submatité de ce triangle augmente à mesure que l'on se rapproche de la base et de la colonne vertébrale ; elle est plus marquée lorsque le malade se penche vers le côté sain. A épanchement égal, le triangle est plus apparent en cas de pleurésie à droite.

Le signe de Grocco ne constitue pas à lui seul une preuve absolue de la présence d'un épanchement pleural ; il peut exister en particulier dans certaines affections sous-dia- phragmatiques (abcès sous-phréniques, refoulement du foie par des tumeurs volumineuses...). Mais il est indéniable que le triangle de Grocco existe très fréquemment dans les pleu- résies séreuses ou hémorragiques, les hydrothorax d'une certaine abondance ; il est rare de l'observer dans les pleu- résies purulentes, et il n'existe pas en cas de pneumonie, spléno-pneumonie, pleurésie enkystée, épanchement inter- lobaire...

L'explication de ce signe semble être la suivante : le cul- de-sac pleural postérieur, distendu par l'épanchement, se déplace, franchit la ligne médiane, repousse devant lui les organes du médiastin postérieur, et recouvre la colonne vertébrale d'une nappe liquide qui fait étouffoir.

Ce déplacement est surtout accusé chez les enfants, par suite de la souplesse et de l'élasticité des tissus et des organes, et le triangle de Grocco constitue spécialement chez eux un signe d'une grande valeur.

En cas de *pneumothorax*, le triangle submat de Grocco fait place à un triangle d'hypersonorité (Pieraccini, Le Camus).

2º Exagération du son pulmonal. — Tympanisme. — Le son pulmonal peut conserver ses principaux caractères, mais être augmenté d'intensité, quelle que soit d'ailleurs sa tonalité, qui est plus ou moins basse. Il y a, dans ces cas, simple exagération du son normal de percussion. Ceci se produit chez les personnes maigres, dans certains cas d'em- physème...

Le plus souvent, le son pulmonal prend, en même temps, un véritable caractère musical : il a un *son harmonique*, une résonance spéciale, quelle que soit d'ailleurs sa tonalité (aiguë ou grave), et on dit alors qu'il y a *tympanisme* ou *skodisme*.

Expérience de Skoda. — Un poumon, retiré de la poitrine et modérément insufflé, donne à la percussion un son tympanique. S'il est trop insufflé, on a de la matité.

Il faut donc, pour avoir du tympanisme, que *la tension de l'air soit plus forte qu'à l'état normal*, et que *le parenchyme ne soit pas trop tendu*. Celui-ci ne doit pas vibrer, sinon les vibrations non concordantes du contenant et du contenu produisent des interférences, qui enlèvent tout caractère musical au son de percussion.

A l'état normal, *chez l'adulte*, l'air du poumon n'est pas assez abondant, le parenchyme n'est pas assez relâché, c'est pourquoi la percussion ne donne pas le son tympanique.

États pathologiques avec tympanisme. — Un tympanisme grave existe le plus souvent dans le pneumothorax et l'emphysème, dans les fortes distensions de *suppléance*. Dans ce dernier cas, les parties saines suppléent aux parties devenues imperméables (pleurésie, pneumo-congestion...). « Le côté sain, dit Grancher, sonne mieux, respire plus et vibre davantage. » Mais, à un moment donné, si la compression du poumon s'exagère par tassement sous la pression d'un liquide abondant (pleurésie), le tympanisme prend d'abord une tonalité élevée, puis rapidement fait place à de la submatité Le son harmonique, qui est la caractéristique du tympanisme, a disparu ; les conditions nécessaires pour qu'il se produise n'existent plus. En conséquence, lorsque la submatité remplace le skodisme dans une pleurésie (skodisme sous-claviculaire), c'est signe que l'épanchement augmente.

Schémas de Grancher. — Le skodisme ou tympanisme sous-claviculaire (T) étant constaté, Grancher a recherché son mode d'association avec la *respiration* (R) et les *vibrations vocales* (V).

1º T + ; V + ; R + = *tympanisme de suppléance*, qu'on

rencontre dans certaines pleurésies ou pneumonies. Dans ces cas le tissu pulmonaire fonctionne suractivement.

2º T +; V +; R — = *tympanisme de congestion pulmonaire* (tuberculose...) ou *de compression* (pleurésie ancienne).

3º T +; V —; R — = *tympanisme de compression bronchique* (grosse bronche comprimée par une pleurésie médiastine) *ou d'œdème pulmonaire.*

Le schéma 2 est particulièrement important. En cas de pleurésie, il doit faire redouter sa nature tuberculeuse, lorsqu'il est « précoce, stable et permanent » (Grancher).

3º Timbre modifié du son de percussion. — Le son pulmonal peut, dans certains cas, avoir un timbre tout particulier : c'est encore du tympanisme, mais à caractère bien spécial.

Lorsque la grosse bronche gauche est entourée d'un tissu condensé et qu'on la percute, on a un timbre spécial, qui ressemble au son donné par la percussion du larynx ou de la trachée : c'est le *son bronchique* ou *son trachéal de Williams*.

La percussion d'une caverne superficielle donne un son *caverneux*, cavitaire, qui change de ton suivant que le malade ouvre ou ferme la bouche. Celle-ci fait office de résonateur.

C'est le *son de Wintrich.*

Si cette caverne communique par une ouverture étroite avec une bronche, l'air s'échappe par suite de la percussion, et l'on a le *bruit de pot fêlé.* L'échappement de l'air produit en même temps un bruit de souffle léger, sorte de claquement bref et court. Piorry imite ce bruit en frappant sur le genou les mains réunies en forme de cavité.

Le *bruit amphorique* est analogue au son que provoque le choc du doigt sur une carafe à moitié remplie de liquide. Il se produit en cas de collection gazeuse de peu d'importance avec beaucoup de liquide (hydro- ou pyopneumothorax). A la base des poumons, ce bruit peut apparaître et disparaître suivant les attitudes du malade ; il indique dans ces cas des collections gazeuses isolées (hydropneumothorax aréolaire, pyopneumothorax et pleurésies putrides).

Le *bruit d'airain* ressemble au précédent, le cliquetis

métallique y est plus net. Il se produit dans les mêmes cas.

Percussion du thorax combinée avec d'autres moyens d'exploration.

PERCUSSION ET PALPATION. — Palpation en avant, percussion en arrière : sensation de choc dans le cas de pleurésie (*procédé de Helloch*).

PERCUSSION ET AUSCULTATION. — 1º *Percussion métallique* avec des pièces de monnaie en avant, deuxième espace intercostal, auscultation en arrière : *bruit d'airain de Trousseau* (pneumothorax).

2º *Signe du sou* (Pitres). — Même technique que précédemment. En cas d'épanchement pleurétique, le son change au niveau de l'épanchement ; il devient bref et dur, semble naître sous l'oreille ; les vibrations sont vite éteintes. Il est comparable au bruit de deux pièces de monnaie qu'on frapperait dans l'eau.

La nature de l'épanchement n'exerce aucune influence sur la netteté du signe ; tous les exsudats (séreux, hémorragiques, purulents) sont au même degré bons conducteurs du son.

IV. — SUCCUSSION HIPPOCRATIQUE

En imprimant quelques secousses à un malade qu'on ausculte, on peut entendre un bruit de clapotage, lorsqu'il existe dans la plèvre un épanchement hydro-aérique (hydro- ou pyopneumothorax). Pour que ce bruit se produise, il faut : 1º qu'il y ait un rapport donné entre la quantité du liquide et la pression du gaz ; 2º que l'air intrapleural soit étalé sur une surface suffisamment grande de liquide.

La première condition, qui est intrinsèque, explique pourquoi certains pneumothorax restent silencieux.

Pour favoriser la production de la deuxième condition, il est nécessaire d'ausculter le malade dans la position horizontale. On décèle ainsi des pneumothorax circonscrits et à cavité aérienne de peu d'étendue, qui passent inaperçus dans l'examen en position assise.

Remarque. — Il ne faut pas confondre le bruit de clapotage du pneumothorax avec le bruit de clapotage gastrique.

V. — AUSCULTATION DE LA POITRINE

Le plus souvent on pratique l'auscultation *immédiate* de la poitrine. L'auscultation *médiate*, au moyen d'un stéthoscope, n'est faite que dans des cas bien spéciaux, lorsque l'état de maigreur du malade rend impossible l'application de l'oreille, ou lorsque l'on veut se rendre compte de la localisation exacte d'un bruit (Voy. *Moyens physiques d'exploration : De l'auscultation*).

Comme pour la percussion, nous conseillons de prendre d'abord, par une auscultation assez rapide, une idée d'ensemble de la respiration. Puis on étudiera successivement l'inspiration et l'expiration de chaque côté, en comparant toujours les points symétriques.

Bruits perçus à l'auscultation à l'état normal. Mécanisme de leur production.

La colonne d'air qui traverse l'arbre respiratoire produit une série de bruits au niveau du larynx, de la trachée, des bronches et des alvéoles pulmonaires.

Ces derniers sont seuls perçus distinctement, au moment de l'inspiration, par l'oreille qui ausculte ; ils constituent ce qu'on appelle le *murmure vésiculaire* ou *bruit de l'inspiration*. Les autres bruits, produits dans les parties hautes de l'arbre aérien, ne sont perçus que d'une façon tout à fait indistincte.

Le murmure vésiculaire inspiratoire est donc un bruit né sur place, sous l'oreille.

Le mécanisme de production de ce murmure est discuté par les auteurs. D'après Woillez, il serait dû au brisement de l'air sur les éperons bronchiques, et au renforcement des petits bruits, ainsi produits, au niveau des culs-de-sac aériens (résonance ou écho à petite distance).

Le *déplissement* du lobule est également indispensable à la production d'un murmure normal (Barth et Roger).

La perception du murmure vésiculaire prouve la perméabilité et l'intégrité des canaux bronchiques et du lobule, lorsque le malade fait des mouvements normaux de respiration, c'est-à-dire donne au courant d'air une certaine vitesse. Elle ne prouve pas l'intégrité *absolue* du parenchyme pulmonaire, car les lésions disséminées ou profondément situées du parenchyme n'ont pas de répercussion sensible sur le murmure vésiculaire.

A l'expiration, par suite du renversement du courant aérien, le bruit vésiculaire ne peut se produire, et seuls subsistent les bruits nés au niveau des bronchioles, bronches, trachée et larynx. A l'état normal, le bruit expiratoire est doux et moelleux et se passe dans les *bronchioles* ; les autres bruits ne sont perçus que dans les expirations fortes et bruyantes. L'expiration nous renseignera donc surtout sur l'état des canaux bronchiques.

Modalités pathologiques des bruits respiratoires. Bruits adventices de la respiration.

Nous étudierons ces modalités au point de vue du rythme, de l'intensité, de la tonalité et du timbre.

I. RYTHME. — Nous avons déjà parlé, au sujet de l'inspection du thorax, de la fréquence des mouvements respiratoires. Nous traiterons à part la dyspnée et l'asphyxie.

A l'auscultation, on peut encore reconnaître deux modifications importantes du rythme respiratoire :

1º *Respiration saccadée*. — Dans certaines maladies, en particulier la tuberculose au début, les poumons infiltrés sont moins perméables à l'air. Celui-ci est arrêté par certaines bronches obstruées, il arrive plus vite par les bronches saines, d'où la production de *saccades*, existant beaucoup plus souvent à l'inspiration qu'à l'expiration. En respirant plus ou moins vite, le malade fait varier le nombre des saccades.

Mais nous ne saurions trop mettre en garde les débutants au sujet de l'interprétation de ce signe, qui peut se produire en dehors de tout état pathologique, et résulter d'une émotion, d'une douleur superficielle du thorax (pleurodynie) amenant des contractions musculaires spasmodiques.

Potain a fait remarquer que les mouvements tumultueux du cœur produisaient, surtout sur les marges pulmonaires, une *respiration saccadée rythmique du cœur.*

2º *Expiration prolongée* (Jackson, 1833). — Puisque le bruit expiratoire naît au niveau des bronches, l'inflammation de la muqueuse de ces bronches sera la cause de production de ce rythme anormal.

L'expiration prolongée s'accompagne de rudesse de l'expiration. C'est un bon signe de tuberculose au début.

Dans l'emphysème, l'asthme, l'expiration se prolonge mécaniquement, par suite du manque d'élasticité des alvéoles pulmonaires.

II. INTENSITÉ. — A. *Exagération.* — Elle se produit dans le cas de *suppléance* (respiration supplémentaire). La respiration ressemble à celle d'un enfant, d'où le nom qu'on lui donne encore de *respiration puérile.* La tonalité, dans ce cas, n'est pas changée ; la note est la même qu'à l'état normal, mais elle est plus forte.

B. *Diminution.* — 1º *L'air pénètre en moindre quantité* jusque dans les alvéoles : sténose laryngée, *adénopathie médiastine,* spasme des bronches chez les névropathes, corps étrangers des voies respiratoires ; ampliation moindre du thorax (douleur, pleurodynie) ; — *imperméabilité alvéolaire* par congestion ou sclérose périfolliculaire (*tuberculose* en particulier) ; — brassage moindre de l'air (en plus du manque de ventilation) dans l'emphysème, maladie dans laquelle le parenchyme pulmonaire est forcé, et les alvéoles distendus au maximum.

2º L'air pénètre, mais *le murmure vésiculaire est étouffé,* non transmis à l'oreille, par suite d'une nappe liquide (pleurésie), d'une tumeur solide, ou de gaz contenu dans la plèvre (pneumothorax).

Remarque. — Dans la tuberculose au début, l'affaiblissement peut aussi tenir à l'emphysème ou à la pleurésie adhésive. Celle-ci peut être la cause également de saccades.

C. *Abolition.* — C'est un degré plus avancé de la diminution. L'abolition *absolue* est rare. Elle se rencontre dans certaines pleurésies à abondant épanchement, certains pneumothorax, les tumeurs volumineuses du poumon (cancer, kyste...), les pneumonies *massives*, certaines spléno-pneumonies (Grancher), enfin en cas d'obstruction totale d'une grosse bronche par un corps étranger.

III. Tonalité. — A l'état normal, l'inspiration donne un son plus aigu que l'expiration.

Par suite de l'inflammation de la muqueuse bronchique, le son de l'inspiration peut baisser, et devenir de même tonalité que celui de l'expiration : le courant aérien est ralenti par les rides, les irrégularités de cette muqueuse enflammée, et par suite le ton baisse.

La consonance peut aussi résulter de l'élévation du son de l'expiration. Et comme, dans ce cas, l'expiration est le plus souvent égale à l'inspiration, comme intensité et durée, il est difficile de différencier par l'auscultation les deux temps de la respiration. Pour y remédier, il suffit de placer une main sur le thorax et de suivre ses mouvements.

Lorsque l'inspiration baisse de ton, Grancher a fait remarquer que le timbre lui-même est modifié; il y a de la rudesse. Les causes qui interviennent sont les mêmes.

IV. Timbre. — Lorsque le bruit respiratoire perd son timbre doux et moelleux, on dit qu'il y a *rudesse* de la respiration. Cette rudesse existe surtout et a plus d'importance à l'inspiration. Elle dénote le plus souvent une lésion superficielle (récente ou ancienne) des petits conduits aériens (bronchite, *tuberculose au début*...), mais elle peut exister du fait d'une simple congestion, assez diffuse toutefois, du parenchyme pulmonaire (fièvre typhoïde au début...).

La respiration est dite *granuleuse* (Woillez) en cas de rudesse légère.

Si les lésions s'accentuent, si en même temps les alvéoles deviennent peu ou pas perméables à l'air pour différentes causes (compression du poumon par des liquides, solides ou gaz ; inflammation ou sclérose périfolliculaire, exsudats alvéolaires, etc.), les bruits laryngo-trachéo-bronchiques viennent *remplacer*, sous l'oreille, le bruit respiratoire normal, aboli par lui-même ou couvert par ces bruits *surajoutés*. La respiration *bronchique* s'est substituée à la respiration normale.

Lorsque cette respiration bronchique devient très forte, et semble naître dans l'oreille de l'observateur, elle donne naissance à des bruits d'un timbre variable suivant les cas, qu'on appelle des *souffles*.

CLASSIFICATION DES SOUFFLES D'APRÈS LEUR TIMBRE. — Les différents souffles s'imitent assez bien, en soufflant dans les deux mains plus ou moins rapprochées. Le timbre et la tonalité varieront avec l'ouverture de l'orifice.

1º *Souffle tubaire*. — Il est éclatant, sonore, grave. Il ressemble au son produit par l'émission des voyelles A ou O. Il est caractéristique dans certaines pneumonies ;

2º *Souffle pleurétique ou égophonique*. — Il est voilé, aigu et lointain (voyelles E et I).

Ces deux sortes de souffles s'entendent à l'un ou à l'autre temps de la respiration ou aux deux temps. Les souffles inspiratoires sont les plus fréquents.

3º *Souffle caverneux*. — Il se produit aux deux temps. Comme son nom l'indique, il dénote la présence d'une caverne (tuberculose, par exemple). La cavité fait caisse de résonance, qu'elle soit ou non en communication avec une bronche.

Dans certaines pleurésies, en particulier les pleurésies purulentes, il peut exister des signes *pseudo-cavitaires*, et un souffle analogue au souffle caverneux. Cette remarque est très importante.

4º *Souffle amphorique*. — Il existe en cas de grandes

cavernes, d'hydropneumothorax ouvert ou *fermé*. Ce souffle
prend parfois, dans l'hydropneumothorax, un timbre métallique (souffle amphoro-métallique).

Bruits adventices de la respiration.

Lorsqu'on pratique l'auscultation de la poitrine, il faut
avant tout chercher à percevoir le murmure vésiculaire aux
deux temps de la respiration, apprécier ses modalités, et
ne s'occuper qu'ensuite des bruits adventices. Dans certains
cas, ces bruits couvrent complètement le bruit respiratoire,
mais le plus souvent ils ne font que masquer plus ou moins
la respiration *sous-jacente* (Lasègue). Celle-ci aidera au diagnostic des circonstances qui ont présidé au développement
des bruits adventices. La localisation topographique, la
fixité ou la mobilité, le moment d'apparition de ces bruits
seront des notions indispensables à connaître.

I. RALES. — Ce sont des bruits ainsi nommés par Laennec
à cause de leur ressemblance avec le râle trachéal des ago-
nisants. On les divise en deux grandes classes, les râles secs
et les râles humides.

A. *Râles secs*. — Ils ont un timbre, une tonalité et une
intensité variables suivant le calibre des bronches où ils se
produisent. On les entend de préférence à l'expiration.

Les viscosités bronchiques, plus ou moins mobiles, peuvent
produire ces râles ; mais l'inflammation de la muqueuse suffit.
Et dans ce dernier cas, si l'on s'en rapporte à ce que nous
avons dit du mécanisme de production du souffle bronchique, nous voyons qu'il eût été plus logique de dire respiration sifflante ou ronflante au lieu de râles sibilants ou
ronflants.

Quoi qu'il en soit, les ronflements et les sibilances ont
toujours pour cause un état pathologique du système *bronchique*.

Une quinte de toux, en chassant les viscosités bronchiques,
peut les faire disparaître. Ils ne masquent le bruit de la respiration que s'ils sont très confluents (bronchite capillaire).

Dans la tuberculose des sommets, ces râles ont une grande fixité.

Le *râle sibilant* ressemble à un sifflement plus ou moins aigu (bruit du vent sous une porte), au cri d'un petit oiseau... Ces différentes variétés coexistent ou se succèdent, dans le même point, à intervalles variables.

La tonalité de ce râle sec est élevée, donc il naît dans les petites bronches (bronchite, emphysème, asthme...).

Le *râle ronflant* a un son grave, à vibrations lentes, ressemblant au ronflement de l'homme qui dort, au son d'une corde de contrebasse, au roucoulement d'une tourterelle (Laennec).

Il se produit dans les mêmes maladies que le râle sibilant, mais il naît dans des bronches de plus fort calibre.

B. *Râles humides ou bulleux.* — Ils sont plus fixes que les râles secs. Ils déterminent dans l'oreille une sensation de viscosité plus ou moins grande, suivie de bruits crépitants qui ressemblent à ceux produits par l'agitation des liquides. On les a comparés au bruit produit par dégagement des gaz dans l'eau de Seltz, le vin de Champagne, l'eau de savon.

Ils peuvent disparaître momentanément, après une quinte de toux, mais ils réapparaissent au bout de quelque temps, lorsque les sécrétions se sont reproduites au même niveau.

D'une façon générale, les râles humides dépendent du brassage des mucosités par le courant aérien..

Suivant la *grosseur des bulles*, on distingue les râles à grosses, à moyennes, à petites bulles.

Cette grosseur des bulles dépend surtout du degré de fluidité des sécrétions et du siège de la lésion. Dans les alvéoles pulmonaires et les petites bronchioles, les râles à petites bulles sont seuls possibles. Dans les grosses bronches, les râles à grosses bulles sont surtout fréquents.

Les râles à *grosses bulles* sont appelés encore *râles muqueux*.

On qualifie de *râles sous-crépitants* les râles à *moyennes bulles*.

On réserve enfin le nom de *râles sous-crépitants fins* aux râles à *fines bulles*.

Les râles muqueux et les râles sous-crépitants n'ont pas une valeur sémiologique plus importante que les râles secs.

Les sous-crépitants fins sont beaucoup plus importants à constater, puisqu'ils indiquent, comme nous l'avons dit, une lésion profonde du parenchyme pulmonaire (œdème, congestion, pneumonie, bronchopneumonie, apoplexie pulmonaire, tuberculose, etc.). Un râle humide prend le qualificatif de *caverneux* lorsque, après avoir traversé un liquide, il éclate et résonne dans une cavité ou que, par son voisinage, celle-ci fait office de résonateur (caverne tuberculeuse, dilatation bronchique, foyer de gangrène ou d'abcès).

C. *Râle crépitant.* — Ce râle pourrait être classé dans les râles secs, car c'est « le plus sec et le plus fin de tous les râles », mais il possède d'autres particularités si spéciales qu'il mérite de former une classe à part.

Il se produit à l'*inspiration seulement*, est superficiel, éclate par *bouffées* sous l'oreille, n'est pas modifié par la toux.

Il suffit de l'avoir entendu une fois pour toujours le reconnaître dans la suite.

On l'a comparé au bruit du sel qui crépite sur le feu (Laennec), au bruit des cheveux qu'on froisse entre les doigts (Williams).

Plusieurs causes peuvent intervenir dans la production de ces fines crépitations. Il s'agit, dans certains cas, d'un *déplissement* d'alvéoles comprimés ou vides, mais *sains* (Grancher). C'est ce râle crépitant qu'on entend à la base des poumons chez certains individus sains, le matin au réveil, ou chez des sujets dont le poumon est indemne. Ce bruit de déplissement disparaît d'ailleurs rapidement.

Le râle crépitant est subordonné, dans d'autres cas, à la présence des exsudats intra-alvéolaires (pneumonie, congestion pulmonaire...), quel que soit le mécanisme de sa production. Ce râle crépitant se trouve tout particulièrement au début de la pneumonie. A la période d'état, le souffle tubaire masque le râle crépitant, qu'on peut quelquefois entendre sur les confins de la lésion, régions où le souffle est moins éclatant. A la période de résolution, on entend le *râle crépitant de retour*, dénomination qui peut prêter à confusion, puisqu'il s'agit d'un râle qu'on entend aux deux temps de la respiration, et qui est par conséquent un râle sous-crépitant.

II. FROTTEMENTS PLEURAUX. — A l'état normal, les feuillets de la plèvre glissent sans bruit l'un sur l'autre ; à l'état pathologique, ils *frottent* l'un contre l'autre (pleurésie sèche ; début et fin de la pleurésie avec épanchement).

Ces frottements peuvent être légers et secs : ce sont les *crépitations pleurales*, si difficiles parfois à distinguer du vrai râle crépitant, qui a le poumon pour origine. Aussi, certains auteurs ont-ils tourné la difficulté en adoptant le mot de *frottement-râle* pour les cas douteux.

Ces frottements peuvent encore être confondus avec les râles sonores et même avec certains râles humides, lorsqu'ils ont un certain degré d'humidité.

Au contraire, les frottements forts, râpeux, rappelant le bruit du *cuir neuf*, ne peuvent être confondus avec aucun autre bruit.

Les frottements légers ne s'entendent qu'à la fin de l'inspiration, au moment où le poumon atteint son volume maximum et se trouve en contact intime avec les feuillets pleuraux.

Les frottements forts se produisent généralement aux deux temps de la respiration.

III. DE QUELQUES AUTRES BRUITS ADVENTICES. — Les *craquements* n'ont pas un caractère bien spécial. On réserve généralement le terme de craquements aux râles divers ou crépitations pleurales qui se produisent aux sommets des poumons, en particulier dans la tuberculose. A une certaine période du début de cette affection, on entend des *craquements secs*. A une période plus avancée, on trouve des *craquements humides*. Lorsqu'il y a fonte pulmonaire, les gros râles humides perçus sont qualifiés de *gargouillements*, véritables bruits de barbotage.

Le *tintement métallique* est un râle caverneux à caractère métallique, à timbre argentin. Une goutte d'eau qui tombe dans un vase profond, à demi rempli d'eau, imite bien ce bruit adventice.

Sa cause de production est analogue à celle du râle caverneux. C'est un signe de grande caverne, à parois lisses (cavernes, pneumothorax *ouvert*).

VI. — AUSCULTATION DE LA VOIX

A l'état normal, lorsqu'on ausculte la poitrine d'un individu qui parle à haute voix, on n'entend qu'un bourdonnement confus, variable suivant le timbre de la voix, le degré d'embonpoint ou de maigreur du sujet, plus ou moins accentué suivant les points d'auscultation, plus fort par exemple au sommet droit, à cause du voisinage de la grosse bronche droite.

A l'état pathologique, la voix ainsi transmise subit, dans certains cas, des modifications importantes. On fait compter le malade, de 30 à 40 par exemple, pour mieux accentuer la résonance. Il est indiqué de se boucher l'oreille libre, pour faciliter ce genre de recherche.

Bronchophonie ou voix tubaire. C'est l'exagération du retentissement vocal. Les vibrations sont transmises plus facilement par suite de l'induration, de la densification pulmonaire. Elle coïncide souvent avec le souffle tubaire (pneumonie, bronchopneumonie, sclérose pulmonaire, tuberculose, tumeurs, certaines pleurésies sèches...).

La bronchophonie peut encore résulter de la rigidité plus grande des parois bronchiques (bronchite, dilatation des bronches...).

Pectoriloquie ou voix caverneuse. C'est une bronchophonie très intense (cavernes).

Égophonie (αἴξ, chèvre ; φωνή, voix), décrite par Laennec. C'est une voix nasonnée, tremblotante, rappelant la voix d'une personne qui parle en mettant un jeton entre les lèvres et les dents. C'est encore la voix de polichinelle.

Elle s'entend *particulièrement* dans la pleurésie, à la limite supérieure de l'épanchement.

On la trouve encore dans la spléno-pneumonie, la pleuro-pneumonie, etc.

Pectoriloquie aphone (Baccelli, 1875) ou voix chuchotante. Dans ce cas, lorsque le malade parle à voix basse ou chuchotée, on entend distinctement les mots prononcés. C'est principalement un signe de pleurésie *séreuse*.

Voix lointaine (Martin du Magny, Bourgarel). Le malade étant assis répète le nombre 333. L'observateur ausculte la zone du hile du poumon, puis la base dans la ligne de la pointe de l'omoplate, au niveau des derniers espaces intercostaux. En cas de *compression d'une bronche* (adénopathies, tumeurs du médiastin...), la voix semble éloignée à la base du poumon correspondant. Si les deux bronches sont comprimées, l'éloignement se produit aux deux bases, et le signe est plus accentué du côté où la compression est le plus intense.

L'oreille qui n'est pas appliquée sur le thorax doit être bouchée avec un doigt.

Le signe de la voix lointaine n'est que l'exagération d'un fait physiologique.

L'*intensité* du son transmis est *seule* modifiée, à l'exclusion de tout changement de hauteur et de timbre.

VII. — DE LA TOUX

La toux peut être volontaire ; mais habituellement c'est un acte réflexe qui résulte d'une excitation des branches terminales du pneumogastrique. Les produits inflammatoires, les exsudats, les corps étrangers, etc., provoquent la toux.

Une sensation de chatouillement, ressentie en un point de l'arbre respiratoire, est suivie d'une profonde inspiration, de la contraction de tous les muscles expirateurs, de la fermeture de la glotte. Puis celle-ci s'entr'ouvre sous la forte pression de l'air, qui s'échappe avec un bruit variable et d'une façon spasmodique.

La toux peut exister sans lésions pulmonaires : toux nerveuse, *sympathique* (hystérie, vers intestinaux, etc.).

La toux est *plus ou moins fréquente, plus ou moins forte.*

Elle est *sèche* lorsqu'elle ne s'accompagne pas d'expectorations ; telle est la toux *férine*, opiniâtre, de la rougeole à son début. Dans la pleurésie, elle a ce même caractère : « *toux sans but* de Peter », et se produit surtout par suite des changements brusques de position du malade.

Elle est *humide*, grasse, lorsqu'elle s'accompagne d'expectorations (période de coction de toutes les maladies aiguës du poumon).

Quelques maladies s'accompagnent d'une toux à caractère spécial : dans la *coqueluche*, elle se fait par *quintes*, c'est-à-dire qu'après plusieurs secousses expiratoires il se produit une inspiration bruyante, sifflante même, qui constitue ce qu'on appelle la *reprise.* Cette forme de toux quinteuse est pathognomonique de la coqueluche ; — dans les tumeurs du médiastin, la toux est *coqueluchoïde* et ne s'accompagne pas de sifflement ; — dans la laryngite striduleuse (faux croup), la toux est *éclatante, aboyante* (aboiement du chien, chant du coq) ; — dans le croup, la toux est *rauque* au début ; elle devient *voilée*, éteinte, lorsque les fausses membranes sont plus abondantes.

AUSCULTATION. — Il peut être important de faire tousser le malade et de l'ausculter avant et après cette toux provoquée. En effet, la toux peut faire pénétrer de l'air dans certains points du poumon, et il devient possible de percevoir le murmure vésiculaire, plus ou moins modifié, au niveau de lobules congestionnés qui semblaient imperméables à l'air (bronchites, spléno-pneumonies, congestions pulmonaires...). Après la toux, on peut encore noter l'apparition ou la disparition de certains bruits adventices (râles) ; dans la spléno-pneumonie, les râles sous-crépitants ne sont perçus le plus souvent qu'après un accès de toux.

La toux *bronchique ou tubaire*, la toux *caverneuse*, la toux *amphorique* doivent être interprétées comme les souffles qui portent ces mêmes noms.

La *toux lointaine* a la même signification que la voix lointaine.

VIII. — EXAMEN DES CRACHATS

Toutes les matières rejetées des voies respiratoires à la suite de la toux constituent les *crachats*.

Le médecin doit toujours faire recueillir les crachats des malades dans des vases spéciaux, afin d'en faire l'examen macroscopique, et dans certains cas l'examen microscopique et bactériologique.

Les enfants ne crachent pas, mais, par le lavage de l'estomac, il est possible de se procurer les crachats déglutis, en vue d'une analyse bactériologique en particulier (procédé de Meunier).

A. EXAMEN MACROSCOPIQUE. — 1° *Quantité.* — Elle peut être très abondante dans le cas de caverne, de gangrène pulmonaire...

Elle peut être considérable en cas de *vomique.*

On appelle ainsi l'expectoration brusque, d'un seul coup, avec effort de vomissement, d'une grande quantité de liquide généralement purulent, provenant de l'appareil respiratoire (pleurésie purulente, abcès du poumon...), ou d'un organe voisin (abcès du foie, abcès périnéphrétique...).

L'expectoration est surtout abondante le matin, au réveil, dans la généralité des cas.

2° *Couleur.* — La présence du sang, et par conséquent d'hémoglobine, *plus ou moins modifiée*, donne des teintes variables aux crachats (teinte rouge vif, teinte rouillée, teinte brune très foncée ou couleur jus de pruneaux).

Dans la pneumonie compliquée d'ictère, les crachats ont une teinte verte. Cette couleur peut tenir aussi au développement de champignons, transportés au moyen des crachoirs mal nettoyés.

Dans l'anthracose, des particules de charbon donnent un aspect noir aux expectorations.

3° *Consistance.* — Le mucus et la fibrine, en forte quantité, rendent les crachats collants, adhérents au vase. Dans la congestion pulmonaire, l'expectoration est *gommeuse*. Les crachats rouillés de la pneumonie sont *visqueux*.

4º *Odeur*. — Dans la gangrène pulmonaire, certaines bronchites, les crachats sont *fétides*, d'odeur repoussante.

D'après les éléments essentiels qui entrent dans leur constitution, les crachats ont été classés de la façon suivante :

1º *Crachats muqueux*. — Composés presque exclusivement d'eau et de mucine. Celle-ci se précipite, sous forme de flocons et filaments, par l'addition d'acide acétique ou d'alcool.

Les crachats muqueux, visqueux et transparents, existent en cas d'inflammation de la muqueuse bronchique (bronchite aiguë, tuberculose au début, asthme, etc.).

2º *Crachat purulent*. — Ressemble au pus des abcès (Voy. *Vomique*).

3º *Crachat muco-purulent*. — Formé d'un mélange de mucus et de pus, ce crachat se rencontre dans un grand nombre de cas. Lorsque les masses purulentes ont une consistance médiocre, elles forment, au fond du vase, des amas en forme de pièce de monnaie (*crachats nummulaires*) ; cet aspect se rencontre surtout en cas de cavernes pulmonaires.

4º *Crachat sanguinolent*. — La teinte est variable, avons-nous dit, suivant la teneur en sang.

Le crachat *hémoptoïque*, teinté de sang, se rencontre dans la tuberculose au début, dans la pneumonie... Il existe aussi chez certains cardiopathes (rétrécissement mitral pur) et peut faire croire à une tuberculose à son début.

La teinte rouillée des crachats pneumoniques est due à la présence du sang (Voy. plus loin : *Hémoptysie*).

5º *Crachat séreux*. — Il ressemble à du blanc d'œuf battu en neige. Le liquide spumeux provient de la transsudation des vaisseaux du poumon (œdème pulmonaire). Il est souvent strié de sang.

Couches formées par les crachats. — En cas d'expectoration séro-muco-purulente, les crachats placés dans un verre, suivant le procédé de Traube, se divisent en trois couches qui sont, de bas en haut : une couche purulente ; une couche séreuse, de consistance sirupeuse ; une couche muqueuse, spumeuse, d'un vert jaunâtre avec des filaments allongés descendant vers la couche moyenne.

B. EXAMEN MICROSCOPIQUE. — Les éléments constitutifs des crachats sont extrêmement nombreux ; les uns sont normaux, les autres pathologiques. C'est ainsi qu'on constate, à l'état normal, la présence d'épithéliums, provenant des différents points de l'arbre respiratoire, des globules blancs, de la mucine, etc.

Seuls les éléments pathologiques ont une valeur sémiologique ; nous citerons les principaux. Il est à remarquer que certains sont visibles à l'œil nu ou à la loupe.

1° *Moules bronchiques.* — Dans la *pneumonie*, ils sont constitués surtout par de la fibrine et des leucocytes. Dans la *diphtérie*, ils sont souvent canaliculés et constitués surtout par de la fibrine et des cellules épithéliales dégénérées. Ils présentent les caractères des fausses membranes diphtériques.

Dans la *bronchite pseudo-membraneuse chronique*, ils sont transparents, souvent canaliculés et constitués surtout par de la mucine et des leucocytes.

2° *Fibres élastiques.* — Traitées par la potasse caustique (solution à 40 p. 100), ces fibres se distinguent par leur double contour. Elles existent dans tous les processus destructifs (tuberculose, abcès du poumon). Dans la gangrène pulmonaire, ces éléments sont dissous par un ferment.

3° *Spirales bronchiques de Curschmann.* — Elles sont formées d'un petit amas d'expectoration muqueuse ou muco-purulente, fortement allongé et enroulé sur lui-même. En règle générale, elles sont constituées surtout par des leucocytes éosinophiles, cimentés par du mucus ; les filaments centraux ou les spirales rudimentaires ne sont composés que de très fines fibrilles de mucine.

Ces spirales entrent dans la composition des *crachats*

10.

perlés des asthmatiques. On peut les trouver encore dans de nombreuses maladies de l'appareil respiratoire.

Dans le premier cas, elles renferment souvent des cristaux de Charcot-Leyden ; dans les autres affections, ce sont de petits amas muco-neutrophiles qui se transforment en spirales, et ne contiennent généralement pas de cristaux.

4° *Lambeaux de parenchyme pulmonaire* (abcès, gangrène du poumon).

5° *Masses néoplasiques*, d'une grande valeur pour le diagnostic.

6° *Cristaux*. — De composition variable (hémoptysie : cristaux d'hématoïdine ; gangrène : cristaux d'acide margarique, etc.).

Dans les crachats des asthmatiques, on trouve les *cristaux de Charcot-Leyden*, à forme de doubles pyramides très aiguës, très réfringents, de composition mal connue.

C. EXAMEN BACTÉRIOLOGIQUE. — Il comprend les examens sur lamelles, avec l'emploi de divers colorants, les cultures sur différents milieux et les inoculations à certains animaux. Nous renvoyons aux traités spéciaux pour la technique de ces recherches ; nous ne décrirons que le mode de recherche du bacille de la tuberculose.

Il faut savoir qu'à l'état normal les crachats contiennent un grand nombre de microbes, provenant des différents points de l'arbre respiratoire, et aussi des cavités buccale et nasale.

RECHERCHE DU BACILLE DE KOCH DANS LES CRACHATS. — 1° Écraser entre deux lames une parcelle consistante du produit à examiner et l'étaler en couche mince, au centre de la lame.

2° Laisser sécher spontanément.

3° Fixer en passant trois fois la lame dans la flamme bleue du bec Bunsen.

4° Recouvrir la préparation de fuchsine de Ziehl, chauffer la lame en la tenant bien horizontalement à 10 centimètres de la veilleuse du bec Bunsen, jusqu'à émission des premières vapeurs, et recommencer trois fois ce chauffage.

5° Laver largement, essuyer les bords.

6° Faire agir, pendant trente secondes, une solution à 2 p. 100 de chlorhydrate d'aniline.

7° Sans laver, décolorer par l'alcool absolu jusqu'à teinte très légèrement rosée, puis laver à l'eau.

8° Faire agir le bleu de méthylène pendant trente secondes, laver, laisser sécher.

9° Déposer au centre de la préparation une goutte d'huile de cèdre et examiner à l'immersion sans lamelle.

Les bacilles de la tuberculose paraîtront colorés en rouge sur fond bleu. Ils sont très fins, de longueur variable, droits ou incurvés (fig. 58). Lorsque les crachats contiennent peu de bacilles, il faut examiner avec soin la préparation et refaire plusieurs préparations.

Fig. 58.—Bacille de Koch.

Au début de la tuberculose, les bacilles font souvent défaut dans les expectorations.

IX. — DYSPNÉE

La respiration normale est aisée ; à l'état pathologique, elle devient pénible ou encore elle s'accélère, et l'on dit alors qu'il y a *dyspnée*.

La dyspnée est *inspiratoire* dans la sténose des voies supérieures ; *expiratoire* surtout dans l'emphysème, l'asthme, la bronchite ; elle se produit aux deux temps non seulement dans de nombreuses maladies du poumon, mais aussi dans les maladies du cœur (*dyspnée ou asthme cardiaque*, qui n'est rien moins que de l'asthme), dans les maladies du rein (*dyspnée urémique, dyspnée toxi-alimentaire...*). Cette dernière est particulièrement fréquente dès la période de début des cardiopathies artérielles, dans les aortites, la néphrosclérose, toutes maladies marchant souvent de pair, et d'une façon générale chaque fois qu'il y a insuffisance rénale avec ou sans insuffisance hépatique concomitante.

Cette dyspnée toxique est souvent intense, paroxystique, survenant au moindre effort, *fréquente la nuit*. Elle doit être distinguée de la *dyspnée mécanique* des cardiopathies valvulaires, due à une rupture de la compensation, et de la dyspnée d'origine *nerveuse*. Ces dyspnées s'associent fréquemment à la période d'asystolie de toutes les cardiopathies.

La dyspnée exagérée ou *orthopnée* (station assise ou debout du malade) s'accompagne de *cornage* et de *tirage* (Voy. *Examen du larynx*). Tous les muscles inspirateurs et expirateurs supplémentaires entrent en jeu (inspirateurs : sterno-mastoïdien, grand et petit dentelé, *scalènes*, grand et petit pectoral, extenseurs de la colonne vertébrale, dilatateurs du nez, de la bouche, de la glotte ; — expirateurs : muscles de la ceinture abdominale, carrés des lombes, fléchisseurs de la colonne vertébrale...).

Il existe des formes spéciales de dyspnée ; nous décrirons les principales :

Respiration de Cheyne-Stokes. — Les mouvements respiratoires sont d'abord superficiels et espacés, puis ils augmentent de force et de rapidité ; le phénomène inverse se produit ensuite. A ce moment on a une période d'*apnée* (ά, privatif ; πνεῖν, respirer), sorte de mort apparente, dont la durée est variable (de quelques secondes à vingt, quarante secondes et plus). Il s'agit par conséquent d'une dyspnée périodique.

Cette respiration se rencontre dans l'urémie, dans certaines lésions cérébrales, par exemple dans l'artériosclérose au début, et surtout dans ce cas pendant le sommeil.

Respiration de Kusmaul. — Elle se fait suivant un rythme à quatre temps : une inspiration brusque et profonde, une pause, une expiration brusque, une pause. C'est une respiration *dissociée*. Le nombre des respirations par minute est augmenté, malgré les périodes d'apnée.

Cette respiration dyspnéique se rencontre surtout dans le *coma diabétique*. Elle est d'un pronostic grave.

Remarque. — Les respirations de Cheyne-Stokes et de Kusmaul peuvent se rencontrer indifféremment dans l'urémie (mal de Bright) et le coma diabétique, et ne constituent pas un signe certain de diagnostic différentiel entre ces deux états pathologiques.

Respiration expiratrice de Bouchut. — C'est le type normal renversé. La respiration commence par une brusque expiration, aussitôt suivie d'une inspiration ; la pause a lieu après l'inspiration, au lieu de se produire après l'expiration. Ce genre de dyspnée s'observe chez les enfants atteints de bronchopneumonie.

X. — DE L'ASPHYXIE

D'après l'étymologie, le mot *asphyxie* voudrait dire absence de pouls. En réalité, c'est *l'arrêt de l'hématose*, avec les troubles qui en résultent. Les causes capables de produire l'asphyxie sont par conséquent nombreuses.

Asphyxie aiguë. — Le patient *suffoque* ; il porte la main à son cou, comme pour enlever l'obstacle qui l'empêche de respirer. La face est cyanosée (asphyxie bleue de la face), les jugulaires battent violemment.

Si l'asphyxie fait des progrès, *la pupille se dilate*, les convulsions apparaissent, le patient laisse échapper involontairement les urines et les fèces. Puis survient la résolution musculaire, avec anesthésie généralisée. Quelques convulsions réapparaissent au moment de la mort.

Cette asphyxie aiguë est celle qui se produit en cas de strangulation, submersion, pendaison (la syncope intervient souvent, en plus de la privation de l'air).

Elle peut être le résultat d'un obstacle *mécanique*, empêchant l'entrée de l'air dans les poumons : corps étrangers des voies respiratoires (aliments, par exemple), sténose ou tumeurs du larynx, œdème de la glotte, croup, etc.

Elle peut être d'origine *toxique* (gaz délétères : oxyde de carbone, hydrogène sulfuré, chloroforme...). Dans le cas de gaz irrespirables, les personnes qui pénètrent dans le local où s'est produit l'accident sont atteintes à leur tour.

ASPHYXIE LENTE. — Elle résulte d'une affection chronique du cœur ou des poumons.

Dans le premier cas, le tableau est celui que nous avons décrit dans l'asystolie. Dans le deuxième cas, la cyanose est moins prononcée, la figure est plutôt rougeâtre ; les œdèmes sont plus tardifs.

Il est à remarquer que les deux causes peuvent se superposer ; c'est ainsi que, dans les maladies du poumon, *le cœur droit est presque toujours forcé* lorsque apparaît l'asphyxie. Et c'est pour cela que, dans les maladies du poumon, on doit surveiller étroitement le fonctionnement du cœur.

Au lieu d'asphyxie lente, on peut, dans certaines maladies du poumon, voir survenir de l'asphyxie aiguë (bronchite capillaire, œdème aigu du poumon, granulie aiguë...).

ASPHYXIE D'ORIGINE ENCÉPHALIQUE. — Le centre de la respiration est atteint : épilepsie, congestion cérébrale, certaines maladies infectieuses comme le choléra, certaines intoxications (strychnine, par exemple...).

XI. — DE L'HÉMOPTYSIE

L'hémoptysie est le crachement de sang, avec expulsion plus ou moins brusque et par effort de toux.

L'hémoptysie n'est qu'un *symptôme*, qui n'a par lui-même aucune valeur sémiologique. Ce rejet de sang peut en effet résulter :

1° Du passage anormal, dans les voies respiratoires, de sang extravasé sur un point plus ou moins éloigné des voies respiratoires (nez, bouche, pharynx, œsophage, estomac, anévrysme de voisinage...). C'est ainsi que dans les fortes hématémèses (rejet du sang se trouvant dans l'estomac) une partie du sang peut passer anormalement dans les voies respiratoires.

En cas de rupture d'un anévrysme dans les voies respiratoires, l'hémoptysie est foudroyante et généralement mortelle ;

2º De la présence d'une tumeur siégeant dans les voies respiratoires supérieures (cancer du larynx...).

3º D'une lésion des vaisseaux des bronches (bronchorragie) ou des vaisseaux du parenchyme pulmonaire (pneumorragie).

Cette complexité des cas prouve que la véritable cause d'une hémoptysie ne peut être connue que par l'examen détaillé de tous les organes.

Il est donc peu important de demander au malade s'il a fait des efforts de toux ou de vomissement au moment du rejet de sang par la bouche, puisque, même en cas de réponse précise (ce qui est rare), le diagnostic étiologique n'est pas définitivement tranché.

L'examen du sang rejeté peut, dans certains cas, être utile au diagnostic ; lorsque le sang rejeté pur ou plus ou moins mélangé aux crachats contient le *bacille de Koch*, le diagnostic de tuberculose s'impose. Lorsque le sang est acide, contient du suc gastrique, il existe des présomptions en faveur d'une maladie locale de l'estomac ; nous disons des présomptions, parce que le sang a pu être simplement dégluti.

HÉMOPTYSIES CONSÉCUTIVES AUX BRONCHORRAGIES ET AUX PNEUMORRAGIES. — Ces hémoptysies sont les plus fréquentes. L'aspect du sang rejeté ne peut renseigner, d'une façon précise, sur l'origine de l'hémorragie. Cependant, le sang rouge vermeil, mousseux, provient le plus souvent d'un vaisseau bronchique. Le rejet de sang noir est habituellement le résultat d'une lésion, primitive ou secondaire, des vaisseaux du parenchyme. Toutefois, les exceptions sont assez nombreuses : du sang provenant d'une bronche peut séjourner dans les voies respiratoires, et par ce fait être rejeté sous forme de sang noir. En cas d'*infarctus pulmonaire volumineux,* le sang rejeté peut être rouge.

Il n'y a donc pas lieu de tabler sur les caractères macro-scopiques de l'hémoptysie pour établir un diagnostic *précis*; seule la recherche de tous les signes peut permettre ce dia-gnostic.

CAUSES PRINCIPALES DES BRONCHORRAGIES. — Des hémo-ptysies peuvent succéder à des traumatismes, à des efforts, à un refroidissement.

Chez les hystériques, des *hémoptysies périodiques supplé-mentaires* semblent pouvoir exister; mais dans bien des cas on se trouve en présence de personnes atteintes de tuberculose.

Les *hémoptysies tuberculeuses* sont, de toutes les hémo-ptysies, les plus importantes à connaître. Elles peuvent se produire dès la première période de la maladie et précéder les signes physiques nets (*hémoptysies prétuberculeuses*). Elles sont souvent abondantes, mais pas foudroyantes. Le sang est rejeté pur, il est de couleur rouge et mousseux (type classique de l'hémoptysie), ou est mélangé aux cra-chats, en plus ou moins grande quantité (stries sanglantes). Après une hémoptysie abondante, le malade rend pendant un certain temps des caillots de sang noirâtre. Dans ces bronchorragies, le diagnostic de tuberculose ne peut être affirmé, dans certains cas, que si l'on constate des bacilles de Koch, vu le peu de netteté des signes physiques au niveau de l'appareil respiratoire.

A la deuxième période de la tuberculose, les hémoptysies ont la même allure que les précédentes. Elles sont tantôt rares, tantôt répétées.

A la troisième période, les hémoptysies sont souvent fou-droyantes.

Dans la *dilatation bronchique*, l'hémoptysie consiste le plus souvent en crachement d'un sang noir et fluide, mêlé aux crachats. Quelquefois se produit une hémoptysie rouge foudroyante, consécutive à la rupture de néoformations vas-culaires anévrysmatiques.

Les hémoptysies qu'on constate en cas d'*hémophilie* et de *purpura* sont attribuées à une dystrophie des capil-laires.

CAUSES PRINCIPALES DES PNEUMORRAGIES. — En général, les hémoptysies sont moins abondantes qu'en cas de bronchorragie, mais elles durent plus longtemps. Elles peuvent résulter :

1º *De lésions pulmonaires* (traumatisme, pneumonie, congestion pulmonaire...). La tuberculose peut être une cause de pneumorragie aussi bien que de bronchorragie ;

2º *D'une maladie de cœur* et, en particulier, du *rétrécissement mitral pur*. Il est admis qu'une coagulation sanguine, partie du cœur droit, occasionne une *embolie*, et par suite une stase sanguine et extravasation consécutive. Cet *infarctus hémoptoïque* de forme conique, à sommet dirigé vers le centre, c'est-à-dire suivant la distribution des bronches et des vaisseaux, est rejeté au dehors, en général sous forme de sang noir, jus de réglisse. L'hémoptysie dure, dans ce cas, environ vingt jours.

Nous avons dit qu'un infarctus volumineux pouvait produire une hémoptysie de sang rouge ;

3º *De maladies générales :* fièvres éruptives (variole en particulier), ictère grave, etc.

Dans un certain nombre de cas, il n'est pas possible de préciser si l'hémoptysie résulte d'une hémorragie des bronches ou du poumon. Nous avons cité la tuberculose, les traumatismes, nous y ajouterons la syphilis, le kyste hydatique, la gangrène, l'abcès, le cancer.

Dans le *cancer*, les hémoptysies peuvent être rouges, avoir l'aspect de stries sanglantes mêlées aux crachats, mais généralement elles se font sous l'aspect d'une masse rosée, tremblotante (*gelée de groseille*).

Dans les *anévrysmes*, outre l'hémoptysie foudroyante dont nous avons parlé, il peut exister de petites hémoptysies bronchopulmonaires, qui durent quelquefois longtemps avant d'entraîner la mort. Elles semblent résulter d'usure et de déchirure directe des capillaires du poumon.

EXAMEN DE L'APPAREIL DIGESTIF

I. — EXAMEN DE LA CAVITÉ BUCCALE

I. Lèvres. — On constatera l'hypertrophie ou l'atrophie, la paralysie, les mouvements coordonnés ou incoordonnés, les malformations (bec-de-lièvre...).

En cas de paralysie, le malade ne peut ni siffler, ni souffler; il ne rit pas, n'a pas de mimique. Si la paralysie n'est que partielle, la bouche est « *en point d'exclamation* » d'un côté, et cette déviation s'accentue pendant le rire. La bouche se dévie du côté sain, par suite de la paralysie des antagonistes.

La *couleur* des lèvres est variable : *pâle* chez les anémiques ; *bleu violacé* chez les cardiaques asystoliques.

Dans les maladies graves (fièvre typhoïde...) les lèvres sont recouvertes de *fuliginosités*.

Des *éruptions* très diverses peuvent exister sur les lèvres. L'*herpès labial* est fréquent dans la pneumonie, la fièvre paludéenne, etc.

La *syphilis* (à toutes ses périodes), la *tuberculose*, des *tumeurs* (épithélioma...), peuvent être constatées au niveau des lèvres.

II. Gencives, arcades dentaires, dents. — Les gencives sont d'une couleur rose à l'état normal ; elles sont *rose pâle* dans l'anémie.

Le *liséré de Burton* (bleu), situé sur le bord libre de la muqueuse gingivale et sur une hauteur de un demi à un millimètre, se rencontre dans certains cas d'intoxication par le plomb. L'intoxication par le cuivre peut produire un liséré vert.

L'inflammation des gencives ou *gingivite* peut tenir à des maladies générales (scorbut, intoxication mercurielle...), ou à des maladies locales (maladies dentaires) ou à une irritation mécanique par dépôt abondant de *tartre dentaire*.

La syphilis, la tuberculose, l'impétigo, etc., peuvent frapper les gencives.

Lorsqu'on fait suivre à un malade un traitement mercuriel, la cavité buccale doit être surveillée d'une façon particulière, surtout si la denture n'est pas en bon état. La *stomatite d'alarme* (Fournier) présente les symptômes suivants : le malade a un goût étrange dans la bouche, il éprouve de l'agacement des dents, de la difficulté de la mastication, son haleine a une odeur forte. La deuxième grosse molaire (droite ou gauche) est déchaussée, quelquefois les incisives inférieures le sont aussi, la pression sur ces dents est douloureuse, les gencives à leur niveau présentent un liséré rouge.

Severino a indiqué un moyen de dépister, dès son début, cette stomatite. Avec un peu d'ouate imbibée de teinture d'iode pure et fraîche, on touche quelques incisives ou canines (inférieures de préférence), rendues aussi propres que possible. Aussitôt la teinture d'iode appliquée, le malade a le soin de bien insaliver les dents touchées. Après une demi-minute, on fait l'examen à la lumière du jour. Une teinte rose indique le début des phénomènes de saturation.

Cette réaction, due à la formation de biiodure de mercure, n'est pas assez sensible pour se produire quand la salive ne contient que les doses minimes de mercure qui existent chez tous les malades soumis au traitement mercuriel et le supportant bien. Elle n'apparaît que dans le cas où l'élimination du toxique augmente par la voie buccale, par suite de la saturation ou d'élimination insuffisante par les reins.

Les *arcades dentaires* sont atteintes de malformations, en particulier chez les dégénérés. A l'état normal, lorsqu'on ferme la bouche, l'arcade dentaire supérieure déborde un peu l'arcade inférieure.

Si elle empiète, au point de cacher complètement les dents inférieures, il y a *prognathisme supérieur.*

Si l'arcade inférieure déborde la supérieure, il y a *prognathisme inférieur.*

Nous renvoyons aux traités spéciaux pour les questions relatives à l'évolution dentaire, à l'implantation, à la chute, aux maladies des dents. Nous rappellerons toutefois que la *chute pathologique des dents* est fréquente chez les diabétiques, les goutteux, les dyspeptiques...

La mauvaise qualité des dents, leur chute rendent difficile ou empêchent la mastication ; l'imbibition des aliments par la salive devient insuffisante, et ce sont là des causes fréquentes de troubles dyspeptiques.

Dans la syphilis héréditaire, les incisives médianes supérieures ont souvent des *érosions* (*dent d'Hutchinson*), sortes d'échancrures semi-lunaires qui portent sur le bord libre et sur une partie de la face antérieure de ces dents.

Les auto-intoxications prolongées, avec troubles de nutrition consécutifs, les affections rhumatismales graves et répétées déterminent souvent des altérations de l'émail dentaire, consistant en *taches opaques*, en *sillons* transversaux ou longitudinaux.

(Des lésions analogues et dues aux mêmes causes peuvent exister du côté des *ongles*. La position de ces lésions unguéales indique approximativement l'époque d'apparition des causes productrices.)

III. LANGUE. — Comme pour les lèvres, on constatera de l'hypertrophie ou de l'atrophie, de la paralysie partielle ou totale, des tremblements (alcoolisme, paralysie générale...), des troubles de sensibilité générale (anesthésie hystérique...) ou de sensibilité spéciale (perte du goût...).

Surface de la langue. — Cet examen a de l'importance en sémiologie, surtout au point de vue du pronostic.

La langue *saburrale* est augmentée de volume; elle garde sur ses bords l'empreinte des dents ; elle est humide et recouverte d'un enduit blanchâtre plus ou moins épais, qui résulte d'une prolifération très active de l'épithélium. Cet état de la langue existe dans les stomatites, les angines et surtout les troubles du côté de l'estomac et de l'intestin. Ces troubles digestifs peuvent être causés par un état pathologique local, ou ils ne sont qu'une localisation accessoire d'une maladie générale (grippe, pneumonie, paludisme...).

L'enduit saburral prend une *teinte jaune* en cas d'hypersécrétion biliaire. Le malade a la bouche amère.

Dans la *fièvre typhoïde* bénigne, la langue est blanche au milieu, rouge sur les bords et à la pointe (*langue rôtie*). Dans les formes graves (forme ataxo-adynamique), la langue devient sèche, *cornée*, noirâtre (*langue de perroquet*). Cet aspect de la langue est d'un mauvais pronostic.

Dans la *grippe*, la langue peut être saburrale ou avoir un aspect *porcelainé*, c'est-à-dire uni, miroitant.

Dans la *scarlatine*, la langue est *framboisée*, par suite du développement des papilles fongiformes. Cet aspect serait très rapproché du début de la maladie, d'après Mac Collom.

De nombreuses lésions ou maladies locales peuvent être constatées au niveau de la langue (syphilis, tuberculose, tumeurs, *muguet*...).

IV. JOUES. — Les mêmes maladies qui atteignent la langue s'observent sur les joues.

La gangrène qui se localise spécialement sur les joues porte le nom de *noma*.

Signe de Koplik (1896). — Dès le premier ou le deuxième jour de l'invasion d'une rougeole, par conséquent avant tout autre signe, on pourrait constater à la face interne des joues, quelquefois sur les lèvres et la langue, des petites taches d'un blanc bleuâtre, entourées d'une auréole inflammatoire (6 à 20 de chaque côté).

D'après Aronheim, ce signe n'aurait qu'une valeur très relative, attendu que les taches manqueraient dans un certain nombre de cas de rougeole, et par contre pourraient se rencontrer dans d'autres affections.

V. VOILE DU PALAIS. LUETTE. — Le voile du palais peut être modifié dans sa forme (stigmate de dégénérescence). Il participe souvent aux lésions des amygdales.

Les maladies éruptives impriment leurs signatures, d'une façon précoce, sur le voile du palais, et les éruptions sont de même nature qu'au niveau de la surface cutanée.

Une irritation vive du voile du palais peut résulter de

l'abus du tabac, de l'alcool, de l'usage de certains médicaments (iodure, bromure, belladone...).

La pharyngite chronique diffuse gagne souvent le voile du palais. La syphilis (perforation...), la tuberculose en font un lieu d'élection.

La *luette* a une sémiologie identique à celle du voile. Son *allongement* anormal peut être une cause de gêne de la déglutition.

VI. PHARYNX, AMYGDALES, PILIERS. — *Inspection.* — Pour bien voir la cavité pharyngienne, il faut être bien éclairé, et si la lumière du jour est insuffisante il est préférable de se servir d'une lumière artificielle. Une bougie, placée le long d'une cuiller, dont la partie évasée fait réflecteur, donne une lumière convenable.

La langue, qui ne doit pas être projetée hors de la bouche, sera ramenée en bas et en avant, avec le manche d'une cuiller ou un abaisse-langue (ne pas oublier de désinfecter ces objets).

En faisant prononcer les voyelles *a, e* au malade, on facilite l'examen du pharynx.

Le médecin se tiendra en dehors de la ligne de projection des mucosités, au moment de la toux (contagion de la diphtérie).

La gorge des enfants malades doit être examinée *systématiquement* et *dans tous les cas*, et chez eux une immobilisation aussi complète que possible doit être recherchée par tous les moyens.

Par l'inspection, on peut constater de la rougeur et du gonflement du pharynx, des amygdales et des piliers, dans diverses angines. S'il existe des dépôts blanchâtres, des enduits pseudo-membraneux, des fausses membranes, il ne faut pas hésiter à prélever une partie de ces produits pour faire des recherches bactériologiques. C'est le seul moyen d'établir un diagnostic *certain*, si important surtout en cas de diphtérie. Avant même ce diagnostic bactériologique, il peut être indiqué de commencer les injections de sérum antidiphtérique.

Les amygdales peuvent être atteintes encore d'abcès, d'hypertrophie simple ou d'hypertrophie lacunaire chronique (cryptes remplies de concrétions).

La syphilis, la tuberculose se rencontrent fréquemment au niveau des amygdales.

Chez les malades atteints d'affections chroniques, examinés en dehors de toute poussée aiguë, on doit chercher à provoquer *un mouvement de nausée*, au besoin en disant au malade de se comporter comme s'il avait envie de vomir. Le médecin résiste à ce mouvement, enfonce au besoin plus profondément l'abaisse-langue dans l'arrière-gorge. Les détails du pharynx apparaissent avec une netteté bien plus grande : les piliers, en se contractant, font une saillie énorme ; les amygdales sortent de leurs loges pour peu qu'elles soient hypertrophiées ; les granulations se voient plus distinctes ; certaines granulations que l'on ne voyait pas se manifestent ; le lacis veineux se développe (P. de Champeaux, de Lorient).

Palpation. — Elle ne donne pas de renseignements au niveau des amygdales, mais elle peut être très utile au diagnostic, lorsqu'elle est faite au niveau du pharynx. Souvent les abcès rétro-pharyngiens ne sont pas diagnostiqués à temps et produisent de graves désordres, parce qu'on a négligé ce moyen d'investigation.

Pour faire la palpation du pharynx, le médecin se place en arrière et à droite du malade, dont il maintient la tête immobilisée contre sa poitrine. Un tampon, un bouchon, tenu de la main gauche, est placé entre les arcades dentaires, l'index droit pratique la palpation. Chez les enfants, on peut avec la main gauche déprimer la joue entre les arcades dentaires ; le serrement des arcades ne peut se produire par suite de la douleur provoquée.

La *palpation médiate* (piqûres d'épingles, courants électriques...) permet d'explorer la motilité et la sensibilité du voile du palais et du pharynx. De plus, en cas de paralysie du voile et surtout du pharynx, la déglutition devient très difficile ; le malade avale *de travers*.

Recherche du bacille de Löffler. — Avec un tampon d'ouate enroulé sur une tige quelconque, on enlève, par frottement, un fragment de la fausse membrane qu'on veut examiner. On frotte légèrement une lame de verre, deux ou trois fois, sur une petite étendue ; c'est ce qu'on appelle faire un *frottis*.

On laisse sécher, et on fixe en passant la lame de verre trois fois au-dessus d'une lampe à alcool (geste de couper du pain).

On colore au violet de gentiane aniliné pendant une minute ; on lave. Après séchage, la préparation peut être examinée à ce moment à l'objectif à immersion. Mais dans cette préparation tous les microbes sont colorés. Il est donc préférable de *faire un Gram* après la coloration indiquée ci-dessus.

La méthode de Gram consiste à verser quelques gouttes de la solution iodo-iodurée de Gram :

Iode................................	1 gramme.
Iodure de potassium................	2 grammes.
Eau distillée......................	200 —

qu'on laisse en contact quelques secondes, jusqu'à ce que la préparation devienne brune. On décolore ensuite au moyen de l'alcool absolu. On sèche, et on examine comme ci-dessus (pour éclaircir, ajouter une goutte d'huile à immersion).

Par la méthode de Gram, seul le bacille de la diphtérie reste coloré.

Les bacilles de la diphtérie se présentent toujours par groupes de trois ou quatre au minimum. Dans ces groupes, les bacilles sont enchevêtrés, placés sans ordre les uns à côté des autres, ou bout à bout en accent circonflexe (fig. 59).

Ces bacilles sont droits ou légèrement arqués, longs, granuleux, à extrémités renflées.

Culture. — Pour corroborer le précédent examen, il est souvent indiqué de faire un ensemencement sur sérum gélatinisé, au moyen d'un fil de platine stérilisé (3 ou 4 stries à la surface du sérum). Les tubes sont maintenus à l'étuve à 37°, et au bout de quinze à dix-huit heures les colonies sont visibles. On prélève une parcelle d'une colonie qu'on examine comme précédemment.

Après trente-six heu-res, d'autres microbes peuvent se développer (staphylocoques, strep-tocoques...).

Leur constatation a une grande valeur au point de vue du pro-nostic : une *diphtérie associée* est plus grave qu'une diphtérie sim-ple.

(Pour toutes autres recherches, consulter traités spéciaux.)

Fig. 59. — Bacille de la diphtérie. — Frottis de fausse membrane. — Méthode de Gram (Reisch. ; Obj. 1/12 imm. ; Oc. II).

II. — EXAMEN DE L'ŒSOPHAGE

A. INSPECTION. — L'inspection médiate au moyen de l'*œsophagoscope* ne peut être faite que par des spécialistes.

B. PALPATION. — La palpation médiate ou cathétérisme de l'œsophage se fait au moyen de sondes, de bougies explo-ratrices terminées par un bout olivaire, vissé à l'extrémité de la tige. Les olives sont de dimensions variables.

L'index de la main gauche déprime la base de la langue et la ramène en avant. Les trois premiers doigts de la main droite saisissent, comme une plume à écrire, la sonde à 10 centimètres de son extrémité. Lorsque l'instrument vient buter contre la paroi postérieure du pharynx, on lui imprime un mouvement de bascule, et on le pousse doucement dans l'œsophage.

En cas d'introduction dans les voies aériennes, ce qui est très rare, une toux quinteuse, la dyspnée avertissent du danger, et l'on retire de suite l'explorateur.

RÉTRÉCISSEMENT DE L'ŒSOPHAGE. — S'il existe un rétrécissement (suite de brûlure par des caustiques, tumeurs,
syphilis...), l'olive bute. La longueur de la tige, saisie au
niveau des arcades dentaires, diminuée de 15 centimètres
(distance des incisives au commencement de l'œsophage),
donne la situation approximative du rétrécissement.

La longueur totale de l'œsophage est de 25 centimètres
environ ; par conséquent, des dents au cardia il y a
$25 + 15 = 40$ centimètres.

Dans le cathétérisme, il peut exister deux causes d'erreur
qu'il faut savoir éviter :

1° DIVERTICULE. — La sonde peut être arrêtée par un cul-
de-sac, un diverticule, dans une première exploration. Une
autre fois, elle passe librement.

Il ne faut donc conclure à la sténose qu'après plusieurs
cathétérismes.

2° SPASME DE L'ŒSOPHAGE. — Le passage de la sonde
peut produire un spasme, mais le lieu de production de ce
spasme variera à chaque exploration. Ces variations mettent
sur la voie du diagnostic.

Toutefois, chez les hystériques, la fixité du lieu de production du spasme rend le diagnostic plus difficile. Dans ce cas,
une olive volumineuse passe souvent mieux qu'une olive
fine.

Pour juger du degré du rétrécissement, il faut changer
les olives, *sans sauter de numéros de la série*, jusqu'à ce qu'on
arrive à l'olive qui franchit le point sténosé ; il faut par
conséquent toujours commencer par les plus forts numéros.

Une *contre-indication* formelle au cathétérisme est fournie
par l'existence d'un anévrysme de voisinage.

C. AUSCULTATION. — Lorsqu'on ausculte l'œsophage d'un
homme sain, au moment de la déglutition d'une gorgée
d'eau, on entend un bruit clair, bref, un glouglou caractéristique.

Lorsqu'on ausculte au-dessous d'un point rétréci, le
bruit est mal perçu, affaibli et *retardé*.

Les points d'auscultation sont indiqués par les rapports

anatomiques (le cardia est situé en arrière à la hauteur de la onzième vertèbre dorsale, quelquefois plus haut).

SIGNES FONCTIONNELS. — Lorsque le cathétérisme provoque une douleur toujours la même et à siège constant, on est certain qu'il existe des altérations locales, inflammatoires de la muqueuse.

Si la sonde revient tachée de sang, il est probable qu'il existe une ulcération *simple* ou *cancéreuse*.

La gêne de la déglutition, une sensation d'arrêt, puis plus tard des vomissements succédant *immédiatement* à la déglutition sont des signes de sténose.

Chez les hystériques, le phénomène de la *boule* dite *hystérique* se déplaçant est produit par des contractions anormales de la tunique musculaire de l'œsophage. Les sensations douloureuses sont très variables suivant les sujets.

Chez les tabétiques, les contractions de l'œsophage produisent des douleurs intolérables.

III. — EXAMEN DE L'ESTOMAC

A. ANATOMIE. — Les 5/6 de l'estomac sont à gauche de la ligne médiane, 1/6 est à droite.

L'estomac comprend une partie supérieure (grosse tubérosité, grand cul-de-sac) à direction générale *verticale*, et une partie inférieure (petite tubérosité, petit cul-de-sac, antre pylorique), à direction générale *horizontale*. L'estomac est donc placé plutôt verticalement qu'horizontalement (fig. 60).

Le *cardia* est situé *en arrière*, du côté de la colonne vertébrale, au niveau de la onzième vertèbre dorsale (dixième ou neuvième chez certains individus). Sa *projection* sur le plan antérieur du corps est au niveau de l'insertion sternale du cartilage de la septième côte gauche.

Le *pylore* occupe, suivant les individus, un point variable. Le plus souvent, il est placé au niveau du point d'union des septième et huitième cartilages costaux droits. Il est environ à 4 centimètres de la ligne médiane.

La *petite courbure*, d'abord verticale, suit le côté gauche
du rachis; elle s'infléchit à la hauteur de la première vertèbre
lombaire pour devenir presque horizontale et passer à droite
de la ligne médiane. Puis
elle se relève pour se terminer au pylore.

La projection de cette
petite courbure sur le
plan antérieur passe à 3 ou
4 centimètres de la ligne
médiane à gauche, et à
3 ou 4 centimètres de la
pointe de l'appendice xi-
phoïde.

Le foie recouvre le car-
dia, le pylore, la petite
courbure de l'estomac, et
rend ces parties inacces-
sibles aux différents pro-
cédés d'exploration, en cas de position normale de l'estomac.

Fig. 60. — Percussion de l'estomac.

La *grande courbure* atteint, dans sa partie la plus élevée,
le cinquième espace intercostal (2 à 3 centimètres au-dessous
du mamelon). En ce point elle est entourée de parenchyme
pulmonaire. Elle décrit une courbe, à convexité externe, qui
déborde plus ou moins la ligne axillaire antérieure gauche
(au niveau des espaces intercostaux). Puis elle oblique en
bas et à droite, et devient à peu près horizontale. Sa partie
la plus déclive (en cas de vacuité de l'estomac) se trouve un
peu au-dessous de la ligne qui rejoint les dépressions, faciles
à sentir, situées au niveau des neuvièmes cartilages costaux.
La distance de cette partie déclive à l'ombilic est de 2 à 4 centimètres, mais ce chiffre varie par le fait même que l'ombilic n'occupe pas une place fixe chez tous les individus.

Dimensions de l'estomac. — La plus grande hauteur est
de 11 à 14 centimètres (ligne parasternale gauche); la plus
grande dimension en oblique est de 21 centimètres, chez

l'homme. Chez la femme, la première dimension est de 10 centimètres, la seconde de 18 centimètres.

B. Physiologie. — La digestion stomacale comprend deux phases :

a. *Une première phase* (pepsinogène) pendant laquelle il y a sécrétion de pepsine et d'acide chlorhydrique. Les substances albuminoïdes sont changées, par leur combinaison avec l'acide chlorhydrique, en albuminates acides.

b. *Une deuxième phase* pendant laquelle ces albuminates sont transformés en albuminoses, par action de la pepsine, et finalement en corps solubles peptonisés (pour une grande partie).

Une demi-heure après le repas, on trouve dans l'estomac de l'acide chlorhydrique dit libre.

Une heure après le repas, l'acidité totale (acide libre et composés chlorés) atteint son maximum (1,5 à 2 p. 100).

Deux heures et demie après un repas normal, l'acidité totale (acide chlorhydrique libre et acide combiné) atteint en général son maximum (2^{gr},50 à 3 grammes p. 1000). Nous disons en général, car les variations individuelles sont assez nombreuses (Voy. *Étude des sécrétions gastriques*).

Les aliments subissent en outre dans l'estomac un véritable *brassage, dans tous les sens*. Ils ne doivent pas séjourner plus de six heures dans l'estomac. A jeun le matin, l'estomac ne doit rien contenir.

D'après ce que nous venons de dire, on voit que les troubles gastriques peuvent être rangés, au point de vue général, dans deux catégories :

1º Troubles dus à une *modification de la sécrétion gastrique* ;

2º Troubles dus à une *insuffisance motrice* (des contractions rythmiques insuffisantes ne font passer qu'une faible quantité à la fois de bouillie alimentaire dans le duodénum), ou à un *obstacle pylorique* (évacuation ralentie ou impossible).

I. — Exploration physique de l'estomac.

a. INSPECTION DE LA RÉGION ÉPIGASTRIQUE. — Knapp (de New-York) dit que par l'inspection on peut délimiter le bord inférieur de l'estomac. Pour cela, le malade respirant tranquillement, le médecin se place de côté, se baisse jusqu'à ce que ses yeux soient sur le même plan que la région épigastrique. Il observe les ondulations respiratoires, qui sont visibles même chez les obèses ; à chaque inspiration, il se dessine une ligne très fine qui correspond à la grande courbure de l'estomac.

La limite inférieure de l'estomac, la situation générale de l'organe (ptose), le degré de dilatation, l'état de tonicité des parois stomacales peuvent être rendus plus apparents par *l'insufflation d'air*, faite au moyen d'une sonde et d'une poire en caoutchouc dont on a mesuré exactement la contenance. L'air doit être introduit rapidement, mais sans secousses. Au moment où l'estomac est distendu au maximum, c'est-à-dire jusqu'à son point de tolérance qui est très fixe pour chaque malade, celui-ci éprouve une gêne très vive.

La quantité d'air à insuffler est de 700 à 900 centimètres cubes en cas d'estomac normal, de 1 200 à 1 500 centimètres cubes s'il existe une légère dilatation, de 2 à 5 litres dans les grandes dilatations.

L'insufflation d'air facilite la palpation et la percussion légères de l'estomac.

On peut encore réaliser la distension de l'estomac en administrant au malade un mélange d'acide tartrique et de bicarbonate de soude qui, en présence de l'eau, produisent un dégagement d'acide carbonique. Ce procédé est inférieur au précédent, parce que la distension est incomplète et que l'acide carbonique, qui est un excitant de la muqueuse, provoque des contractions de l'organe.

Certaines tumeurs produisent une dénivellation de la limite inférieure de l'estomac, visible à la simple inspection.

L'inspection médiate de l'estomac par *gastrodiaphanie* (éclairage interne par une lampe électrique) n'est pas entrée dans le domaine pratique. D'après Hayem, les résultats semblent peu exacts, car l'eau qui a dû être mise dans l'estomac pour l'expérience fait miroir, projette des rayons en tous sens, et l'estomac paraît plus grand qu'il ne l'est en réalité.

L'inspection de l'estomac se fait encore au moyen des rayons Rœntgen (Voy. *Radiographie*).

Mouvements de brassage exagérés. — Ils peuvent apparaître spontanément ou être provoqués par différents moyens (percussion, eau froide, électricité). Ils dénotent un *obstacle au pylore* ou une *névrose de la motilité*.

(On parlait autrefois de mouvements péristaltiques et antipéristaltiques, les premiers se faisant de gauche à droite, les seconds en sens contraire ; la radioscopie a prouvé qu'en réalité les mouvements avaient lieu dans tous les sens.)

Battements épigastriques. — Ils n'ont pas de rapport direct avec les affections de l'estomac. On les constate fréquemment chez les neurasthéniques, les hystériques. Cependant, d'après Glénard, l'abaissement des viscères abdominaux, et en particulier du côlon transverse, en dégageant l'aorte au-dessus de l'ombilic, serait la cause de ces battements ; et, d'autre part, pour cet auteur, cette chute des organes abdominaux serait une des principales causes de la neurasthénie.

b. PALPATION DE L'ESTOMAC. — Elle est souvent difficile à pratiquer par suite de la contraction des muscles abdominaux. Cependant, en cas de ptose, la palpation est facile à cause de l'atrophie et de la diminution consécutive de la tonicité des muscles des parois.

Chez les malades maigres, et en cas d'obstacle pylorique, la palpation permet de constater, surtout après les repas, de la contraction plus ou moins permanente des parois de l'estomac, et due à un développement de la tunique musculaire, qui cherche à lutter contre l'obstacle. Les parois peuvent doubler ou tripler d'épaisseur, et il en résulte une *dilatation par développement anormal* (estomac de chien).

La palpation permet encore de reconnaître la *dilatation par dégénérescence* et atonie consécutive, avec parois amincies.

Au moindre frôlement ou attouchement sur des points nombreux, de situation variable, certains malades ressentent des douleurs extrêmement vives. Très souvent ces malades sont des nerveux et n'ont aucune affection organique de l'estomac.

Dans les différentes gastrites, la douleur est au contraire plus supportable et peut, dans certains cas, être calmée par la pression.

En cas d'ulcère pylorique ou prépylorique, la douleur peut être localisée par le malade en un point fixe, généralement situé au niveau de l'appendice xiphoïde.

L'esthésiomètre de Boas permet d'apprécier exactement la pression que peut supporter le malade. Par l'éducation de la main seule, il est possible d'arriver à un résultat d'une approximation très suffisante pour les besoins de la clinique.

Certaines *tumeurs* sont très accessibles par la palpation, surtout pendant le sommeil chloroformique. Elles sont peu mobiles sous l'influence de la respiration, au contraire des tumeurs du foie.

Bruit de clapotage gastrique. — Lorsqu'avec l'extrémité des doigts on imprime une série de petites secousses brusques à l'estomac contenant une certaine quantité de liquide ou de bouillie alimentaire, on fait naître, dans certains cas, un bruit de collision des liquides, qu'on appelle bruit de clapotage. Il se produit mieux au moment d'une forte inspiration, par suite de l'abaissement du diaphragme et de l'estomac.

On peut encore faire la succussion des malades, et de cette façon on évite une cause d'erreur. En effet, la pression des doigts peut mettre en mouvement les gaz du gros intestin, et l'on peut confondre le bruit de clapotage stomacal avec le *gargouillement des côlons* (surtout chez les enfants).

On peut encore éviter cette cause d'erreur en faisant

placer, posée de côté sur son bord cubital, la main d'un aide au-dessous de la grande courbure de l'estomac.

Le bruit de clapotage se produit chez toute personne ayant une paroi abdominale relâchée (amaigrissement, grossesses répétées...). Il existe encore en cas d'*atonie gastrique*, c'est-à-dire lorsqu'il existe une diminution de résistance des parois de l'estomac.

Il peut être constaté en cas de *dilatation stomacale*. Dans ce cas, les aliments séjournent longtemps dans l'estomac, à cause de l'*atonie* de ses parois *dilatées*, et le bruit de clapotage existe *longtemps après le repas* (*six heures et plus*). De plus, il est perçu au-dessous d'une ligne allant de l'ombilic au rebord costal gauche (Bouchard).

Chez certains dilatés, ou en cas d'obstacle au pylore, l'estomac n'est jamais vide ; le clapotage existe le matin au réveil, il indique de la *stase gastrique*.

c. PERCUSSION DE L'ESTOMAC. — La percussion doit être faite *très légèrement*. Pour la limite inférieure, la percussion immédiate (médius seul de la main droite) donne des résultats très précis.

Le gros intestin et l'estomac rendent un son tympanique, mais il existe une différence nette de tonalité entre les deux organes.

Nous avons vu qu'une partie de l'estomac était recouverte par le foie ; dans cette région, l'estomac ne peut être délimité par la percussion (en pointillé sur la figure 60).

La phonendoscopie, appliquée à l'estomac, donne des résultats très précis. Elle permettrait, d'après Bianchi et Comte, de reconnaître après l'absorption d'aliments deux zones différentes : en bas, la masse alimentaire ; en haut, une chambre remplie d'air. La direction de la *ligne cardiopylorique* pourrait, par ce même moyen de délimitation, être facilement appréciée. A l'état normal, son obliquité au-dessous de l'horizontale varie entre 10 et 35 degrés.

La *diminution* de la figure de percussion de l'estomac existe en cas d'hypertrophie du foie, de la rate, du cœur. Lorsqu'il existe une pleurésie à gauche (assez abondante), l'espace pleural complémentaire étant plus ou moins rempli de liquide, il en résulte une réduction de l'espace semilunaire de Traube, lequel fait partie de la zone tympanique normale de l'estomac (Voy. *Topographie en sémiologie*).

L'*augmentation* de la figure de percussion de l'estomac augmente en cas de *dilatation* de l'organe. Pour qu'on puisse en affirmer l'existence, il faut que la limite inférieure de l'estomac dépasse l'ombilic.

La *discolation verticale* de l'estomac peut être congénitale ou résulter d'une compression qui refoule à gauche et en bas le foie et la portion pylorique de l'estomac qui est mobile, le cardia conservant sa position normale. Il peut arriver que le segment pylorique soit situé au-dessous de l'ombilic, l'estomac ne dépassant pas ou dépassant à peine la ligne médiane.

La *gastroptose* ou abaissement en bloc de l'estomac semble très rare (Soupault).

II. — Recherche des signes fonctionnels.

Pour l'estomac, encore plus que pour les autres organes, cette recherche exige une méthode précise. Celle indiquée par Bouveret est une des meilleures ; elle consiste à prendre le malade à son réveil, à le suivre jusqu'au moment où il se couche, et à rechercher tout ce qui se produit au point de vue du fonctionnement de son estomac.

La douleur, le vomissement, les éructations sont les signes fonctionnels qui attireront spécialement l'attention.

Chez les tabétiques, les douleurs viennent par *crises* ; elles sont quelquefois terribles, ont une durée variable et s'accompagnent fréquemment de vomissements, de vertiges, et en même temps de douleurs fulgurantes dans les membres.

Les *crises gastriques infantiles* ressemblent aux précédentes, comme intensité et comme durée. De plus on constate une température élevée (39° à 40°), et les vomissements plus ou moins bilieux, porracés, ont une forte odeur d'acétone. Ces crises ont un substratum nerveux indéniable.

1° A JEUN (le matin). — a. *Douleurs*. — La plupart des dyspeptiques n'accusent aucune douleur au réveil.

D'autres, et en particulier les neurasthéniques, éprouvent des vertiges, une sensation de fatigue extrême, ou même des douleurs localisées à l'estomac (crampes, tiraillements).

b. *Vomissements*. — Certains malades ont des *pituites*, le matin. Ces glaires, mélangées de bile, sont composées de mucus sécrété par les glandes de l'estomac. Ce genre de vomissement est surtout fréquent dans la *gastrite alcoolique*.

En cas de gastrite parenchymateuse hyperpeptique (*gastrosuccorrhée de Reichmann*), le malade vomit un liquide *acide*, qui brûle la bouche, agace les dents. Dans cette maladie, il existe toujours des ulcérations du côté du pylore, produisant une excitation de l'appareil excréteur de l'estomac.

En cas de *stase gastrique* (tumeur, spasme ou obstacle au pylore...), les vomissements peuvent être *alimentaires* et d'une odeur butyrique (cancer).

c. *Éructations*. — Les éructations *inodores* sont très abondantes chez les névropathes. Les éructations *fétides* indiquent une stase gastrique ou une *stase intestinale*.

2° REPAS. — a. *Appétit*. — La plupart des dyspeptiques conservent l'appétit.

L'*anorexie* ou perte de l'appétit dépend d'une maladie de l'estomac ou d'un état névropathique.

L'appétit est *augmenté* chez les hyperchlorhydriques.

La *boulimie* consiste dans la répétition de la sensation de la faim (diabète...). Les névropathes sont souvent de *faux boulimiques*, en ce sens que, se mettant à table avec une véritable fringale, ils sont de suite rassasiés.

La *polyphagie* est la perte du sentiment de satiété (aliénés...).

Certaines *parorexies* (perversions du goût, pica, malacia) existent chez les hystériques, les femmes enceintes.

b. *Soif*. — Dans les gastrites, la soif est toujours vive. Dans le diabète, il y a de la *polydypsie*.

c. *Déglutition*. — Elle est difficile ou impossible dans les sténoses œsophagiennes.

Les névropathes peuvent être atteints de *phobie de la déglutition*, par suite des spasmes qui se produisent au moment du passage du bol alimentaire.

3º DIGESTION. — a. *Douleurs*. — Les malades donnent, au sujet des douleurs qu'ils éprouvent, des comparaisons imagées (poids, crampes, sensation d'étau, de transfixion, de *ballonnement*...). Cette dernière sensation est due surtout à la tension plus ou moins douloureuse de la tunique musculaire de l'estomac. L'intensité des douleurs est très variable ; elles sont *localisées* ou *irradiées*. Ainsi, dans l'*ulcère*, il existe souvent une *douleur en broche* (point xiphoïdien, et point rachidien au niveau de la première vertèbre lombaire). Cette douleur n'est d'ailleurs pas pathognomonique de l'ulcère.

Il est évident que l'intensité de la douleur est facteur de la plus ou moins grande pusillanimité du malade ; c'est donc un élément de peu de valeur pour le diagnostic. Ce qu'il importe de connaître surtout, c'est le *moment d'apparition* de la douleur.

Si elle apparaît *immédiatement* après l'ingestion des aliments, c'est une preuve que la muqueuse est hyperesthésiée (névrose), ou encore qu'il existe un ulcère ou un cancer dans le voisinage du cardia. Pour éviter le plus longtemps possible le contact douloureux des aliments avec ces points sensibles, le malade prend des positions spéciales qu'il est important de faire préciser. Certains compriment les points douloureux.

Si la douleur apparaît *une heure* environ après le repas, on doit conclure à une gastrite ou à une dyspepsie nervomotrice.

Une douleur *tardive* (deux à six heures après le repas) indique un état pathologique du côté du pylore.

b. *Vomissements*. — Le vomissement se produisant en même temps que la douleur ou provoqué par le malade en vue d'arrêter cette douleur a la même signification que cette dernière.

Le vomissement *en fusée* n'est pas douloureux ; il n'existe que chez les névropathes, les femmes enceintes. Il se produit très peu de temps après l'ingestion des aliments.

Lorsque la bouillie alimentaire ne peut franchir le pylore, le vomissement ne se produit souvent que lorsque l'estomac est distendu par les aliments.

La composition des vomissements, variable aux différents moments de la digestion, est importante à connaître ; nous en reparlerons plus loin.

Il va sans dire qu'un vomissement alimentaire, survenant une fois par hasard chez un individu jusque-là bien portant, n'a par lui-même aucune valeur sémiologique ; il peut s'agir d'une simple indigestion. Une intoxication, suivie de vomissements, pourra au contraire créer des lésions plus ou moins profondes.

c. *Éructations.* — L'interprétation est la même que pour les éructations à jeun.

Chez les dyspeptiques névropathes, les éructations sont surtout la conséquence de déglutition d'air (*aérophagie, dyspepsie flatulente*), car la quantité de gaz dû aux fermentations ou de gaz absorbé avec le bol alimentaire est en général peu importante. A chaque éructation, une petite quantité de nourriture sort par le pylore, d'où un soulagement momentané. L'aérophagie n'est donc pas un simple tic sans but ; il aide jusqu'à un certain point au vidage de l'estomac.

Ces éructations s'accompagnent fréquemment de *mérycisme*, phénomène identique à la rumination.

Examen des matières vomies.

A la suite d'une action directe (chloroforme, urémie, fièvres...) ou réflexe (lésions ou affections de l'estomac, de l'intestin, du péritoine ; grossesse ; maladie ou sensibilité spéciale du système nerveux...) portant sur le centre du vomissement, qui est situé dans la moelle allongée, il se produit d'une part de la contraction du diaphragme et

12.

des muscles abdominaux, et d'autre part de la contraction des muscles inspirateurs. Cette dernière cause amène un abaissement de la pression intrathoracique. Sous cette double influence, contraction des muscles cités plus haut et abaissement de pression, et sans qu'il soit besoin de faire intervenir la contraction des muscles propres de l'estomac, le cardia, qui a une faible résistance, laisse passer le contenu stomacal, qui est rejeté par la bouche. Tel est le mécanisme du vomissement.

Le vomissement s'accompagne en général de nausées, de constriction épigastrique, de petitesse du pouls, de pâleur de la face, de vertiges et autres phénomènes variables suivant la maladie.

Nous avons dit que le moment d'apparition du vomissement par rapport à la période digestive était important à connaître.

Il faut aussi savoir si le vomissement revient *périodiquement* (crises tabétiques, neurasthénie...), s'il se *répète* fréquemment (dilatation stomacale).

· L'*examen des matières vomies* peut être utile pour le diagnostic : les vomissements peuvent contenir du mucus, du suc gastrique, de la bile, des aliments plus ou moins digérés...

Les vomissements de sang constituent l'*hématémèse* ; ce rejet de sang n'est pas toujours imputable à une lésion de l'estomac, car ce sang a pu être dégluti à la suite d'une hémorragie des cavités nasales, du pharynx, de l'œsophage, des voies respiratoires... L'examen des différents organes indiquera l'origine de l'hémorragie.

En cas de gastrorragie et d'hématémèse consécutive, le sang est rouge quand il n'a pas subi l'action du suc gastrique. S'il a séjourné quelque temps dans l'estomac, il prend l'aspect de suie délayée, de marc de café, et il est rendu en caillots plus ou moins volumineux. Ce vomissement se rencontre tout particulièrement dans le cancer de l'estomac. L'ulcère, les érosions de la muqueuse gastrique, certaines maladies générales infectieuses (ictère grave, *fièvre jaune...*)

donnent lieu à des gastrorragies (*vomito negro* de la fièvre jaune).

Les *vomissements fécaloïdes* indiquent généralement une occlusion intestinale.

Il peut être utile de faire des *recherches microscopiques* sur les matières vomies ; des tissus végétaux et animaux provenant des aliments absorbés, des éléments cellulaires provenant du tube digestif, des globules rouges et des leucocytes, des *microbes très variés*, des masses néoplasiques, des œufs de parasites ou les parasites eux-mêmes (helminthes), etc., peuvent être constatés dans ces matières vomies.

De la dyspepsie.

D'après l'étymologie, c'est la difficulté de la digestion. La dyspepsie ne constitue pas une entité morbide, c'est un symptôme commun à beaucoup de maladies. Il n'y a pas de dyspepsie essentielle, *il n'y a que des dyspeptiques.*

Nous diviserons les dyspepsies en deux grandes classes suivant que le trouble de l'appareil digestif est primitif ou secondaire.

I. *Dyspepsies dépendant d'un trouble primitif de l'appareil digestif.* — Le phénomène de la digestion comprend une série d'actes mécaniques et de phénomènes chimiques, qui commencent dans la cavité buccale pour se terminer dans la dernière partie du gros intestin. Donc, tous les troubles d'ordre mécanique ou chimique, toutes les affections de l'appareil digestif peuvent être des *causes immédiates* de digestion défectueuse, de dyspepsie.

De plus, cet appareil ne peut fonctionner normalement que dans le cas où on lui fournit une alimentation rationnelle. Par conséquent, une mauvaise hygiène alimentaire peut devenir une *cause médiate* de troubles dyspeptiques.

a. Dyspepsies de cause immédiate. — Nous citerons les lésions de la *cavité buccale*, qui entravent la mastication et l'insalivation (carie dentaire, stomatite, névralgies...), ou sont des causes d'infection, par déglutition de produits toxiques.

La mastication et l'insalivation insuffisantes peuvent exister en dehors de toute lésion buccale, et le mâchage prolongé des aliments (*solides* et *liquides*) suffit parfois pour faire disparaître les symptômes dyspeptiques.

Les lésions graves de l'*œsophage*, en rendant l'alimentation difficile ou impossible, produisent rapidement de la dyspepsie.

Les affections ou lésions nombreuses dont l'estomac peut être atteint amènent des troubles dans le fonctionnement de l'organe, et ces troubles ont dans l'étiologie des dyspepsies une importance toute spéciale.

La digestion stomacale comprend deux facteurs : les *mouvements* et les *sécrétions*.

Les mouvements sont particulièrement défectueux en cas de *dilatation stomacale*, par suite de l'asthénie musculaire.

Les sécrétions gastriques peuvent, sous des influences diverses, être altérées dans leur quantité ou leur qualité. *Et ces troubles chimiques sont des facteurs importants des dyspepsies* : il y a *insuffisance stomacale*.

Cette altération des sécrétions permet, dans certains cas, le développement, la pullulation, dans des proportions nuisibles, des bacilles de la fermentation lactique et butyrique, des spores et des nombreuses bactéries qui à l'état normal existent suivant des proportions utiles à la digestion. La dyspepsie qui en résulte sera dite *flatulente* lorsque les gaz produits par ces fermentations seront abondants.

Les *affections de l'intestin* peuvent amener, par action réflexe, des troubles dyspeptiques. L'helminthiase, les hernies même peu volumineuses et surtout la *constipation* doivent attirer l'attention (*dyspepsie gastro-intestinale*).

b. DYSPEPSIES DE CAUSE MÉDIATE. — Une alimentation défectueuse (repas trop abondants, trop fréquents, abus des mets épicés, usage d'aliments avariés ou falsifiés, excès d'alcool, *usage mal réglé des médicaments*...) sont des causes médiates et importantes de dyspepsie.

Chez les nourrissons, un mauvais régime est le plus souvent la cause de la dyspepsie, surtout en cas d'alimentation artificielle (lait de mauvaise qualité, propreté insuffisante des biberons...).

II. **Dyspepsies dépendant d'un trouble secondaire de l'appareil digestif.** — a. DYSPEPSIES PAR LÉSION D'UN ORGANE. — Ce sont des dyspepsies réflexes. Le *foie* est souvent le point de départ des troubles dyspeptiques. On prend souvent pour des accidents d'origine gastrique les manifestations frustes de la lithiase biliaire (*colique hépatique pseudo-gastralgique*).

Les *maladies de l'utérus et de ses annexes* s'accompagnent *très fréquemment* de troubles gastriques variés et intenses. La *grossesse* peut produire des troubles dès les premiers jours de la conception.

Dans les *maladies du rein*, et en particulier le mal de Bright, la dyspepsie est fréquente. Les troubles gastriques prennent une importance spéciale en cas d'*urémie gastrique*.

Les maladies des *organes urinaires* (vessie, urètre...) peuvent s'accompagner de troubles dyspeptiques extrêmement intenses.

En résumé, les lésions de tous les organes peuvent causer de la dyspepsie, ce qui montre l'importance de l'examen complet du malade.

b. DYSPEPSIES RÉFLEXES PAR MALADIES DU SYSTÈME NERVEUX. — Les *névroses* (hystérie, neurasthénie, hypocondrie...) et les troubles dyspeptiques s'associent très souvent, que la névrose soit primitive ou qu'elle résulte de ces troubles.

Chez les *migraineux*, on constate une dyspepsie *très acide*. Les travaux, les veilles, les chagrins sont des causes de dyspepsie.

La dyspepsie peut être liée à des lésions méningées, cérébrales ou médullaires, même à leur période de début. C'est ainsi que dans le *tabes* les *crises gastriques* peuvent être précoces et constituer toute la maladie pendant longtemps.

12..

c. DYSPEPSIES PAR TROUBLES TOXIQUES. — Nous donnons à l'intoxication son sens le plus général ; elle peut être causée par des poisons chimiques, organiques, microbiens (d'origine endogène ou exogène).

Nous rangerons dans cette classe les maladies générales dont le principe toxique est inconnu, mais dont on peut logiquement supposer l'existence.

Certaines maladies, comme la *goutte*, ont une action bien connue sur l'estomac : l'estomac, a-t-on dit, est à la goutte ce que le cœur est au rhumatisme.

Il en est de même pour l'*arthritisme* en général, la *tuberculose*, la syphilis, l'anémie, la chlorose...

En résumé, en face d'un dyspeptique, on ne doit pas se hâter de conclure avant de s'être rendu compte de l'état général du malade, du fonctionnement de ses organes, de l'intégrité de son système nerveux, de son genre d'alimentation. L'appareil digestif sera examiné au moyen des procédés que nous avons décrits.

III. — Cathétérisme de l'estomac.

Le cathétérisme se fait au moyen des tubes de Faucher ou de Debove.

Pour pratiquer le cathétérisme, il faut que le malade n'ait aucune appréhension, qu'il respire largement et fasse quelques mouvements de déglutition. Le tube doit être poussé le plus rapidement possible. Le faire pénétrer dans les voies respiratoires nous semble chose impossible.

On peut faciliter au besoin le cathétérisme : en insensibilisant le pharynx à la cocaïne ; en mettant une gorgée d'eau dans la bouche du malade, eau qu'il avale en même temps que la première partie du tube ; en refroidissant par le chlorure d'éthyle ou la glace l'extrémité du tube (insensibilité consécutive du pharynx).

Le tube mis en place sert, en dehors du but thérapeutique (lavages), à faire l'*insufflation* de l'estomac (Voy. *Inspection de la région épigastrique*) ou à retirer son contenu.

On arrive à ce dernier résultat par la manœuvre de l'*expression*, ou compression rythmée du creux épigastrique combinée avec des mouvements de va-et-vient du tube, qui ont pour but de provoquer le vomissement réflexe (pharyngien).

On peut encore faire l'*amorçage* du siphon au moyen d'une petite quantité d'eau distillée. Si l'on a soin de mélanger le plus possible cette eau au contenu gastrique par des manœuvres d'élévation et d'abaissement successifs de l'entonnoir qui surmonte le tube, le résultat de l'analyse chimique sera peu faussé.

L'emploi d'une *pompe aspiratrice* est rarement indiqué pour retirer le contenu gastrique.

Les contre-indications du cathétérisme sont d'ordre plutôt théorique que pratique. En cas d'ulcère, de gastrorragie, il peut être utile de faire un sondage pour pratiquer des lavages avec des liquides styptiques (perchlorure de fer). Dans certains cas (anévrysme aortique, forte hypertension, gravidité...) le cathétérisme peut présenter des inconvénients ; le praticien doit savoir mettre en balance les avantages et les inconvénients, pour chaque cas particulier.

A. ***Étude des sécrétions gastriques.*** — Depuis quelques années, les méthodes d'analyse du contenu de l'estomac se sont multipliées. Elles sont surtout intéressantes au point de vue physiologique. Au point de vue pratique, il faut reconnaître que les conclusions qui en découlent sont hypothétiques dans bien des cas, et peu utiles pour le diagnostic et le traitement. C'est qu'en effet la chimie des sécrétions gastriques n'est pas encore connue d'une façon précise, et d'ailleurs ces sécrétions peuvent être très dissemblables chez deux individus bien portants, par suite de suppléances dans la digestion intestinale ; elles peuvent même varier, pour un seul individu, dans le courant de la même journée.

Toutefois les écarts *très notables* qui peuvent se produire dans les processus digestifs doivent être recherchés ; les méthodes simples que nous allons décrire donnent à cet égard des résultats très suffisants.

Repas d'épreuve. — Le malade, étant à jeun depuis la

veille au soir, prend le matin un repas d'épreuve (le matin
l'estomac est vide à l'état normal; en cas contraire, le repas
d'épreuve serait précédé d'un lavage de l'estomac).

Le repas d'épreuve doit être composé de telle sorte que le
malade se trouve placé dans des conditions se rapprochant
le plus possible de celles de la vie normale.

Le repas d'Ewald, composé de 60 grammes de pain et de
250 grammes de thé sans sucre ou d'eau, a le tort de ne pas
remplir ces conditions.

Bourget conseille un repas composé de : bouillon, 200 centimètres cubes; viande, 80 grammes; pain ou autre farineux,
100 grammes.

Il doit être pris à l'heure où le malade a l'habitude de faire
son principal repas du matin.

Quel que soit le repas employé, il faut toujours spécifier,
sur l'observation du malade, celui qui a été administré, car
les résultats varient suivant la qualité et la quantité de la
nourriture introduite.

Heures des cathétérismes après le repas d'épreuve. —
L'acidité maxima du contenu gastrique se produit, chez
l'homme normal, une heure environ après le repas d'Ewald,
deux heures et demie après celui de Bourget. L'extraction du
contenu gastrique sera donc faite d'après ces données, pour
une première série de recherches. Mais on n'en pourra tirer
aucune conclusion définitive, car le processus digestif peut
être *retardé* ou *accéléré* chez des individus sains, ou du fait
de certaines influences (influences psychiques en particulier).
On devra donc renouveler les repas d'épreuve et varier les
heures des cathétérismes (d'une demi-heure à trois heures
après le repas).

Quantité de bouillie alimentaire. — Chez l'homme normal,
la quantité extraite trois heures après le repas de Bourget
varie de 50 à 60 centimètres cubes. Mais cette quantité sera
variable, d'après ce que nous venons de dire, en cas de
retard ou d'accélération du processus digestif.

Par le cathétérisme, on ne peut retirer tout le contenu de
l'estomac. Comment savoir, dans ces conditions, ce qu'on a

laissé dans l'estomac? On peut avoir ce renseignement par la méthode simple et élégante indiquée par Mathieu. Voici en quoi elle consiste :

Après avoir recueilli dans un verre une certaine quantité de bouillie, on verse dans l'estomac 200 centimètres cubes d'eau distillée qu'on brasse, à plusieurs reprises, avec la bouillie restant dans l'estomac. On prélève dans un second verre un échantillon du mélange.

Soit x la quantité cherchée de bouillie non extraite par le premier cathétérisme. Par le premier échantillon, on connaît l'acidité a de cette bouillie. L'acidité totale du reliquat était donc ax.

Le volume du reliquat est devenu $x + 200$.

En ajoutant de l'eau distillée, nous n'avons pas changé l'acidité *totale*, mais l'acidité par centimètre cube ou acidité *relative* est devenue plus faible ; soit a' cette acidité.

Et puisque l'acidité totale est restée la même, nous pouvons écrire

$$ax = a'(x + 200),$$

d'où

$$x = \frac{a' \times 200}{a - a'}.$$

Il suffira donc de faire successivement deux dosages d'acidité (Voy. plus loin) pour connaître par la formule ci-dessus la quantité de bouillie alimentaire qui n'a pu être extraite par le cathétérisme.

Odeur du contenu gastrique. — La viande bien digérée, sans fermentations, donne une odeur fade que la pratique apprend à reconnaître facilement. En cas de fermentations anormales, *l'acide acétique* se reconnaît à son odeur aigre mordante, *l'acide butyrique* à son odeur de beurre rance. La fermentation alcoolique par les levures donne à la bouillie gastrique une odeur de vin nouveau qui fermente.

(Ces différentes fermentations ne peuvent être constatées que dans les bouillies alimentaires ayant séjourné un long temps dans l'estomac, par suite d'obstacle pylorique.)

Aspect du contenu gastrique. — L'état de gonflement et

de division de la viande, l'état du pain plus ou moins ramolli fournissent des renseignements sur le processus digestif. En laissant déposer la bouillie dans un tube, les particules alimentaires se superposent d'après le degré de transformation digestive subie, les moins bien digérées gagnent le fond.

La facilité de filtration indique une forte proportion de mucus et par conséquent un hyperfonctionnement des glandes à mucus.

Recherche de l'acidité générale. — L'acidité générale résulte du mélange de l'acide chlorhydrique dit *libre*, de l'acide chlorhydrique combiné et des acides de fermentation.

Pour déceler l'*acide chlorhydrique libre*, on emploie la *réaction de Gunzbourg.*

Dans une capsule de porcelaine, on met une goutte du liquide gastrique et une goutte du réactif suivant :

Phloroglucine ....   2 grammes.
Vanilline ....   1 gramme.
Alcool absolu......................   30 grammes.

On chauffe lentement jusqu'à dessiccation complète, en agitant. Si le liquide contient H Cl, une teinte rouge très nette apparaît (fig .61).

Un autre réactif est le *vert brillant* dont la teinte bleue de paon tourne au vert jaune (si l'acide combiné est abondant et prédomine sur l'acide libre, le réactif tourne au vert franc).

Fig. 61. — Réaction de Gunzbourg.

L'acide chlorhydrique libre existe toujours, à l'état normal, au point culminant de la digestion.

Puis il se *combine* avec les albumines pour former des

acidalbumines (syntonine), qui ne donnent plus la réaction
de Gunzbourg. Ces albumines sont transformées par la pepsine
en *peptones*. Donc la présence constatée des peptones prouve
qu'il y a eu, à un moment donné, de l'HCl libre et que la
pepsine n'est pas absente du suc gastrique.

Parmi les *acides* dits *de fermentation* (ils peuvent résulter
d'une dissociation), les acides acétique
et butyrique sont faciles à déceler par
l'odorat (Voy. ci-dessus). Pour déceler
l'*acide lactique*, la réaction la plus simple
est celle de Bourget. A 10 centimètres
cubes d'eau distillée on ajoute 2 gouttes
de solution de perchlorure de fer. On a
ainsi un liquide à peine coloré, qu'on
divise en deux parties égales, placées
dans deux éprouvettes. Dans une des
deux on ajoute du liquide gastrique
par petites quantités (1 à 2 centimètres
cubes) ; il se produit une coloration jaune-
canari très nette (fig. 62) et qui apparaît
surtout par comparaison avec le liquide
témoin.

Ces acides n'existent pas en quantité
notable dans les liquides recueillis après
un repas d'épreuve avec prélèvement
normal (Voy. *Odeur du contenu gastrique*).
Il n'y a donc pas lieu d'en tenir compte
dans les recherches suivantes.

Fig. 62. — Réac-
tion de l'acide
lactique.

Dosage de l'acidité totale (due à l'acide chlorhydrique libre
et à l'acide combiné, sinon au point de vue chimique, du
moins au point de vue clinique). On prend 10 centimètres
cubes du liquide extrait, préalablement filtré et débarrassé
des acides organiques s'il en contient (agir immédiatement
après l'extraction).

On ajoute à ce liquide quelques gouttes de *phénolphtaléine*, qui sert de témoin (liquide blanc en présence d'un acide,
rose en présence d'un alcali).

Dans une burette graduée, on a mis une quantité connue de *solution décinormale de soude* (1 centimètre cube de cette solution neutralise $0^{gr},00365$ d'acide chlorhydrique).

Soit x le nombre de centimètres cubes de la solution employée pour neutraliser les 10 centimètres cubes de la bouillie filtrée (une goutte ajoutée en plus donne à la phénolphtaléine une teinte rose) ; nous dirons que l'acidité totale, due à l'acide chlorhydrique, de ces 10 centimètres cubes, est de $x \times 0,00365$.

Un centimètre cube eût nécessité dix fois moins de liqueur alcaline, et 1000 centimètres cubes ou un litre nécessiteraient mille fois plus, d'où

$$\text{(acidité totale)} \quad A = \frac{x \times 0.00365 \times 1000}{10}.$$
$$A = x \times 0,365.$$

Donc, l'acidité totale (à l'exclusion de l'acidité due aux acides organiques anormaux) s'obtient en multipliant par 0,365 le nombre des centimètres cubes employés de la solution décinormale de soude, dans les conditions précitées de l'expérience.

A l'état normal (repas de Bourget), cette acidité varie de $2^{gr},50$ à 3 grammes pour 1000.

A l'état pathologique, on peut avoir une acidité supérieure à 5 grammes pour 1000 ; l'anachlorhydrie est extrêmement rare.

Si l'on veut connaître la somme totale de l'HCl libre ou combiné existant dans l'estomac au moment du prélèvement, il n'y a qu'à multiplier le pour cent par le nombre de centimètres cubes du contenu de l'estomac (quantité recueillie par la sonde et quantité résiduelle calculée par la méthode de Mathieu).

Recherche des ferments solubles (pepsine et ferment lab). — Le taux des ferments gastriques est plus constant chez un seul et même individu que celui de l'HCl libre. Ces ferments ne font jamais défaut, s'il y a HCl libre. Par conséquent, si la réaction de Gunzbourg est positive, on est assuré du fait même de la présence de la pepsine. Si la réaction est négative, on procède à la recherche des peptones (Voy. plus loin), et leur présence prouve encore l'existence de la pepsine.

En cas d'anachlorhydrie, les ferments peuvent manquer.

La relation entre les quantités d'HCl et des ferments n'est pas absolue ; cependant, chez les hyperchlorhydriques, on trouve souvent une augmentation de ces ferments.

Le ferment lab accompagne toujours la pepsine, sans qu'il existe une relation invariable dans les quantités de ces deux ferments.

De ce qui précède, il résulte que la recherche directe des ferments est rarement utile. Toutefois on peut y procéder d'une manière très simple (Bourget).

Pepsine. — Dans un petit flacon de 10 à 15 centimètres cubes, on place quelques tranches minces d'un blanc d'œuf cuit très dur. On remplit aux trois quarts le flacon avec du liquide gastrique. Le flacon bien bouché est placé et maintenu sur la peau de l'abdomen, véritable étuve à température constante. Les mouvements de la marche favorisent l'action des ferments, et le blanc d'œuf est digéré en une heure ou deux.

Ferment lab. — Dans un flacon identique au précédent, on place 10 à 15 centimètres cubes de lait ; on ajoute quelques gouttes de liquide gastrique neutralisé par du carbonate de chaux. On agit ensuite comme précédemment, et la coagulation survient au bout de quelques minutes.

De quelques recherches qualitatives supplémentaires. — Les *peptones* sont caractérisées par la réaction du biuret (Voy. *Analyse des urines*). On peut encore mélanger parties égales de réactif picro-citrique et du liquide gastrique filtré. Il se forme immédiatement un précipité jaunâtre dû aux peptones. Par le chauffage, le précipité se redissout complètement pour réapparaître par le refroidissement. L'abondance du précipité est en rapport avec l'importance du processus digestif.

La *salive* qui imbibe les aliments continue à agir sur les aliments amylacés, dans l'estomac, jusqu'à production de 0,7 p. 1000 d'acide chlorhydrique. Le ferment de la salive, la *ptyaline*, transforme l'amidon en *maltose* (dernier terme de la transformation) qui est capable de réduire la liqueur de Fehling (Voy. *Recherche du glycose dans les urines*).

Dans certains cas (sialorrhée) la quantité de salive déglutie peut être considérable. On caractérise la salive par le perchlorure de fer étendu, qui donne une teinte rouge-sang. Cette réaction est due aux sulfocyanures contenus normalement dans la salive. L'acide chlorhydrique ne fait pas disparaître la teinte rouge-sang.

Pour caractériser la *bile*, on emploiera la *réaction de Gmelin* (Voy. *Urines*).

En même temps que la bile, du *suc pancréatique* peut refluer dans l'estomac. Pour en reconnaître la présence, on alcalinise quelques gouttes de liquide gastrique non filtré, on ajoute une petite quantité d'huile d'olive *neutre* et une goutte de phénolphtaléine (qui prend une teinte rose). On porte à l'étuve. Sous l'influence du suc pancréatique, l'huile se dédouble en glycérine et en corps gras *acides*. La couleur rose disparaît, la phénolphtaléine étant de couleur blanche en présence des acides.

La recherche du *sang* peut avoir une grande importance. On emploiera la réaction de Weber (Voy. *Examen des matières fécales*).

B. *Étude des fonctions motrices de l'estomac.* — Un estomac qui évacue normalement son contenu ne souffre pas ou souffre peu, même s'il existe des troubles accentués des fonctions chimiques. Au contraire, la moindre difficulté dans l'évacuation normale et rythmique se traduit par des symptômes variés.

Les fonctions motrices peuvent être troublées par suite de contractions insuffisantes pour faire passer la bouillie alimentaire dans le duodénum, à travers un pylore normal. Mais cette cause est exceptionnelle, et le plus souvent les troubles mécaniques sont d'origine pylorique (spasme pylorique, gonflement de la muqueuse prépylorique, ulcérations, tumeurs, certaines ptoses...).

Il importe donc, par-dessus tout, de rechercher le degré de perméabilité du pylore.

Pour l'apprécier, Sahli a proposé de donner au repas 2 grammes de salol (en cachet). Ce produit se dédouble en acide salicylique et phénol, mais seulement au niveau de l'intestin. A l'état normal, l'acide salicylique, qu'on recherche dans les urines, est décelable trois quarts d'heure après le repas. Il faut reconnaître que la pratique n'a pas confirmé la valeur de cette expérience. La même remarque peut s'appliquer à l'épreuve des émulsions d'huile préconisées par Mathieu.

Les plus sûrs renseignements sont actuellement fournis par les repas d'épreuve (Leube, Bourget) auxquels on ajoute six pruneaux cuits entiers.

Si, cinq heures après le repas, l'estomac contient encore une centaine de centimètres cubes de bouillie alimentaire, on peut être assuré que le pylore ne fonctionne pas normalement, qu'il existe de la rétention alimentaire.

A fortiori, le repas étant fait le soir, si par le cathétérisme pratiqué le lendemain matin on ramène une notable quantité de bouillie, les mêmes conclusions s'imposent.

Il peut arriver que l'estomac parvienne, par des contractions énergiques, à évacuer son contenu pendant la nuit ; mais on retrouve le matin dans l'estomac une petite quantité de suc gastrique et de plus l'épicarpe des pruneaux. Ceux-ci n'ont pu passer à travers un pylore très rétréci. Cette constatation a une réelle valeur sémiologique.

Plus le pylore devient insuffisant et plus les symptômes de rétention augmentent ; en cas de stricture très prononcée, on peut retrouver dans l'estomac non seulement tout le repas introduit, mais encore une quantité parfois considérable de suc gastrique sécrété et dont l'acidité est généralement très élevée.

Le degré d'acidité varie donc du fait d'un obstacle au pylore, et cette hyperacidité détermine à son tour l'augmentation des spasmes pyloriques ; c'est un véritable cercle vicieux d'ordre pathologique.

PALASNE DE CHAMPEAUX. — Sémiol.   13

EXAMEN DU FOIE

Nous étudierons successivement la *sémiologie physique* du foie qui renseigne sur son état anatomique, et la *sémiologie chimique* qui renseigne sur sa valeur fonctionnelle.

I. — Sémiologie physique du foie.

A. *Inspection de la région hépatique.* — Par l'inspection on se rendra compte de l'*état de la peau* (rougeur, cicatrices de ventouses, de ponctions, de vésicatoire...). Le phénomène de la *tête de Méduse* (circulation supplémentaire) sera étudié à propos de la sémiologie de l'abdomen.

BATTEMENTS HÉPATIQUES. — Ils se produisent dans l'insuffisance tricuspidienne. L'explication est celle du pouls veineux dont nous avons parlé.

HÉPATOPTOSE. — Le prolapsus prononcé de l'organe est souvent appréciable à l'inspection. Et si la lumière vient de la tête du lit, en rasant le ventre du malade, on peut apercevoir le bord inférieur du foie qui se dessine, grâce aux mouvements respiratoires.

GROS FOIE DE L'ENFANT. — Les enfants ont un foie particulièrement volumineux et ils présentent de la voussure au niveau du bord inférieur de l'hémithorax droit.

TUMEURS. — Celles de la face antérieure et du bord inférieur de l'organe sont souvent visibles (kyste, cancer, abcès, *vésicule biliaire hypertrophiée...*). Ces tumeurs sont en général mobiles sous l'influence de l'excursion respiratoire.

B. *Palpation du foie.* — C'est la méthode de choix pour l'examen du foie.

1º MÉTHODE USUELLE DE PALPATION. — A l'état normal, le foie affleure le rebord costal au niveau de la ligne mamillaire.

Le malade étant couché, le médecin se place à droite, en

tournant le dos au malade, et au moyen des doigts des deux mains, recourbés en crochets, il cherche à saisir le bord inférieur du foie. Les doigts doivent être progressivement et profondément enfoncés. Pour faciliter l'exploration, le malade doit respirer largement, avoir les muscles dans le relâchement le plus complet (jambes allongées ou repliées).

Fig. 63. — Position du malade pour la palpation profonde du foie.

La palpation suivant le procédé de Soupault (fig. 63) donne de bons résultats.

On peut aussi faire cette palpation le malade étant debout ou assis. Dans ce dernier cas, le médecin se place de côté et en arrière.

Lorsque le foie est légèrement *hypertrophié* (hypertrophie totale ou ne portant que sur un lobe), on sent *facilement* le bord inférieur de l'organe, à l'encontre de ce qui arrive à l'état normal.

Dans les grandes hypertrophies, où le foie occupe une partie de l'abdomen, la palpation a un domaine très étendu.

Dans tous les cas, si la palpation indique une limite inférieure anormale, on ne saurait conclure *a priori* à une hypertrophie, avant d'avoir fixé sa limite supérieure par la percussion, car le foie peut être *descendu en masse* par suite d'hépatoptose, ou poussé par une pleurésie, une tumeur kystique située du côté de sa face supérieure...

Par la palpation, on sent chez certaines femmes, abusant du corset, de véritables *languettes*, qui sont comme énucléées et ne sont rattachées à l'organe que par un mince pédicule.

2° AUTRES MÉTHODES DE PALPATION. — a. *Manœuvre du pouce* (Glénard). — Se fait avec la main gauche dont le pouce est enfoncé en avant sous les côtes, les autres doigts placés en arrière et repoussant le foie en avant. On peut également mettre toute la main gauche en arrière, et palper en avant avec le pouce de la main droite.

b. *Méthode du ballottement.* — Cette méthode permet d'imprimer des mouvements au foie, de se rendre compte de sa mobilité (hépatoptose) ; la main gauche placée en arrière imprime des petites secousses au foie, et celles-ci sont perçues par la main droite appliquée en avant.

c. *Phénomène dit du glaçon.* — En cas d'ascite abondante, la palpation du foie est impossible par la méthode usuelle. Si l'épanchement est peu abondant, on peut imprimer au foie des secousses avec la main droite placée en avant. Le foie, par suite de sa plus grande densité, plonge dans le liquide ; il ne flotte pas en réalité, *comme un glaçon*. Par cette palpation saccadée et profonde, on obtiendra une sensation un peu analogue à celle du choc rotulien, dans le cas d'épanchement de l'articulation du genou. La comparaison avec le glaçon, qui s'enfonce et revient à la surface, n'est donc pas exacte (Létienne).

d. *Procédé du piano* (Bertrand). — C'est un procédé mixte de pression et de palpation, qu'on met en œuvre lorsqu'il existe un épanchement ascitique moyen. Les deux mains sont appliquées sur la face antérieure du foie ; les doigts mis en mouvement, comme ceux du pianiste qui plaque des accords, font de la pression et de la palpation combinées.

3° RECHERCHE DE LA RÉSISTANCE DE L'ARC COSTAL. — A l'état normal, chez l'adulte, l'arc costal formé par la réunion des septième, huitième, neuvième et dixième cartilages costaux est mobile, surtout vers son extrémité sternale, et peut être déprimé de ce côté de plusieurs centimètres (2^{cm},5 d'après Eliot).

En cas d'affection aiguë ou subaiguë du foie ou de la vésicule biliaire, la *résistance costale* subit des modifications importantes, et augmente en raison directe de l'intensité du processus inflammatoire.

Pour apprécier cette résistance, le malade doit être placé horizontalement, tous les muscles dans le relâchement le plus complet, et il doit respirer tranquillement la bouche ouverte. Le médecin déprimera l'arc costal, sur différents points, avec les extrémités des doigts des deux mains, *au moment de l'expiration* ; il comparera avec le côté sain.

Ce moyen de recherche peut aider au diagnostic topographique de l'affection.

La résistance costale augmente *dans le cas de tumeur* seulement lorsque celle-ci a atteint déjà un fort développement.

4° SENSIBILITÉ DU FOIE. — A l'état normal, le foie est insensible. A l'état pathologique, l'hyperesthésie est surtout due à la périhépatite.

Dans les abcès du foie, le malade accuse un *point de côté hépatique*, avec le plus souvent des irradiations du côté de l'épaule (douleur en bretelle bien indiquée par Bertrand et Fontan). Dans certains cas, il localise avec précision sa douleur.

5° CONSISTANCE DU FOIE. — Le foie est de consistance ferme et souple, à l'état normal. A l'état pathologique, il peut être mou, induré, ligneux (foie *ficelé* de la syphilis, foie *marronné* du cancer).

6° FROTTEMENTS. — Dans certains cas de périhépatite, la main perçoit de véritables frottements, à l'occasion des mouvements du foie.

7° FRÉMISSEMENT HYDATIQUE. — Le choc des vésicules contenues dans un kyste hydatique permet quelquefois de percevoir à la main un frémissement tout à fait caractéristique.

8° FLUCTUATION. — Un abcès très superficiel donne la

sensation de fluctuation (mouvement provoqué d'un liquide).

C. **Palpation de la vésicule biliaire.** — La vésicule
biliaire est située entre la ligne mamillaire et la ligne parasternale, le long du bord externe du droit antérieur. Elle
est recouverte entièrement par le foie et n'est pas palpable
à l'état normal.

Lorsque la vésicule est distendue, la palpation devient
possible et fait naître une douleur vive (*point cystique*). On
a sous la main la sensation d'une poche tendue, d'une masse
rénitente, fluctuante, souvent mobile. Le *ballottement* dû
à la vésicule pathologique est situé sur un point plus externe
que celui dû au rein mobile.

La distension de la vésicule peut être considérable. La
fosse iliaque droite, et même la gauche, peuvent être remplies en partie par la vésicule biliaire.

Si la vésicule contient des calculs, la palpation peut
donner des *bruits de crépitation* (choc des calculs les uns
contre les autres). Dans ce cas, la vésicule est souvent
rétractée, dure, douloureuse. Elle forme une masse piri-
forme, rugueuse au toucher.

D. **Percussion du foie.** — Le foie s'élève en dôme sous
le diaphragme ; il est donc séparé de la paroi par le poumon
et le cul-de-sac inférieur de la plèvre. La percussion à ce
niveau ne donnera ni le son clair du poumon, ni le son mat
du foie, mais un *son submat* (3 ou 4 centimètres au-dessus
de la matité).

Les trois quarts du volume du foie se trouvent à droite
de la ligne médiane, un quart à gauche.

LIMITES NORMALES DE LA MATITÉ. — 1º *Bord supérieur.*
— Il part de la base de l'appendice xiphoïde (plus à gauche
il est situé sous le cœur et n'est pas accessible à la percussion,
sur une longueur de 6 centimètres environ) ;

Sur la ligne mamillaire droite, il passe sur la partie inférieure de la sixième côte ;

Sur la ligne axillaire moyenne, il passe sur le bord inférieur de la septième côte ;

Sur la ligne scapulaire, il se trouve au niveau de la neuvième côte ;

A côté du rachis, il est situé à la hauteur de la dixième ou onzième vertèbre dorsale.

2° *Bord inférieur*. — Il part d'une région voisine de la pointe du cœur ;

Sur la ligne parasternale *gauche*, il est situé au niveau du huitième cartilage costal gauche ;

Sur la ligne médiane, il passe à égale distance de l'ombilic et de la base de l'appendice xiphoïde ;

Sur la ligne mamillaire *droite*, *il affleure le rebord costal* ;

Sur les lignes axillaire et scapulaire, il longe la onzième côte ;

A côté du rachis, il répond à l'extrémité rachidienne de la douzième côte (douzième vertèbre dorsale).

Les distances qui séparent, sur les différents points, les deux limites (inférieure et supérieure) de la matité, sont *très variables* suivant les sujets ; les chiffres qu'on pourrait en donner n'auraient donc aucun intérêt. Il est préférable de ne considérer que les limites anatomiques que nous venons de citer.

Règles de la percussion. — Le plus souvent on percute le foie, le malade étant couché. Si le malade est debout, le bord inférieur se trouve à 1 centimètre environ plus bas, en dehors de toute question de mobilité anormale de l'organe, bien entendu.

Le malade doit avoir les muscles relâchés et respirer superficiellement, afin d'éviter les fortes distensions inspiratoires du poumon.

Une percussion légère est indispensable, surtout si l'on veut déterminer la zone submate dont nous avons parlé.

On percute successivement de haut en bas pour délimiter le bord supérieur de la matité, et de bas en haut pour le bord inférieur. Dans tous les cas, il faut commencer la percussion suffisamment loin de la limite supposée du foie, de façon à obtenir d'abord un son clair en haut (son pulmonal), un son tympanique en bas (intestin) ; par une per-

cussion faite à grandes enjambées, on arrivera rapidement
à la zone mate, et l'on aura ainsi restreint le champ des investigations.

Fig. 64. — Limites de la percussion du foie.

RÉSULTATS DE LA PER-
CUSSION. — La courbe de la matité supérieure du foie peut être déterminée par la percussion depuis le sternum jusqu'à la colonne vertébrale (fig. 64) ; la courbe inférieure depuis l'extrême limite gauche (au-dessous du cœur) jusqu'à la région occupée par le rein. La matité rénale se confond avec la matité hépatique (fig. 65).

Mais il faut remarquer que, sur les confins de ces limites supérieure et inférieure, certains états pathologiques des organes avoisinants rendent souvent impossible la percussion du foie. Ainsi, un épanchement pleural abondant, un kyste hydatique sus-hépatique... peuvent empêcher la détermination de la matité supérieure du foie ; une ascite, du météorisme...

Fig. 65. — Percussion du foie (en arrière).

peuvent empêcher la détermination de la matité inférieure.

C'est ainsi que dans la cirrhose atrophique du foie, dont l'ascite est un des principaux symptômes, la percussion en bas est impossible, si l'épanchement ascitique est abondant.

De plus, par suite des poussées qu'il subit, le foie peut être *déplacé* en diverses directions.

Dans tous ces cas, la phonendoscopie peut rendre de très utiles services.

Par contre, ni la phonendoscopie ni la percussion ne peuvent rendre compte du *mouvement de bascule* que peut subir le foie autour de son bord postérieur comme axe, et qui a pour résultat de réduire la surface de contact de l'organe avec la paroi thoracique.

La constatation des signes concomitants permettra de supposer ce genre de déplacement. La radioscopie peut, dans ces cas, venir en aide au diagnostic.

Si les difficultés de percussion que nous venons de signaler n'existent pas, il est possible d'apprécier les changements de volume du foie et la chute en masse de tout l'organe (*hépatoptose*).

L'*augmentation de volume* peut atteindre un lobe du foie (tumeur, abcès, kyste isolés) ou l'organe entier (tumeurs et abcès multiples, congestions, cirrhose hypertrophique...).

La *diminution du volume* du foie se rencontre dans la cirrhose atrophique de Laennec, l'atrophie jaune aiguë...

On délimite par la percussion la vésicule biliaire hypertrophiée.

II. — Sémiologie chimique du foie.

L'exploration chimique du foie renseigne le médecin sur la valeur fonctionnelle de l'organe, sur le degré d'insuffisance de la cellule hépatique.

Les indications que l'on peut recueillir par les procédés dont nous allons parler n'ont rien d'absolu. Mais, malgré les causes d'erreur qui toutes ne peuvent être éliminées, ces indications peuvent être très utiles pour le diagnostic.

1º RECHERCHE ET DOSAGE DE L'URÉE DANS L'URINE. —

L'urée est fabriquée par le foie. Donc, par le taux de l'urée excrétée, on peut juger de l'état anatomique et fonctionnel de la cellule hépatique.

Il y aura *hyperazoturie*, en cas d'un processus congestif : par exemple, *au début* d'un abcès du foie.

L'*hypoazoturie* se rencontre fréquemment. Lorsque le pus est formé (abcès du foie), le taux de l'urée baisse. Dans l'ictère grave, la diminution est rapide. Dans la cirrhose, le cancer, elle se fait lentement.

L'imperméabilité rénale est une cause d'erreur dans ces recherches. Nous indiquerons plus loin la façon d'éliminer cette cause d'erreur.

2º RECHERCHE DE L'ALBUMINE ET DE LA PEPTONE DANS LES URINES. — Dans les maladies hépatiques, on constate de l'albuminurie et de la peptonurie (action du foie sur les albuminoïdes).

L'albuminurie est légère et passagère lorsqu'elle est sous la dépendance d'un trouble fonctionnel du foie. Si le rein est atteint secondairement (néphrite hépatogène fréquente), l'urine contient non seulement de l'albumine, mais des cylindres rénaux.

Lorsque les deux émonctoires principaux de l'économie sont atteints (foie et rein), le pronostic est grave, car d'un moment à l'autre l'ictère grave peut faire son apparition.

3º RECHERCHE DES PIGMENTS BILIAIRES DANS LES URINES. — Dans certains états pathologiques, que nous étudierons à propos de l'ictère, la bile sécrétée par le foie peut passer dans le sang (*cholémie*), et de là dans les urines (*cholurie*). La cholémie peut exister seule (cholémie familiale). Par conséquent, la recherche dans le sérum du sang ou dans les urines des pigments normaux ou anormaux de la bile donne des renseignements très importants sur le fonctionnement de la cellule hépatique et sur l'état des voies biliaires.

L'*urobilinurie* se rencontre dans un certain nombre de maladies, mais surtout dans les affections du foie.

4º RECHERCHE DES CHLORURES, DE L'INDICAN DANS LES

URINES. — Les chlorures sont diminués dans les maladies graves du foie.

En cas d'insuffisance hépatique, et même tout au début d'une affection hépatique, l'indican se rencontre fréquemment dans les urines.

5° ÉPREUVE DE LA GLYCOSURIE ALIMENTAIRE. — Lorsque de la glycose apparaît dans l'urine à l'occasion seulement de l'absorption d'aliments contenant du sucre, on dit qu'il y a glycosurie alimentaire ; c'est un diabète léger et transitoire, qui peut résulter d'une lésion de la cellule hépatique, mais apparaît aussi dans d'autres lésions (affections cérébrales, nécroses, intoxications...), et même chez les sujets sains.

Pour faire l'épreuve de la glycosurie alimentaire, on fait prendre 100 grammes de glycose en une fois, à jeun. Les urines sont recueillies et analysées.

Deux causes d'erreur doivent être éliminées :

1° L'*état défectueux de l'absorption intestinale*. — On peut s'en rendre compte au moyen d'une pilule de $0^{gr},05$ de bleu de méthylène. Cette substance, absorbée au niveau de l'intestin, colore les urines en bleu.

2° L'*imperméabilité rénale*. — On fait une injection souscutanée de bleu de méthylène à 1/20, et on observe le moment d'apparition du médicament dans les urines (un quart d'heure ou une demi-heure, lorsque le rein est sain).

De plus, cette élimination peut être troublée par suite d'une lésion hépatique, et au lieu d'être cyclique elle devient polycyclique, c'est-à-dire qu'il y a des à-coups, des intermittences dans la coloration des urines.

6° EXAMEN DES MATIÈRES FÉCALES. — (Voy. chapitre spécial.)

De toutes les recherches que nous venons d'indiquer à propos de la sémiologie chimique du foie, les plus importantes sont celles qui portent sur la quantité d'urée émise en vingt-quatre heures, sur l'urobilinurie, sur la glycosurie alimentaire (*trépied urinaire hépatique*), et sur l'examen des matières fécales.

De l'ictère.

Lorsque la bile passe dans le sang (*cholémie*) et apparaît dans les urines (*cholurie*), on dit qu'il y a *ictère*.

Dans certains cas, le passage dans les urines n'a pas lieu, et l'ictère est dit *acholurique* (Gilbert).

Ce genre d'ictère peut exister en dehors de toute lésion rénale susceptible d'expliquer le non-passage des pigments biliaires dans les urines (Merklen).

Si l'on considère la composition de la bile ainsi répandue dans l'organisme, trois cas peuvent se présenter :

1º La bile a une composition normale ;

2º Elle contient exclusivement ou presque exclusivement des principes anormaux ;

3º Elle contient à la fois ses éléments normaux et des éléments anormaux.

Dans le premier cas, nous aurons l'*ictère biliphéique* ou ictère vrai aigu, ou ictère ortho-pigmentaire, sans lésion de la cellule hépatique.

Dans le second cas, nous aurons l'*ictère urobilinique* ou métapigmentaire, avec adultération de la cellule hépatique. Cet ictère est donc plus grave que le précédent.

Dans le troisième cas, nous aurons coexistence des deux cas précédents, l'un ou l'autre pouvant prédominer.

I. *Ictère biliphéique*. — Les éléments normaux de la bile ne sont pas modifiés.

Les principaux éléments de la bile sont les *pigments biliaires* (bilirubine et ses dérivés) et les *acides biliaires* (acide cholique et cholalique qu'on retrouve dans les urines sous forme de taurocholate de soude).

Le malade atteint d'ictère biliphéique a une teinte jaune soufré au début, puis une teinte plus ou moins verdâtre (conjonctives, peau).

On ne peut juger de cette coloration qu'au jour, *et non à la lumière artificielle*.

II. *Ictère urobilinique*. — Gubler qualifiait cet ictère

d'*hémaphéique*. Il faisait l'hypothèse suivante : le sang, di-sait-il, contient de l'*hémaphéine*.

Lorsque le foie fonctionne normalement, l'hémaphéine se transforme en pigments normaux biliaires. Dans les états pathologiques du foie, cette hémaphéine n'est pas transfor-mée, et on peut la déceler dans le sérum sanguin et les urines.

Cette hypothèse de Gubler est complètement abandonnée de nos jours, vu que l'hémaphéine est un produit imagi-naire.

Le principe anormal qu'on trouve dans cet ictère est l'*urobiline* et le *pigment rouge brun* ou *chromogène d'uro-biline*.

Qu'est-ce donc que l'urobiline? C'est un pigment non fer-rugineux dérivé de l'hémoglobine. A l'état normal, on trouve dans les fèces de l'urobiline ou son chromogène, et ce dernier, qui a un pouvoir tinctorial considérable, leur donnerait en partie leur coloration spéciale.

A l'état pathologique, il y a hyperproduction d'urobiline, qui apparaît dans le sang (*urobilinémie*) et dans les urines (*urobilinurie*).

Les auteurs ne sont pas d'accord sur le point de forma-tion de l'urobiline et de son chromogène. D'après une théorie récente, elle se ferait au niveau du rein et non au niveau du foie. Quoi qu'il en soit, ce qu'il importe de retenir, au point de vue pratique, c'est que l'urobilinurie existe, d'une façon transitoire ou permanente, dans un grand nombre de ma-ladies du foie. Les altérations des cellules hépatiques reten-tissent sur l'organe ou le milieu, quel qu'il soit, au niveau duquel se fait l'hyperproduction pathologique de l'urobiline.

Le malade atteint d'ictère urobilinique a les tempes, les lèvres, le menton d'une coloration jaune salé (topographie *en fer à cheval*). La face est émaciée, les traits sont tirés (*facies hépatique*).

DES CAUSES DE L'ICTÈRE. — Trois causes peuvent être invoquées pour expliquer l'apparition d'un ictère :

1° L'*hypersécrétion biliaire*, par suite d'adultération de la cellule hépatique ;

2° Un *obstacle* empêchant plus ou moins la bile de s'écouler dans les conduits biliaires (intra et extra-hépatiques) et de là dans l'intestin ;

3° La *destruction hémolytique* des globules sanguins, donnant naissance à de l'urobiline et son chromogène.

Cette destruction est prouvée par l'examen du sang, la recherche de la *fragilité globulaire*, l'*auto-agglutination* des globules rouges... (Voy. *Examen du sang*).

Il n'est pas toujours facile de déterminer la part exacte de ces différentes causes dans la production de certains ictères, et souvent d'ailleurs toutes trois coexistent. C'est qu'en effet l'inflammation des canaux biliaires intra-hépatiques (*angiocholite*) marche le plus souvent de pair avec les adultérations de la cellule hépatique. Et cette inflammation constitue un obstacle *partiel* au cours de la bile ; dans ce cas, il y a ictère et malgré cela les matières fécales restent colorées.

De même, dans l'*ictère catarrhal aigu* l'obstacle peut être partiel par angiocholite, ou absolu si l'inflammation porte sur les canaux extra-hépatiques (le canal cholédoque en particulier).

Dans la *cirrhose hypertrophique biliaire* ou maladie de Hanot, il y a ictère chronique par adultération de la cellule hépatique, mais il peut exister une décoloration incomplète et plus ou moins persistante des matières fécales (obstacle par angiocholite concomitante).

Enfin, dans tous les cas d'angiocholite ou d'insuffisance de la cellule hépatique, il existe une certaine fragilité globulaire et par conséquent de l'hémolyse,

Ceci posé, nous citerons quelques exemples d'ictère dont la cause *principale* est l'hypersécrétion biliaire ; d'autres où la rétention de la bile se produit *surtout* par le fait d'un obstacle ; et d'autres enfin qui résultent principalement d'un processus hémolytique.

A. Hypersécrétion biliaire. — Il y a *polycholie*. Certaines fièvres bilieuses des pays chauds ont comme symptômes cardinaux : l'ictère, des vomissements et des selles contenant de la bile en grande quantité.

Les maladies infectieuses frappant le foie *primitivement* ou *secondairement* s'accompagnent fréquemment d'ictère. Et ces ictères primitifs ou secondaires ont été divisés en *ictères graves* (ictère grave primitif, fièvre jaune, fièvre typhoïde, choléra, pneumonie, cirrhoses, tumeurs du foie...), ou *ictères bénins* (ictère émotif par hypersécrétion sous une influence nerveuse ; ictère catarrhal par auto-infection ou infection venue du dehors...). Mais cette division basée sur le pronostic n'a qu'une valeur bien relative, et tel ictère catarrhal qui semble bénin au début peut avoir une issue fatale. « Il en est de l'ictère comme de la pleurésie, a dit Trousseau, on ne sait jamais comment il se termine. »

B. Obstacle au cours de la bile. — Tout obstacle (tumeurs, calculs, compression directe ou indirecte, obstruction par inflammation...) portant sur un point quelconque des canaux *extra-hépatiques* (y compris l'ampoule de Vater) amènera l'ictère par rétention et la décoloration des matières fécales. Les matières grasses ne sont plus émulsionnées ni absorbées, il y a *stéarrhée*.

C. Hémolyse (ictère pur). — De nombreuses maladies infectieuses (syphilis, paludisme, pneumonie, endocardites, fièvre typhoïde...) sont des causes d'ictère par infection et par *hémolyse*.

Dans l'hémoglobinurie, à la suite de la résorption de vastes épanchements sanguins (Poncet, de Lyon), on constate de l'ictère hémolytique.

Principaux troubles généraux produits par l'ictère. — Troubles circulatoires. — *Pouls ralenti.* — Les sels biliaires sont des poisons du cœur. D'après une théorie récente, le ralentissement ne serait qu'apparent, il y aurait en réalité un rythme couplé du cœur (Voy. *Examen du pouls*).

Les épistaxis sont fréquentes.

Troubles gastro-intestinaux. — Nous avons parlé de la polycholie. En cas de stéarrhée, l'amaigrissement est rapide parce qu'un élément important de la nutrition (la graisse) n'est pas absorbé.

La bouche est amère, par suite de la présence du taurocholate de soude dans la circulation.

TROUBLES CUTANÉS. — Le *prurit* ne résulte pas forcément de la cholémie, puisqu'il peut y avoir de l'ictère sans
prurit. La cause peut être due à un poison engendré ou non
détruit par le foie.

Le *xanthélasma* consiste dans des taches jaunâtres localisées aux paupières ou généralisées.

Au sujet de sa cause de production, la même remarque
que précédemment s'applique au xanthélasma, car il peut
exister en dehors de l'ictère.

TROUBLES D'INTOXICATION. — Ils s'accompagnent d'hyperthermie. Ils résultent de la résorption, au niveau de l'intestin, des produits de fermentation non détruits par la bile ;
et au niveau du foie, de la résorption des sels biliaires. Cette
intoxication ne se produit pas tant que le rein fonctionne
bien.

TROUBLES NERVEUX. — Troubles oculaires (xanthopsie
ou vision en jaune, qui est d'ailleurs rare). Délire, insomnie,
convulsions, coma dans l'ictère grave.

EXAMEN DE LA RATE

La face externe, convexe de la rate répond aux neuvième, dixième et onzième côtes. Le bord antérieur, mince et tranchant, ne dépasse pas une ligne menée de l'articulation sterno-claviculaire à l'extrémité antérieure de la onzième côte (*ligne sterno-costale*).

La rate normale est donc située en arrière du rebord des fausses côtes, et n'est pas *accessible à la palpation*.

I. **Palpation de la rate déplacée ou hypertrophiée.** — Le malade sera placé en position diagonale droite, indiquée par Schuster, c'est-à-dire dans une position intermédiaire entre le décubitus dorsal et le décubitus latéral droit. Le bras gauche sera relevé et placé derrière la tête.

Le médecin se placera à gauche du malade. Il palpera la rate de bas en haut et d'avant en arrière, avec les deux mains ou avec une seule main agissant par son bord cubital et faisant cuiller.

Effleurement. — Lorsque la rate est très hypertrophiée, sa *friabilité* est souvent très grande. Toute palpation énergique devient dangereuse. Il faut palper l'organe par effleurement. La paume de la main ne bouge pas ; les doigts, par des mouvements de flexion répétés, font une palpation très légère.

La *méthode du piano* (Bertrand) indiquée pour le foie est applicable à la rate.

La palpation donne des notions sur la *forme*, la *consistance*, la *mobilité*, la *sensibilité*, les *déformations* de la rate. On peut sentir des *encoches*, qui existent à l'état normal, sur le bord antéro-supérieur de la rate hypertrophiée.

II. **Percussion.** — Le malade est placé dans la position de Schuster, indiquée plus haut ; le médecin se place à droite. Il percute d'abord entre la ligne axillaire moyenne et la ligne scapulaire, de haut en bas et parallèlement aux côtés, jusqu'à ce qu'il trouve la matité splénique qui fait suite à la sonorité pulmonaire. *La percussion doit être très légère.*

Fig. 66. — Percussion de la rate.

A ce moment le doigt percuté décrit un arc de cercle de 90°, et la percussion se fait d'arrière en avant jusqu'à la rencontre de la sonorité tympanique (estomac, abdomen) (fig. 66).

Cette percussion est souvent difficile et même impossible dans certains cas, par exemple lorsqu'il existe un météorisme prononcé, lorsque les organes voisins lésés ont perdu leur sonorité spéciale. Dans ces cas, la phonendoscopie peut rendre de très utiles services.

L'examen de la rate doit avoir surtout pour but de constater les *déplacements* de l'organe (rate mobile, déplacements par une poussée de voisinage en cas de pleurésie, pneumothorax, météorisme, ascite, tumeurs abdominales...), et les *hypertrophies* (beaucoup de maladies infectieuses, *malaria*, maladies concomitantes du foie, *leucémie*, tumeurs de l'organe...).

EXAMEN DE L'ABDOMEN

(Pour les régions, voy. les notions sur la topographie clinique.)

I. — Inspection.

A. *Inspection médiate*. — *Mensuration*. — Elle se fait au moyen d'un ruban métrique; elle permet de suivre les progrès d'une ascite. Généralement la mensuration est prise au niveau de l'ombilic.

B. *Inspection immédiate*. —Le malade doit être éclairé par la tête du lit. Le médecin se placera au pied du lit ou sur les côtés, suivant les cas.

I. Volume de l'abdomen. — Il est variable avec l'âge et le sexe. Il peut être diminué ou augmenté.

A. *Diminution*. — Le ventre est rétracté dans la méningite, le cancer du pylore, l'inanition.

Dans la colique de plomb, le ventre est *en bateau*.

B. *Augmentation*. — Elle peut être partielle ou générale :

1° L'*augmentation partielle* existe en cas de tumeurs de la paroi, d'une tumeur d'un organe quelconque intra-abdominal (rein, utérus et annexes, péritoine, foie, rate...), d'une occlusion intestinale, de *coprostase*.

2° L'*augmentation est générale* en cas d'obésité, de météorisme (Voy. plus loin). Lorsqu'il y a *œdème* ou infiltration séreuse de la paroi abdominale, le développement de l'abdomen prédomine dans les parties déclives (pesanteur).

L'*ascite* donne à l'abdomen une forme globuleuse (Voy. plus loin).

Le *gros ventre flasque des nourrissons* (Marfan) existe dans le rachitisme, par suite de l'allongement des intestins et des troubles de la circulation sanguine dans les organes abdominaux.

II. CONFORMATION DE L'ABDOMEN. — La contracture des muscles (défense de l'organisme) dans les affections d'un organe sous-jacent (appendicite, colique hépatique) change la conformation générale de l'abdomen.

Il en est de même en cas de *ptose* des organes, avec relâchement des parois ; il y a un effondrement du contenu abdominal.

Chez les gros mangeurs et les dilatés de l'estomac, la distension porte sur la partie supérieure de l'abdomen.

Dans la cirrhose hypertrophique biliaire, le foie et la rate hypertrophiés donnent à l'abdomen la forme d'un *cœur de carte à jouer* (pointe tournée en bas).

III. ÉTAT DE LA PEAU. — L'inspection révélera la *tête de Méduse* : par suite de l'imperméabilité plus ou moins grande du foie pathologique, par suite d'une compression ou d'une inflammation de la veine porte (pyléphlébite), et d'une façon générale par suite d'un obstacle à la circulation de la veine porte, le sang de cette veine doit se créer des voies nouvelles pour se rendre à la veine cave inférieure. La pression s'accroît dans toutes les veines abdominales, qui subissent une augmentation de diamètre. Ainsi est constitué un réseau veineux sous-cutané apparent ou tête de Méduse. Ce réseau est surtout formé par les petites veines du ligament suspenseur qui s'anastomosent avec la veine épigastrique, et par l'intermédiaire de celle-ci avec les veines sous-cutanées abdominales. Il est à remarquer que dans quelques veinules le courant sanguin se fait en sens inverse du cours normal.

Sur là peau de l'abdomen, on peut encore constater des *plis* ou *empreintes* (œdème), des *vergetures* (grossesse, ascite...), des *cicatrices*, des *éruptions variées* (taches rosées lenticulaires de la fièvre typhoïde ; taches bleues dues aux poux du pubis...).

IV. MOUVEMENTS. — En cas d'étranglement interne, qui produit une contracture des anses intestinales, d'appendicite, de colique hépatique, de péritonite aiguë ou de toute autre maladie dont les douleurs sont accrues par les mouvements, le malade immobilise le plus possible son abdomen.

Il respire superficiellement, et surtout suivant le type costal supérieur.

On notera les *battements épigastriques* (Voy. *Estomac*) et les *battements hépatiques* (Voy. *Foie*).

En cas de grossesse, on pourra constater par l'inspection les *mouvements dus au fœtus*.

V. EXAMEN DE L'OMBILIC. — Il est hernié dans l'ascite abondante ; il est effacé dans l'anasarque, l'œdème.

II. — Palpation de l'abdomen.

Nous citerons comme palpation spéciale le toucher rectal, le toucher vaginal, la palpation des orifices herniaires, la palpation de l'utérus gravide, qui ne sont pas, à proprement parler, du domaine de la sémiologie médicale.

Nous rappellerons cependant l'importance du toucher rectal chez les enfants, en raison de la laxité des attaches du rectum et de l'S iliaque. Par ce procédé (en y apportant toute la douceur voulue), on peut arriver à palper les reins et la face inférieure du foie, et d'une façon générale tous les organes contenus dans la cavité abdominale.

RÈGLES DE LA PALPATION. — Le plus souvent le malade est placé dans le décubitus dorsal. Pourtant, dans certains cas, on peut avoir intérêt à faire la palpation dans le décubitus latéral droit ou gauche, dans la position génu-pectorale.

Dans tous les cas, le malade aura les muscles relâchés (Voy. *Palpation du foie*). On aura eu soin de *vider l'intestin* préalablement par un lavement. L'administration du chloroforme est quelquefois nécessaire, lorsque la douleur est très vive.

Les autres règles sont celles que nous avons exposées à propos de la palpation en général (*Moyens physiques d'exploration*).

La *palpation hydrostatique* de l'abdomen, le malade étant placé dans un bain, est susceptible de donner de très bons résultats.

On commence toujours par une palpation *généralisée*

et *superficielle*, qui renseigne d'abord sur l'état de la *sensibilité abdominale*. Plus la douleur est vive, ainsi qu'il arrive
dans la péritonite aiguë, et plus les muscles font résistance
sous le doigt (défense musculaire). Elle renseigne encore sur
la *température* qui peut être augmentée sur toute l'étendue de
l'abdomen ou sur une région circonscrite. Elle permet de
sentir les *frottements péritonéaux* ; ceux-ci peuvent, dans certains cas, être entendus à distance, sous forme d'un bruit
spécial appelé *cri intestinal*.

En cas d'œdème de la paroi, les doigts laissent leur empreinte sur l'abdomen.

La palpation *généralisée* et *profonde* donne des renseignements sur la sensibilité des organes plus ou moins profondément situés, sur la présence des indurations, des
tumeurs de toute nature qui peuvent siéger dans l'abdomen.
Elle fait reconnaître l'existence des *gargouillements* produits
par le déplacement des gaz ; ils sont surtout nombreux,
en cas de fièvre typhoïde, dans la fosse iliaque droite, région
qui est en même temps sensible à la palpation profonde.

En cas de stagnation de liquides et de gaz au-dessus d'un
obstacle (total ou partiel), on peut constater du *clapotage
intestinal*, qu'il ne faut pas confondre avec le clapotage gastrique.

Épreuve de la sangle (Glénard ; Sigaud, de Lyon). — Placé
derrière le malade, le médecin soulève de ses deux mains,
disposées en forme de sangle, la masse abdominale au-dessus
du pubis, puis brusquement il retire ses mains pour laisser
retomber tout le paquet abdominal.

L'épreuve est *négative* quand le malade n'éprouve ni gêne,
ni bien-être, parce que les organes abdominaux sont suffisamment soutenus par les parois et les ligaments suspenseurs.

L'épreuve est *positive au premier temps* s'il existe un soulagement par suite du relèvement de la masse intestinale,
combiné ou non au refoulement des parois au-dessus du
pubis.

L'épreuve est *positive au deuxième temps* si, aucun soulagement ne se produisant au premier temps, il existe une

douleur au deuxième temps, c'est-à-dire au moment où la
sangle cesse d'agir.

L'épreuve *positive complète* se compose des deux phases
précédentes.

L'épreuve peut être *paradoxale* : sensation douloureuse
au premier temps, bien-être au deuxième temps. Ce résultat indique une déformation abdominale ancienne dont
l'organisme s'accommode présentement. L'épreuve de la
sangle équivaut à un traumatisme. Le port d'une sangle
doit être précédé d'un repos prolongé, qui permettra de
replacer ensuite les viscères abdominaux dans leur situation
statique normale.

Après cette palpation généralisée, on pratique une palpation *localisée* sur les points qui semblent particulièrement
douloureux.

En cas d'appendicite, la palpation même superficielle
est douloureuse ; il existe de la défense musculaire ; de plus,
cette douleur est particulièrement vive au niveau du
point de Mac Burney, qui est situé à égale distance de
l'ombilic et de l'épine iliaque antéro-supérieure droite. Il
est à remarquer en outre qu'une fois cette compression du
point de Mac Burney effectuée et maintenue, la douleur du
reste de l'abdomen diminue ou même disparaît.

Par la palpation localisée, on cherche à déterminer la
forme, le volume, la consistance, et par suite la nature probable des tumeurs liquides, solides ou gazeuses ayant pour
siège l'intestin, le péritoine, le mésentère et tous les organes
contenus dans l'abdomen (utérus et annexes, vessie...).
Ces tumeurs sont d'origine très variée : cancer, tuberculose,
kystes, occlusion intestinale, coprostase, tuberculisation des
ganglions mésentériques et rétro-péritonéaux, induration et
empâtement de la péritonite chronique...

En cas d'entéro-colite, de dysenterie chronique et d'enté-
roptose, on peut sentir de véritables cordes tendues sur les
côlons, et en particulier sur les côlons ascendant et descendant (*cordes coliques* de Glénard).

Enfin, par la palpation combinée à la percussion, on

recherche la sensation de flot et le flot lombo-abdominal, dont nous parlerons au sujet de l'ascite.

III. — Percussion de l'abdomen.

On constate de la submatité ou de la matité en cas d'accumulation de matières liquides ou solides au niveau d'une anse intestinale, en cas d'abcès ou de tumeur de l'abdomen.

Lorsqu'il y a occlusion intestinale, sans adhérences péritonéales généralisées, les changements de position imprimés au malade amènent un déplacement de la poche de rétention des matières et par suite de la zone de matité.

A. *Du météorisme*. — Météorisme et tympanite sont deux termes synonymes. S'il y a peu de gaz dans l'intestin, on dit généralement qu'il y a météorisme ; s'il y en a beaucoup, on dit qu'il y a tympanite ou pneumatose intestinale.

Dans certains cas rares, il existe des gaz dans le péritoine; on dit qu'il y a *tympanite* ou *pneumatose péritonéale.*

En cas de météorisme, l'abdomen a une forme *globuleuse*, sans déformation de l'ombilic ; la peau est distendue. Le thorax est élargi à la base dans les cas extrêmes. La palpation donne une sensation de consistance élastique.

La percussion donne une résonance tympanique exagérée, que le gaz soit dans l'intestin ou le péritoine. Mais, dans le premier cas, la sonorité est plus prononcée au niveau du côlon et elle ne masque pas la matité du foie; dans le deuxième cas, l'exagération de sonorité est uniforme et plus générale par suite du refoulement de l'intestin ; la matité du foie est masquée.

Le météorisme peut être *généralisé* (péritonite, occlusion intestinale située assez bas, fièvre typhoïde, hystérie...) ; il n'indique pas forcément des lésions intestinales, il faut rechercher les autres symptômes.

Le météorisme peut être *partiel*, en particulier dans certaines occlusions.

Lorsque la tension des gaz est très exagérée, il se produit le même phénomène que dans les cas similaires de pneumothorax, d'emphysème : la sonorité est remplacée par de la submatité.

B. *De l'ascite.* — L'ascite est constituée par une collection liquide libre dans l'abdomen. Celui-ci a la forme dite *ventre de batracien.* Ce liquide obéit aux lois de la pesanteur, se portant sur les parties déclives. Par conséquent, la forme du ventre change suivant que le malade est couché ou debout.

La percussion donne un son mat au niveau du liquide, un son tympanique au niveau des anses intestinales et un son hydro-aérique intermédiaire (fig. 67).

Le malade étant placé dans le décubitus dorsal, la matité a la forme d'un croissant *à concavité dirigée en haut.* Au contraire, dans le cas d'une *tumeur kystique*, la matité a la forme d'un croissant *à concavité dirigée en bas* (fig. 68).

Fig. 67. — Percussion en cas d'ascite.

Dans les positions latérales, la matité se déplace avec le liquide ascitique. Il est bon d'attendre quelques instants, l'agglutination des anses intestinales pouvant retarder ce mouvement de déplacement (ligne AB, fig. 67).

En cas d'ascite très abondante, la zone de sonorité tympanique peut disparaître, par suite de l'éloignement de la paroi de la masse intestinale.

Fig. 68. — Ascite et tumeur ovarienne.

SENSATION DE FLOT. — Par la palpation combinée avec la percussion, on recherche la sensation de flot dans l'ascite.

Une main est posée à plat sur l'abdomen ; de l'autre,

placée à une certaine distance de la première, on donne une chiquenaude, afin de mettre en mouvement une onde liquide, qui vient frapper la main immobile.

Dans les cas douteux, il est bon de faire appuyer, par son bord cubital, la main d'un aide sur l'abdomen et le long de la ligne blanche, pour éviter les mouvements en masse d'un abdomen volumineux et à parois plus ou moins relâchées.

Lorsque la quantité du liquide ascitique est très faible, on peut rechercher la sensation de flot de la façon suivante. La main gauche est posée à plat sur l'abdomen, les doigts étant écartés en éventail. Avec un doigt de la main droite, on percute le médius ou l'index gauche ; la sensation de flot est perçue par le pouce de la main gauche.

FLOT LOMBO-ABDOMINAL (Bard). — Une main est placée sur le ventre du malade, celui-ci étant assis ; l'autre main percute à poing fermé et à petits coups la base du thorax en arrière. La main antérieure perçoit une sensation de flot.

Ce signe est très précoce et existe alors même que l'épanchement est très peu abondant.

Cette même sensation existe en cas de tumeur plus ou moins mobile de l'abdomen ; les autres signes serviront à établir le diagnostic différentiel.

IV. — Signes fonctionnels.

A. *Facies*. — Les malades atteints d'une maladie de l'abdomen, en général, ont un masque bien particulier dénommé *facies abdominal*.

Dans la péritonite, l'occlusion intestinale, certains cas d'appendicite avec péritonite septique, le facies est dit *grippé* ou *hippocratique* : figure amaigrie, nez effilé, yeux excavés, regard atone ; une douleur vive est peinte sur la face du malade.

Le facies est d'une *pâleur* extrême et exprime une vive angoisse en cas de coliques néphrétiques ou hépatiques.

B. *Attitude*. — Dans certaines maladies abdominales, le corps est pelotonné, les couvertures étant écartées ou relevées (péritonite aiguë...). Dans la colique de plomb, le malade est couché sur le ventre, les poings crispés sur la région douloureuse ; une pression large diminue la douleur.

Certains malades atteints de péritonite chronique adoptent le décubitus abdominal, prétendant moins souffrir et mieux respirer dans cette position.

C. **Des coliques**. — Les coliques sont des douleurs abdominales revenant par accès et graduellement croissantes. L'intestin est leur siège habituel. Elles sont permanentes ou passagères et débutent brusquement ou lentement.

Pour avoir la valeur sémiologique des douleurs abdominales, il faut s'enquérir de leur nature, du moment de leur apparition, de leur durée, de leur siège. Ces douleurs peuvent être *généralisées* à tout l'abdomen ou *localisées*, avec ou sans *irradiations*.

Nous citerons quelques exemples : dans l'appendicite, avons-nous dit précédemment, la douleur est surtout forte au point de Mac Burney.

Dans la dysenterie, elle siège principalement autour de l'ombilic.

La fièvre typhoïde s'accompagne d'une douleur de la fosse iliaque droite avec gargouillements.

La péritonite aiguë s'accompagne d'une douleur extrêmement vive ; la péritonite chronique est souvent à peu près indolore.

Les névralgies des parois abdominales, suivant le trajet d'un nerf, sont fréquentes dans l'hystérie ; le rhumatisme peut frapper les parois musculaires de l'abdomen.

Le tabes donne des douleurs fulgurantes.

Nous avons cité plus haut les signes qui accompagnent les coliques de plomb, les coliques hépatiques et néphrétiques.

D. **De la constipation**. — On dit qu'il y a constipation lorsque les matières fécales sont très dures (*scybales*), qu'elles sont évacuées difficilement ou retenues dans l'intestin. Il existe souvent des alternatives de flux diarrhéique et d'expulsion de scybales.

La fréquence des évacuations varie suivant chaque

individu, la constipation est donc un symptôme relatif.

Pour que les matières fécales puissent circuler librement, il faut que le *canal intestinal* soit *libre*, que les parois intestinales aient une *contractilité* et une *sensibilité* normales, que ces matières soient *imprégnées* de *bile* et de *mucus*.

Si ces conditions ne sont pas remplies, la constipation est *possible*. Les causes principales sont donc :

1° Occlusion intestinale, qui peut être produite par une disposition pathologique de l'intestin (étranglement, invagination, coudure, hernies étranglées...) ; par des tumeurs de l'intestin ou des organes voisins (celles-ci agissant par compression de voisinage) ; par des calculs biliaires ou intestinaux, des corps étrangers, de la *coprostase*, des vers intestinaux, etc.

Si l'occlusion est complète, la constipation est absolue. De plus, dans ce cas, le malade *ne rend plus aucun gaz* par le rectum (signe important pour le diagnostic).

2° Troubles de contractilité et de sensibilité. — Les spasmes ou l'atonie des muscles de l'intestin ou de la paroi se rencontrent chez les hystériques, les vieillards, les aliénés, dans la méningite, la colique de plomb, dans les hernies même non étranglées, etc.

Dans certaines *maladies du cerveau et de la moelle*, dans les maladies adynamiques, dans la convalescence de ces maladies, l'anesthésie de la muqueuse coexiste souvent avec le défaut de contractilité.

La *constipation médicamenteuse* (opium, morphine) a la même origine.

La parésie peut marcher de pair avec l'hyperesthésie générale de l'abdomen. Les malades atteints de péritonite, d'appendicite ne vont pas à la garde-robe, parce qu'ils ont de la parésie intestinale et que le moindre effort est douloureux.

Le shock nerveux qui suit les grandes opérations, le séjour prolongé au lit produiront également de la constipation.

3° Diminution de la bile et du mucus. — Chez certains hépatiques, la constipation est fréquente, ainsi que chez les fébricitants chez lesquels le mucus sécrété par l'intestin est peu abondant.

Nous venons de voir que des maladies très diverses peuvent causer de la constipation, mais il importe de retenir que réciproquement la rétention, même partielle, des matières fécales peut être le point de départ d'états morbides variés, pour lesquels l'étiologie rationnelle échappe *a priori*.

Bien souvent des troubles gastriques ou utérins, des états migraineux ou neurasthéniques, des symptômes d'occlusion intestinale, etc., ne relèvent que de la constipation.

Chez les nouveau-nés, la constipation est *très fréquente*. La rétention du méconium et les fermentations consécutives se rencontrent chez 25 p. 100 de ces petits malades (Joukovsky).

Chez les enfants plus âgés, la constipation peut résulter de l'*oubli d'aller à la selle*.

Une fièvre à 39° ou 40° par auto-intoxication, des éruptions diverses peuvent être le résultat d'une constipation plus ou moins opiniâtre.

E. *De la diarrhée*. — Beaucoup d'entérites s'accompagnent de diarrhée, mais entérite et diarrhée ne sont pas deux termes synonymes ; on a trop de tendance à les employer l'un pour l'autre indifféremment (on a même appelé diarrhée de Cochinchine une forme spéciale de dysenterie).

La diarrhée est un trouble *non phlegmasique* de l'intestin (Trousseau, Dieulafoy).

La consistance plus ou moins molle des selles n'est pas un élément suffisant d'appréciation pour permettre de dire qu'il y a diarrhée ; les nouveau-nés, par exemple, ont des selles pâteuses, sans avoir de la diarrhée. Il faut qu'il existe un trouble sécrétoire, un véritable *flux intestinal*.

1° DIARRHÉE NERVEUSE. — Le froid, une émotion vive, certaines maladies comme le tabes, le goitre exophtalmique, sont des causes de diarrhée.

2° DIARRHÉE PAR IRRITATION. — L'ingestion de certains aliments, de certaines boissons, des troubles du foie, du pancréas... produisent ce genre de diarrhée.

3° DIARRHÉE PAR INFECTION. — De très nombreuses maladies s'accompagnent d'infections intestinales et consécutivement de flux diarrhéique, contenant du mucus, du sang, de la bile, des aliments plus ou moins digérés, etc. (dysenterie, fièvre typhoïde, choléra, urémie...).

L'étude de ces diarrhées infectieuses est du domaine de la pathologie interne.

V. — Examen des matières fécales.

Ce que nous venons de dire des signes fonctionnels, diarrhée et constipation, nous montre l'importance de l'examen des matières fécales, non seulement chez les malades atteints d'une affection de l'intestin et des glandes annexes, mais chez presque tous les malades.

De même qu'on doit systématiquement se renseigner sur la fonction urinaire, on doit toujours examiner, au moins *de visu*, les fèces des malades, et autant que possible des fèces fraîches pour éviter des erreurs dues aux décompositions qui se produisent rapidement à l'air libre.

I. EXAMEN MACROSCOPIQUE. — *Nombre et quantité des selles.* — Le *nombre* des selles est important à connaître ; il constitue, dans certaines maladies de l'intestin en particulier, un élément du pronostic.

La *quantité* est subordonnée à la nourriture et à la préparation culinaire des aliments (150 à 200 grammes en moyenne par vingt-quatre heures). Elle augmente par suite de troubles de résorption intestinale ou par suite d'insuffisance des sécrétions biliaire et pancréatique (les aliments étant moins assimilables). La présence de mucus, pus, sérum sanguin exsudé ou transsudé, etc., est une cause d'augmentation.

Consistance. — Forme. — Le nouveau-né rend du *méconium* qui a la consistance du savon noir (matière poisseuse).

Chez l'adulte normal, les fèces ont une consistance ferme.

Si la bile est absente, les selles sont dures ; si elle est trop abondante, les selles sont liquides et fréquentes. L'absence de suc pancréatique rend les selles molles et graisseuses.

En cas de constipation opiniâtre, les fèces sont dures, ovillées (scybales, coprolithes).

Les produits abondants de fermentation intestinale, certains médicaments donnent des selles molles, pâteuses ou liquides.

Les selles ont une forme rubané, snrtout en cas d'un rétrécissement du rectum.

Couleur. — Aspect. — En cas d'absence de suc biliaire, les selles sont blanches, *argileuses* ; si le suc pancréatique fait défaut, elles sont d'un blanc grisâtre (*stéarrhée graisseuse*).

L'abondance de bile donne une couleur d'un vert noirâtre.

Les enfants ont souvent des selles *vertes*, qui sont dues soit à de la biliverdine (une goutte d'acide nitrique nitreux sur le linge souillé augmente la coloration verte, qui passe ensuite au violet et au rose), soit à des *produits microbiens* (diarrhée verte). Dans ce dernier cas, la réaction précédente n'existe pas, la teinte verte disparaît.

Le *sang* donne aux selles une teinte rouge, s'il provient des parties inférieures de l'intestin (hémorroïdes, dysenterie...), une teinte noire comme du goudron, de la poix (melæna) s'il provient des parties supérieures de l'intestin (ulcérations et cancer de l'estomac, fièvre jaune, ictère grave, fièvre typhoïde...) (Voy. plus loin : *Recherche du sang dans les fèces*).

Certains médicaments colorent les selles : le bismuth, le fer les colorent en noir ; le calomel en brun verdâtre par formation de sulfure de mercure.

Dans la *dysenterie*, si le sang n'existe qu'en petite quantité, la couleur et l'aspect sont extrêmement variables et en rapport avec les autres éléments que contiennent les selles (bile, mucosités, pigments microbiens, bacille pyocyanique...). Elles peuvent être boursouflées par des gaz de fermentation. Dans le typhus abdominal, l'aspect des selles rappelle la *purée de pois.*

Dans le choléra asiatique, l'aspect particulier des selles

leur a fait donner le nom de *riziformes* ou *fromentoïdes* (Koch).

Réaction. — La réaction normale est neutre ou légèrement alcaline.

L'acidité peut être due à l'alimentation (excès de graisse, par exemple, et formation d'acides gras). Elle peut résulter d'une diminution de la sécrétion biliaire.

L'absence de sécrétion pancréatique est cause le plus souvent d'une réaction franchement alcaline, par suite de la putréfaction des albuminoïdes incomplètement digérés.

Recherche de l'acidité. — On prend une petite quantité de selles fraîches, qu'on dilue avec de l'eau distillée (même dans le cas d'un prélèvement de selle liquide), afin de bien mélanger toutes les parties, et l'on recherche la réaction au papier de tournesol.

Le dosage peut être fait comme pour le suc gastrique.

On doit éliminer certaines causes d'erreur dues à la présence du sang, du pus qui peuvent diminuer ou neutraliser l'acidité.

Résidus alimentaires. — De nombreux résidus, les uns indigérables, les autres non absorbés par suite d'un trouble d'absorption, peuvent être constatés dans les fèces. On peut en reconnaître quelques-uns sans l'aide du microscope.

La caséine du lait se présente sous forme de flocons blanchâtres. Les résidus de graisse enrobent les matières d'une couche molle analogue à du suif, ou se présentent sous forme de petites gouttelettes. La graisse peut encore surnager comme une couche d'huile.

Recherche de la graisse. — On triture une petite quantité de fèces avec de l'éther, qui dissout les graisses, et l'on trempe dans cet extrait un papier buvard, qui devient translucide comme une tache d'huile.

Autres éléments anormaux. — Les principaux sont :

1° *Mucosités* (Voy. *Examen des urines. Mucus*). — C'est ce que le malade appelle communément de la graisse.

Dans le catarrhe du gros intestin, les matières sont *enrobées* de mucus.

Dans l'inflammation de l'intestin grêle, le mélange est *intime* (aspect de grains de sagou).

Dans l'inflammation du duodénum, les mucosités sont *bilieuses*.

Dans la dysenterie, elles sont *sanguinolentes*.

Les mucosités, mélangées à des épithéliums et autres éléments variés, prennent dans certains cas la forme de *tubes*, l'aspect de *membranes* (entérite pseudo-membraneuse).

2º *Pus* (Voy. *Examen des urines*). — On trouve du *pus* dans les fèces dans un certain nombre de maladies : dans la dysenterie (ulcérations), en cas de kyste suppuré, d'appendicite compliquée...

L'examen microscopique peut être nécessaire.

3º *Sang*. — Il est souvent très utile de déceler la présence de très faibles quantités de sang (diagnostic précoce des ulcérations, du cancer...).

Procédé de Weber. — A une petite quantité de matières fécales on ajoute un tiers d'acide acétique glacial. On agite avec de l'éther et on décante, on transforme ainsi l'hématine en acétate d'hématine. Puis on fait agir la teinture de gaïac, *fraîchement préparée* (X gouttes), et de l'essence de térébenthine ozonisée (XX gouttes ; essence vieille ou additionnée de quelques gouttes d'eau oxygénée). Le mélange prend une teinte bleue caractéristique ou même rouge brun.

Par la préparation de l'extrait, toutes les substances capables de donner la même réaction sont éliminées.

4º *Calculs*. — Ils proviennent du foie, du pancréas, de l'intestin... Pour les recueillir, les fèces doivent être passées à travers un tamis fin, sous un filet d'eau.

5º *Parasites intestinaux*. — L'helminthiase est fréquente chez les enfants, chez les adultes habitant certaines contrées ou exerçant certaines professions (ankylostomiase des mineurs).

L'examen microscopique peut être nécessaire.

II. EXAMEN MICROSCOPIQUE. — Depuis de nombreuses années, les médecins et pharmaciens de la marine n'ont cessé de pratiquer des examens microscopiques des selles.

des dysentériques, provenant surtout des régions tropicales. Normand et Bavay (Saint-Mandrier, 1875), Bonnet, Bertrand et Fontan doivent être cités entre tous pour leurs remarquables travaux.

L'importance de l'étude microscopique a été bien mise en lumière par Bertrand et Fontan en 1885-1886 : « Elle dénonce les selles purulentes et indique par suite les ulcérations intestinales, alors que la couleur des déjections n'est pas sensiblement modifiée. Elle nous fait connaître le parasitisme même ovulaire ou embryonnaire. Par l'abondance des résidus et leur intégrité relative, elle met en évidence la lientérie microscopique et dès lors apprend quels aliments doivent être particulièrement prescrits. Elle trahit sûrement les écarts de régime : des poils de pain, des fibres musculaires striées dans les selles d'un individu qui, depuis *plusieurs jours*, est tenu au régime lacté, sont les signes d'infractions dont bien souvent des malades nous ont fait l'aveu, étonnés de l'assurance avec laquelle nous leur reprochions leur incartade ».

Depuis quelques années seulement, il est fait mention de la nécessité de ces recherches microscopiques, dans les différents ouvrages de coprologie.

Technique. — « Pour relever au microscope tout ce que contient une selle de diarrhéique, il ne faut pas se contenter d'en examiner un seul échantillon.

« Si la selle est fluide, on devra laisser déposer les matières dans une éprouvette à expérience et faire des préparations avec les diverses couches plus ou moins liquides. Les matières solides seront délayées dans de la glycérine. » (Bertrand et Fontan.)

On peut encore faire les prélèvements, après centrifugation, sur le culot réuni au fond du tube ; on peut faire agir sur les échantillons des acides, de l'alcool, de l'éther... en vue de la séparation des résidus. Enfin on peut employer des colorants variés pour caractériser et différencier les diverses particules ou microbes (Voy. *Traité de bactériologie* de Macé).

III. Exploration fonctionnelle de l'intestin et des glandes annexes. — Elle se fait au moyen des repas d'épreuve. Nous ne donnons ici que les grandes lignes de la méthode de coprologie clinique de Gaultier.

Repas d'épreuve (Gaultier). — Pour un adulte, il est ainsi composé :

Viande de bœuf............	60	grammes.
Beurre....................	20 à 30	—
Pommes de terre............	100	—
Lait	300 à 500	cent. cubes.

Si la digestion se fait normalement, presque tous les aliments doivent être utilisés.

(La viande doit être à peine cuite ou prise crue en boulettes.)

Pendant le repas, on donne un cachet de *carmin* ($0^{gr},30$) destiné à colorer les fèces et à délimiter celles qui font partie du repas (couleur rouge ou rose), à l'exclusion des résidus antérieurs.

Les principales recherches après le repas sont les suivantes :

1° *Durée de la traversée digestive*, qui est surtout en rapport avec la motricité intestinale (vingt-six à quarante heures chez l'adulte).

L'allongement peut tenir à un défaut de suc biliaire.

Le raccourcissement dépend d'un défaut de suc pancréatique (avec déchets non assimilables), ou d'un défaut d'absorption intestinale (avec déchets assimilables).

Le système nerveux peut influer sur la durée de traversée, dans l'un ou l'autre sens.

2° *Recherche des fibres musculaires*. — Elles peuvent exister en *grande quantité*, par suite d'une motricité exagérée et telle que leur digestion n'a pas eu le temps de s'achever, ou par suite d'un trouble d'absorption, quelquefois enfin du fait d'une *insuffisance pancréatique*.

3° *Recherche du rapport des substances sèches aux substances fraîches*. — On prélève une *petite* quantité de fèces qu'on pèse dans une capsule, dont on a fait la tare. On chauffe lentement à l'étuve au bain-marie à 96° jusqu'à dessiccation complète ; on fait une nouvelle pesée. Comme contrôle, on répète les différentes phases de la manipulation dont les résultats restent invariables, si la dessiccation est bien achevée.

Les fèces contiennent pour 100 parties : 33 à 39 parties de substances sèches et 67 à 61 d'eau.

Le rapport *augmente* si la sécrétion biliaire est diminuée ou supprimée (selles dures, concrètes).

Le rapport *diminue* (9 p. 100) si l'absorption intestinale est *considérablement diminuée*. De plus, dans ce cas, le poids absolu des fèces est augmenté, et celles-ci contiennent souvent du mucus, du pus, du sang...

Le rapport *diminue* (12 p. 100) si l'insuffisance pancréatique s'ajoute à l'insuffisance biliaire.

(Il faut tenir compte des transsudations séreuses, comme dans le choléra, ou des troubles nerveux divers.)

4° *Utilisation et dédoublement des graisses*. — Le praticien ne peut lui-même procéder à l'analyse quantitative et qualitative des graisses, mais il doit être à même de conclure d'après les résultats fournis par le chimiste.

A l'état normal, 95 p. 100 des graisses ingérées sont retenus par l'organisme. Les 5 p. 100 des graisses excrétées se décomposent ainsi :

24,2 p. 100 de graisses neutres (GN).
38,8 — d'acides gras (AG).
37 — de savons (S).

Donc 75 p. 100 (38,8+37) des graisses non absorbées sont cependant dédoublés (*stéatolyse*) et par conséquent sont assimilables.

En cas de fonction biliaire supprimée, l'utilisation des graisses est de 37 à 53 p. 100. Les graisses excrétées, soit à 63 p. 100 (*stéarrhée*), se décomposent ainsi :

65 p. 100 de GN.
22 — AG }
12 — S } 34 p. 100 (*hypostéatolyse*).

En cas de fonction pancréatique supprimée, l'utilisation des graisses (sauf pour une graisse émulsionnée comme celle du lait) n'est plus que de 15 p. 100. Les graisses excrétées, soit 85 p. 100 (stéarrhée), se décomposent ainsi :

80 p. 100 de GN.
10   —   AG $\Big\}$ 15 p. 100 (*hypostéatolyse*).
5   —   S

Si les deux sécrétions sont supprimées à la fois, l'utilisation est de 10 p. 100. Les graisses excrétées, soit 90 p. 100, se décomposent ainsi :

90 p. 100 de GN.
9   —   AG $\big\langle$ 10 p. 100 (*hypostéatolyse*).
1   —   S

En cas de troubles d'absorption intestinale, les graisses sont inutilisées dans la proportion de 35 à 40 p. 100, mais la stéatolyse est normale.

En résumé, après un repas d'épreuve dont la teneur en graisses est proportionnée à la quantité normale absorbable, la *stéarrhée*, c'est-à-dire la présence globale des graisses dans les fèces, et l'*hypostéatolyse*, c'est-à-dire l'absence de division des graisses fécales, constituent un des syndromes les plus nets de l'insuffisance fonctionnelle des glandes hépatique et pancréatique (Gaultier).

EXAMEN DU PANCRÉAS

EXAMEN PHYSIQUE. — Le pancréas est peu accessible à l'examen physique.

L'examen de cet organe par la palpation profonde se fait entre l'ombilic et l'appendice xiphoïde.

Dans les pancréatites chroniques de la tête et d'origine surtout post-lithiasique, le siège de la douleur est en général situé au niveau de la zone pancréatico-cholédocienne (fig. 69), délimitée par la bissectrice CO de l'angle droit AOB (Chauffard et Rivet).

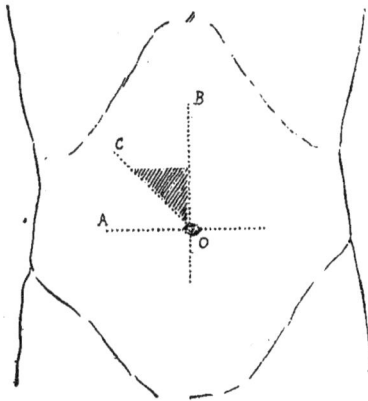

Fig. 69. — Zone pancréatico-cholédocienne.

EXAMEN FONCTIONNEL. — Il peut donner des renseignements plus importants que l'examen physique.

1° *Examen des matières fécales*, précédemment traité.

2° *Procédé de Schmidt*. — D'après les expériences de cet auteur, le suc pancréatique *seul* digère les noyaux des fibres musculaires.

On coupe de la viande de bœuf en petits cubes qui sont inclus dans des sachets de gaze. Après absorption, ces sachets sont facilement retrouvés dans les selles, on les lave, et on recherche au microscope les noyaux cellulaires. Leur présence indique un déficit pancréatique.

3° *Réaction de Cammidge*. — Elle consiste à chauffer l'urine du malade en présence d'un acide, et, après l'avoir

neutralisée, à la traiter par la phénylhydrazine pour y
rechercher des cristaux d'osazone. Ces cristaux n'existent
pas dans les urines normales ; en cas d'une maladie du
pancréas, on les trouve assez souvent, mais d'ailleurs en
petite quantité.

4° *Épreuves de Sahli*. — Les capsules de gélatine, suffisamment durcies par le formol, peuvent résister douze heures
à l'action du suc gastrique, tout en étant rapidement digérées
par le suc pancréatique. On place dans ces capsules des
produits tels que le salol, l'iodoforme, qui sont dédoublés
par le suc pancréatique. Si l'acide salicylique, si un iodure
ne sont pas constatés dans les urines, on peut penser que
le suc pancréatique manque dans l'intestin.

Le dédoublement peut être effectué par d'autres sécrétions (bile, sécrétion intestinale, lipases...), mais il est moins
rapide, moins net.

La sécrétion intermittente du suc pancréatique peut
fausser les épreuves. On devra donc répéter les expériences.

L'imperméabilité rénale est une cause d'erreur qu'on
doit éliminer préalablement par l'épreuve du bleu de méthylène (Voy. *Examen des reins*).

5° *Principaux syndromes pancréatiques*. — Le pancréas
a des rapports étroits avec les plexus sympathiques voisins
(plexus solaire, ganglions semi-lunaires...). Les ganglions
ont eux-mêmes des connexions avec les nerfs pneumogas-
triques et phréniques. Ces rapports anatomiques expliquent
les *douleurs névralgiques angoissantes*, l'état de collapsus,
les vomissements, la tachycardie, le hoquet, etc., qu'on note
dans certaines pancréatites aiguës.

La compression du plexus solaire peut, dans certains
cas, déterminer l'apparition d'une *coloration bronzée* de la
peau.

Le canal cholédoque peut être comprimé par une tumeur
de la tête du pancréas ; il en résulte un *ictère chronique* plus
ou moins prononcé.

Dans certains cas, où le canal côtoie seulement le pancréas
(situation anatomique variable), l'ictère fait défaut.

Les *troubles dyspeptiques* sont fréquents. Dans les lésions graves du pancréas, *l'amaigrissement est très rapide.*

Les lésions chroniques peuvent s'accompagner de *diabète.* Ces lésions du pancréas coexistent souvent avec des affections hépatiques.

EXAMEN DE L'APPAREIL GÉNITO-URINAIRE

I. — EXAMEN DES REINS

ANATOMIE. — Les reins sont situés de chaque côté de la colonne vertébrale ; ils ont une hauteur de 10 à 12 centimètres. Leur extrémité supérieure répond à la douzième vertèbre dorsale, l'inférieure répond au bord supérieur de la troisième vertèbre lombaire. Le rein droit est situé un peu plus bas que le gauche, à cause du foie qu'il touche en haut ; le rein gauche touche la rate à sa partie supérieure.

La distance entre les bords externes des reins et la ligne des apophyses épineuses ne dépasse pas 9 centimètres, d'après Récamier. Cette limite externe, projetée sur la face antérieure du corps, correspond à peu près au bord externe du muscle droit de l'abdomen.

La face antérieure des reins, tapissée par le péritoine, est en grande partie recouverte par les côlons ascendant (à droite) et descendant (à gauche). Donc, en cas de tumeur, le gros intestin, refoulé d'arrière en avant, fera bourrelet devant le rein augmenté de volume.

I. — Inspection de la région rénale.

On examine la région rénale en se plaçant devant le malade, puis en arrière et sur le côté.

Par devant, le malade étant couché, on peut voir une saillie plus ou moins prononcée du côté du flanc ou de la région ombilicale.

Le malade étant debout (examen par côté ou en arrière), on peut constater que la courbure normale de la région est remplacée par une surface bombée (par exemple dans le cas d'abcès périnéphrétique).

L'inspection permet de se rendre compte de l'état de la peau (rougeur, œdème...).

II. — Palpation des reins.

La *palpation bimanuelle* (procédé de Trousseau) est la méthode de choix (fig. 70 et 71).

Fig. 70. — Premier temps de la palpation du rein.

Le malade étant dans le décubitus dorsal, reposant bien à plat, les jambes *allongées* et molles (Guyon, Récamier), doit se laisser aller, comme s'il dormait. Une main est placée en arrière, dans l'angle costo-musculaire (au niveau du triangle de Jean-Louis Petit). On appuie avec l'extrémité des doigts, tout en laissant la main immobile.

L'autre main palpe profondément en avant. Les deux mains vont à la rencontre l'une de l'autre. Cette exploration doit se faire *en mesure*, c'est-à-dire suivre exactement les mouvements respiratoires et ne gagner du terrain que pendant l'expiration (Guyon).

La *douleur provoquée*, sa disparition ou sa continuation après un moment de pression, ses *irradiations* seront notées avec soin.

Fig. 71. — Deuxième temps de la palpation du rein.

La consistance, la forme, le volume du rein peuvent être

appréciés avec une certaine précision par cette palpation bimanuelle.

Le *rein mobile*, saisi entre les deux mains, peut s'échapper et donner la sensation du noyau de cerise qui fuit entre les doigts (Glénard).

La recherche du *ballottement rénal* (Guyon) par des petites secousses, imprimées par la main placée en arrière, est indispensable pour bien délimiter le rein.

III. — Percussion des reins.

La percussion n'acquiert de l'importance qu'en cas de déplacements ou de tumeurs des reins.

Lorsque le rein est en *ectopie*, l'intestin prend sa place, et la matité rénale est remplacée souvent par de la sonorité tympanique.

Dans toutes les tumeurs du rein on constate un agrandissement de la zone de matité. Toutes ces néoformations sont situées derrière le côlon, et si l'on a eu soin de vider préalablement l'intestin, il existe une bande de sonorité tympanique qui traverse l'aire de la matité.

IV. — Succussion des reins.

De légers coups donnés à poing fermé sur la région rénale sont indolores chez les sujets normaux ; ils sont douloureux dans certaines maladies rénales. On peut ainsi provoquer de la douleur, alors que la palpation bimanuelle et le ballottement sont indolores.

Cette succussion provoque également de la douleur dans les lésions périnéphrétiques ou le lumbago, et le diagnostic n'est pas éclairé dans ces cas par ce moyen de recherche. Au contraire, la succussion des reins n'est pas douloureuse dans les affections des organes avoisinant le rein.

Dans un grand nombre de maladies des reins, l'exploration physique ne donnera aucun résultat, et le diagnostic ne sera possible que par l'*examen des urines*, dont nous parlerons plus loin.

II. — EXAMEN DES VOIES URINAIRES

I. *Uretères*. — Lorsque les uretères ont des parois épaissies et résistantes, ou que des calculs y sont enclavés, la palpation par le rectum ou le vagin peut donner d'utiles renseignements.

En éclairant la vessie au moyen de l'*endoscope*, l'embouchure des uretères devient visible, et le cathétérisme devient même possible. On peut ainsi recueillir séparément l'urine de l'un et l'autre rein, et comparer l'état anatomique et fonctionnel du rein supposé malade avec celui du rein supposé sain.

II. *Vessie*. — Lorsqu'elle est très distendue, l'inspection permet de constater une saillie de la région hypogastrique.

La *palpation bimanuelle* est la méthode de choix. L'index d'une main est introduit dans le rectum ou le vagin, l'autre main palpe avec précaution la paroi abdominale (au besoin on administre du chloroforme). Les renseignements qu'on acquiert sont nombreux : état de vacuité ou rétention d'urine, tumeurs...

Par la *cystoscopie*, on arrive à éclairer et à voir la paroi interne de la vessie.

Le cathétérisme, au moyen d'instruments métalliques spéciaux, permet de reconnaître la présence des calculs. Le choc du calcul contre le cathéter donne un son clair, perceptible à distance.

La *percussion* permet, dans certains cas, de constater l'état de réplétion de la vessie, à condition que le sujet ne soit pas trop gras. L'absence de matité n'est pas une preuve de l'état de vacuité de la vessie, car cet organe a pu se développer du côté du petit bassin plutôt que du côté de la paroi abdominale.

III. *Urètre*. — La vue indique l'étroitesse du méat, son imperforation, sa situation anormale (hypospadias...) ; les fistules, l'œdème de l'urètre.

La *palpation immédiate* se fait chez l'homme en promenant le doigt sur l'urètre, ce qui permet de sentir les nodo-

sités, les indurations qui accompagnent souvent les rétrécissements, les petits abcès qui échappent à la vue.

Par le *toucher rectal*, qu'on ne doit jamais négliger de pratiquer, le doigt explore les portions membraneuse et prosta-
tique de l'urètre.

Chez la femme, l'urètre peut être exploré directement par
le doigt.

La *palpation médiate* se fait surtout au moyen des bougies
à boule ou à olive (commencer par le n° 20 ou 21 de la filière
Charrière). Les plus grandes précautions d'asepsie et d'anti-
sepsie doivent être prises. Toute manœuvre tant soit peu
violente est toujours dangereuse ; la plus grande légèreté de
main possible est indispensable.

III. — EXAMEN DE L'APPAREIL GÉNITAL DE L'HOMME

I. *Scrotum, testicules, cordon.* — Par l'inspection
on juge de l'état de la peau du scrotum (rougeur, œdème),
du gonflement des bourses (hydrocèle, tumeurs...), de leur
flaccidité (varicocèle). Dans le cas d'hydrocèle, la recherche
de la *transparence* est nécessaire.

Par la *palpation*, on détaille toutes les parties de l'appareil
spermatique (corps du testicule ; corps, tête et queue de
l'épididyme ; canal déférent ; veines spermatiques). On se
rend compte des inversions ou des cas d'ectopie du testicule,
de l'état du canal inguinal.

La sensibilité du testicule est intéressante à connaître.

La palpation renseigne enfin sur la forme, la consistance
des tumeurs des organes spermatiques, sur l'existence des
hernies acquises ou congénitales.

L'exploration des *ganglions inguinaux* et *lombaires* complète l'examen ci-dessus.

II. *Périnée.* — L'inspection et la palpation minutieuse
de cette région sont indispensables (prolongements périnéaux
d'abcès urineux...).

III. *Prostate et vésicules séminales.* — L'exploration

se fait par le toucher rectal (hypertrophie, bosselures, consistance, tumeurs, abcès...).

IV. — EXAMEN DE L'APPAREIL GÉNITAL DE LA FEMME

Cet examen doit toujours être très complet, mais on doit penser à la possibilité d'une grossesse.

Nous ne ferons qu'indiquer les grandes lignes de cet examen qui relève du domaine de la gynécologie.

1º L'EXAMEN EXTERNE se fait suivant la méthode générale adoptée pour tous les autres appareils.

Les *seins* seront toujours examinés.

Dans la grossesse, la palpation abdominale prend une importance spéciale.

Les mensurations du bassin sont indispensables, dans certains cas.

2º L'EXAMEN INTERNE comprend comme méthode spéciale : le *toucher vaginal* et l'*examen au spéculum*.

Le toucher vaginal peut se combiner avec la palpation abdominale.

Le toucher rectal est toujours utile.

Au moyen de l'*hystéromètre*, on se rend compte des dimensions et de la direction de l'utérus.

3º Les SIGNES FONCTIONNELS (douleur, menstrues, écoulements variés...) doivent être étudiés avec soin.

V. — DE LA MICTION

On étudie la *fréquence* de la miction. Si elle est exagérée, il y a *pollakiurie* (πολλάκις, souvent). Celle-ci peut être diurne ou nocturne, douloureuse ou indolore. Elle peut être causée, chez les névropathes, par une influence nerveuse. On la rencontre dans des maladies générales (diabète, tabes...) ou certaines maladies de l'appareil génito-urinaire (cystite, maladies de la prostate, néoplasies vésicales, tuberculose de la vessie, *mal de Bright*, maladies utérines et ovariennes...).

Elle est un symptôme important de la *lithiase rénale*.

Si l'urine est plus abondante qu'à l'état normal, il y a *polyurie* (Voy. *Examen des urines*).

A. **Rétention d'urine.** — On dit qu'il y a rétention lorsque la vessie ne se vide pas spontanément. Elle peut être *aiguë* et se manifeste en dehors de toute affection urinaire (traumatismes, maladies infectieuses graves, certaines maladies du cerveau et de la moelle, le *tabes*, l'hystérie, les intoxications par l'opium, la belladone...).

La rétention aiguë existe encore après l'accouchement, à la suite d'opérations même éloignées de l'appareil génito-urinaire.

Dans tous ces cas, il s'agit d'une paralysie du corps de la vessie, le besoin d'uriner étant supprimé à cause de la perte de la sensibilité. Lorsque la pression intravésicale devient supérieure à la tonicité du col, l'urine s'échappe involontairement, il y a *incontinence par regorgement*.

La rétention aiguë s'observe également dans un grand nombre de maladies des voies urinaires (cystites, *rétrécissements*, prostatites...).

La rétention *chronique* ou incomplète est mieux dénommée *stagnation urinaire* ; elle est souvent la cause d'infection locale ou générale.

B. **Incontinence d'urine.** — C'est la sortie involontaire de l'urine hors de la *vessie* (et non du canal, ce qui arrive chez les rétrécis après la miction).

L'*incontinence nocturne* est surtout fréquente chez les enfants et chez les adolescents ; l'attaque nocturne d'*épilepsie* en est une cause fréquente (Trousseau). Dans d'autres cas, chez les jeunes enfants, la paresse ou l'habitude produisent cette incontinence.

Une autre variété est liée à l'*atonie* du sphincter urétral ou à l'*irritabilité vésicale*.

L'incontinence d'urine, tout comme la rétention, est symptomatique de certaines affections générales ou d'une affection de l'appareil urinaire. Les maladies de la moelle, le tabes s'accompagnent souvent d'incontinence *vraie*, qu'il ne faut pas confondre avec l'incontinence par regorgement, par rétention ; de plus, elle est le plus souvent *inconsciente* ; le malade ne sent pas qu'il urine, sa muqueuse urétrale est anesthésiée.

L'incontinence est fréquente chez les prostatiques et se manifeste surtout la nuit.

C. **Dysurie.** — La miction *difficile* est en même temps souvent *prolongée* (prostatites, rétrécissements ou maladies générales, telles que le tabes).

La miction, dans certains cas, est *entrecoupée* et se fait en deux ou trois temps (prostatites, nervosisme...).

Le *volume*, la *forme*, la *force* du jet sont importants à préciser.

De la douleur dans les maladies des organes génito-urinaires.

Miction douloureuse. — On fait préciser au malade l'intensité, le siège, les irradiations, le moment d'apparition de la douleur. La miction peut, en effet, être douloureuse au début, ou à la fin, ou d'une façon continue.

La douleur terminale peut se produire en dehors des maladies des voies urinaires (tabes, glycosurie...).

Les *douleurs* naissant sur un point quelconque de l'appareil génito-urinaire seront précisées, suivant les principes généraux que nous avons exposés à propos de l'examen du malade.

VI. — DE LA PERMÉABILITÉ RÉNALE

Elle a pour but de se rendre compte de l'état *fonctionnel* des reins ; elle ne renseigne pas sûrement sur les altérations anatomiques de ces organes, car ces altérations ne s'accompagnent pas nécessairement d'une diminution de la perméabilité.

L'étude de la perméabilité renseignera sur l'état de la fonction de sécrétion externe du rein.

En d'autres termes, *la perméabilité du rein représente sa valeur excrétrice* (Bernard).

Aucune des méthodes employées ne peut, à elle seule, être considérée comme donnant des résultats absolument certains, mais « la concordance des résultats obtenus par l'emploi de différentes méthodes acquiert une véritable valeur pratique » (Albarran).

I. **L'analyse chimique** de l'urine donne de très utiles renseignements sur l'état fonctionnel du rein, lorsque l'on recueille séparément l'urine de l'un et l'autre rein, et qu'un seul rein est malade. Dans ce cas, en effet, l'urine du rein sain sert de témoin et permet d'apprécier les troubles fonctionnels de l'organe malade.

Dans les maladies bilatérales, ce terme de comparaison n'existe pas, et l'augmentation ou la diminution d'une certaine substance dans l'urine peuvent provenir aussi bien d'un trouble fonctionnel du rein que d'un trouble quelconque d'un organe éloigné (foie, système nerveux, troubles de nutrition...).

II. **Densimétrie**. — Le taux des substances dissoutes dans l'urine est en rapport avec le degré de la perméabilité rénale.

Mais les changements de densité peuvent dépendre de troubles indépendants des fonctions rénales, et en particulier de la production exagérée de produits excrémentitiels au niveau d'autres organes.

III. **Toxicité urinaire.** — L'urine normale est toxique ; un kilogramme d'animal est intoxiqué par 45 centimètres cubes d'urine, d'après Bouchard (de 30 à 60 pour les différents auteurs). Ces 45 centimètres cubes représentent une *urotoxie*.

Lorsque la perméabilité rénale diminue, les poisons de l'organisme ne sont plus éliminés en aussi forte proportion, et les urines deviennent *hypotoxiques*.

Dans certaines néphrites, et avant l'apparition de toute urémie, les urines ont une toxicité très diminuée; une urotoxie ne suffit plus à tuer un kilogramme d'animal.

Mais il faut remarquer que la variation de toxicité des urines est facteur de la toxicité du sang, lequel est épuré par le rein ; donc cette variation n'est pas seulement dépendante de l'état fonctionnel de l'organe. D'où la nécessité de rechercher à la fois la toxicité des urines et du sang (sérum du sang).

Les opérations sont longues et minutieuses, peu faciles à exécuter, par conséquent de peu d'utilité pour le clinicien. Nous ne les décrirons donc pas.

IV. *Cryoscopie* (χρύος, froid). — Cette méthode est basée sur ce fait que l'abaissement du point de congélation des solutions est proportionnel à leur concentration moléculaire.

Or, les urines ont une concentration moléculaire qui varie d'après la quantité totale des substances dissoutes. (Point de congélation normal, — 1,35. Les variations observées ont oscillé entre — 0,59 et — 2,24.)

La perméabilité rénale a été étudiée d'après ce procédé, mais les résultats sont peu démonstratifs et ne sont pas supérieurs aux précédents.

V. *Épreuve du bleu de méthylène* (Achard et Castaigne). — Cette épreuve a pour but de rechercher la perméabilité *expérimentale* du rein, au moyen d'une substance étrangère introduite dans l'organisme.

La substance recommandée par Achard est le bleu de méthylène pur, en solution à 1 gramme pour 20, que l'on injecte à la dose de 1 centimètre cube dans le tissu musculaire de la fesse.

La vessie a été vidée préalablement, et à partir du moment de l'injection les urines sont recueillies de demi-heure en demi-heure, jusqu'à ce que les urines soient teintées en bleu. A partir de ce moment, il suffit de recueillir les urines, toutes les heures, dans des vases séparés.

Au début et à la fin, quand la teinte des urines n'est pas encore très nette, l'examen de la prise doit se faire dans un tube à essai que l'on regarde en profondeur (Hutin).

Si l'urine contient surtout du *chromogène* incolore, on

peut accentuer la teinte, en la chauffant avec de l'acide
acétique.

On fera la courbe d'élimination sur un tableau et l'on
appréciera le début, la fin, le maximum et le rythme de
l'élimination. A l'état normal, la courbe est celle reproduite
ci-dessous (fig. 72) :

Début .... 1/2 heure après l'injection.
Fin........................... 36 heures —   —
Maximum...................... 3   —   —   —
Rythme .... Continu, cyclique.

La courbe s'élève rapidement, se maintient en plateau
et s'abaisse rapidement.

Chez le brightique,
l'ascension est lente, le
plateau est peu net, la
descente traînante, le
rythme polycyclique ou
intermittent.

L'intermittence dans
l'élimination serait sur-
tout due, d'après Chauf-
fard et Cavasse, à un
trouble fonctionnel du
foie.

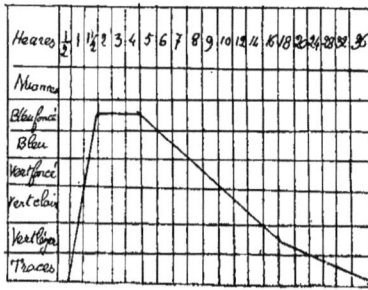

Fig. 72. — Courbe d'élimination du bleu
de méthylène.

Remarque. — Si, au lieu du bleu, on donne 20 grammes
d'urée, la courbe est sensiblement la même.

VI. *Glycosurie phlorizique* (Achard et Delamare). —
Après s'être assuré que l'urine du malade ne contient pas
de sucre, on fait une injection sous-cutanée de 1 centimètre
cube d'une solution de phlorizine à 1 p. 200, soit 5 milli-
grammes de phlorizine (glycoside de l'écorce de racine de
pommier).

Chez un sujet sain, le sucre apparaît dans les urines une
demi-heure après l'injection, et la glycosurie dure de deux
à quatre heures (1 à 2 grammes de sucre éliminé).

Les troubles pathologiques de cette glycosurie portent
sur la quantité qui est diminuée (hypoglycosurie), sur le

début qui est retardé, sur la durée qui est abrégée ou prolongée. Cette *irrégularité de l'épreuve phlorizique* indique,
dans la majorité des cas, une lésion rénale avec insuffisance
d'élimination.

En cas d'hypoglycosurie, la quantité de sucre éliminé
n'est pas en rapport avec le degré des altérations du rein.

EXAMEN DES URINES

L'examen des urines est fertile en renseignements sur l'état des organes ; il aide au diagnostic ou le complète. Mais l'analyse détaillée des urines est du domaine de la chimie biologique. Les traités spéciaux indiquent les différentes méthodes de recherches, qui nécessitent parfois des appareils de précision et des réactifs nombreux.

Le clinicien ne saurait supplanter le chimiste, mais il doit connaître un certain nombre de procédés d'analyse, faciles à exécuter au lit même du malade.

Nous n'indiquerons que ces méthodes simples, mais dans tous les cas nous exposerons, en une revue rapide, les conclusions basées sur l'analyse des urines, que cette analyse soit l'œuvre du clinicien ou du spécialiste.

VARIATIONS PHYSIOLOGIQUES DES URINES. — Les éléments normaux de l'urine sont variables suivant l'âge, le sexe, le poids du corps, l'alimentation, le travail musculaire...

L'enfant sain urine en proportion plus que l'adulte, et il excrète plus d'urée.

Le phénomène contraire se produit chez le vieillard.

La femme élimine moins de produits que l'homme.

L'alimentation, l'*ingestion des boissons* ont une grande influence sur les excreta. Il en est de même de l'activité physique ou intellectuelle.

Il existe également des variations physiologiques individuelles, ce qui a fait dire à Vieillard qu'il n'y a pas de type fixe et absolu d'urine normale.

I. — Caractères généraux des urines.

Les variations, pour être considérées comme pathologiques, doivent donc être importantes et persistantes.

1º VOLUME. — On doit recueillir *toutes* les urines émises

dans les vingt-quatre heures dans un bocal gradué. La quantité moyenne émise par un adulte est de 1 400 centimètres cubes, dans des conditions normales d'existence et d'alimentation (chez la femme, 1 100 centimètres cubes).

Il est indispensable de connaître la quantité d'urine des vingt-quatre heures, et de faire porter l'analyse sur un échantillon, prélevé sur l'ensemble, car la composition varie suivant les moments de la journée. On pourra ainsi connaître les résultats pour les vingt-quatre heures.

Supposons que l'urine d'un malade contienne 20 grammes de glycose par litre, si la quantité des urines des vingt-quatre heures est de 5 500 centimètres cubes, nous dirons que la quantité *totale* de glycose est de $\dfrac{20 \times 5\,500}{1\,000} = 110$ grammes (en vingt-quatre heures).

Il peut être intéressant de connaître le volume de l'urine de jour et de l'urine de nuit. A l'état normal, l'urine est émise plus abondamment le jour que la nuit (rapport de 67 à 33). A l'état pathologique, la polyurie nocturne est fréquente, ce qui peut avoir de l'importance pour le pronostic.

Lorsque le volume est augmenté, on dit qu'il y a *polyurie*. *Intermittente*, elle s'observe chez les nerveux ou en cas d'hydronéphrose intermittente. *Continue*, elle est un des principaux symptômes du diabète sucré, et a donné son nom au diabète insipide ou *polyurie essentielle* (traumatismes cérébraux...).

La polyurie se rencontre également dans le mal de Bright ou dans les lésions des voies urinaires inférieures (stagnation urinaire amenant de la pollakiurie et de la polyurie fonctionnelle).

Lorsqu'un individu rend une petite quantité d'urine, il y a *oligurie*; s'il n'en rend pas du tout, il y a *anurie*, qu'il faut différencier de la rétention d'urine (état de vacuité dans le premier cas, de rétention dans le second, de la vessie).

2° ASPECT. — L'urine normale est limpide à l'émission

Elle peut mousser avec facilité, ce qui est souvent dû à l'albumine.

3º ODEUR. — L'urine prend une odeur ammoniacale sous l'influence de diverses fermentations.

L'urine des diabétiques peut, comme l'haleine, prendre une odeur rappelant celle du chloroforme, parce qu'elle renferme de l'acide diacétique (coma imminent).

Certains médicaments donnent à l'urine une odeur spéciale (essence de térébenthine : odeur de violette).

4º COULEUR. — Elle varie avec le degré de concentration. La présence de produits anormaux (sang, bile, médicaments...) lui donne des teintes variables.

5º DENSITÉ. — Elle est fonction du volume et de la quantité des matières dissoutes. A l'état normal, elle est d'environ 1 018.

En multipliant par 2,33 les deux derniers chiffres de la densité, on obtient *approximativement* la quantité des corps solides dissous en grammes et par litre.

(Voy. *Étude de la perméabilité rénale.*)

6º RÉACTION. — L'urine normale est *acide*, et cette acidité est due principalement au phosphate acide de soude.

La réaction doit être cherchée (papier de tournesol ou à la phtaléine) au moment de l'émission. Dans certains cas, en effet, l'urine fermente rapidement, surtout dans les couches supérieures du bocal où on les recueille, alors que les couches inférieures sont encore acides.

Pratiquement on ne peut toujours (surtout en été) doser l'acidité sur l'ensemble des urines des vingt-quatre heures ; pour bien faire, il faudrait répéter cette recherche sur plusieurs échantillons et faire une moyenne.

Le principe du dosage de l'acidité est celui dont nous avons parlé au sujet du suc gastrique. Les chimistes ne sont pas d'accord sur l'unité qui doit servir à apprécier l'acidité urinaire ; on l'exprime le plus souvent en acide oxalique (1^{gr},32 par litre à l'état normal) ou en acide sulfurique (1^{gr},029).

A une urine plus acide que la normale correspond un

sérum du sang moins alcalin que la normale et réciproquement.

Joulie a fait des recherches intéressantes sur l'acidité,
mais ses conclusions thérapeutiques semblent tant soit peu
exclusives. D'après lui, 75 p. 100 des sujets examinés sont
des hypoacides, justiciables de l'administration de l'acide
phosphorique et du phosphate de soude, médication qui
n'est pas sans inconvénient lorsqu'elle est prolongée.

Le degré d'acidité varie avec l'alimentation. A l'état
pathologique, elle augmente dans les affections fébriles, le
rhumatisme, la *goutte*... ; elle diminue dans les maladies
d'estomac s'accompagnant d'hypochlorhydrie.

L'urine peut être alcaline, à l'émission, dans le cas de
stagnation urinaire. Le plus souvent, cette alcalinité est
due à la présence de carbonate d'ammoniaque (dédoublement de l'urée par une action bactérienne). Une baguette
en verre, trempée dans de l'acide chlorhydrique et promenée
au-dessus du bocal d'urine, se couvre de vapeurs blanches.

II. — Des principaux éléments normaux de l'urine.

A. *Urée*. — La dose normale émise par vingt-quatre
heures est de 18 à 20 grammes par litre, avec une alimentation mixte et des exercices modérés.

L'urée est le dernier terme de la transformation des
matières albuminoïdes.

L'*hyperazoturie* persistante indique une dénutrition exagérée (diabète azoturique, diabète sucré, goutte, états chroniques graves tels que la tuberculose...).

L'*hypoazoturie*, que nous avons signalée dans les affections du foie, se rencontre encore dans les états cachectiques,
les cardiopathies et gastropathies.

Certaines substances ou médicaments ont une action très
nette sur la production de l'urée ; les uns l'augmentent
(ferrugineux, chlorures alcalins), les autres la diminuent
(thé, café, alcool...) ; ces dernières substances sont appelées
des aliments d'épargne.

a. Dosage de l'urée. — Il est basé sur la décomposition de ce corps en azote et en acide carbonique, sous l'influence des hypobromites. L'acide carbonique est absorbé par l'excès d'alcali du réactif, et l'on note seulement le volume de l'azote dégagé :

$$C^2H^4Az^2O^2 + 3NaOBrO = 3NaBr + 2H^2O^2 + 2CO^2 + 2Az.$$

Par le calcul, on établit que :

   1 gramme d'urée dégage 370 centimètres cubes d'azote.

Par conséquent, si dans 1 litre d'eau nous mettons en dissolution $2^{gr},70$ d'urée, et si nous prélevons 1 centimètre cube de ce liquide, ce centimètre cube contiendra :

$$\frac{2^{gr},70}{1000} \quad 0^{gr},0027 \text{ d'urée.}$$

Or

   1 gramme d'urée dégage 370 centimètres cubes d'azote.

Donc,

   $0^{gr},0027$ d'urée dégage $370 \times 0,0027 = 0^{cc},999$ de Az.

Nous pouvons conclure que, lorsqu'une urine contient $2^{gr},70$ d'urée par litre, et qu'on prend 1 centimètre cube de cette urine sur lequel on fait agir la solution d'hypobromite de soude, le dégagement de Az est de $0^{cc},999$ ou, en chiffre rond, de 1 centimètre cube.

Lorsque l'urine contient x grammes par litre d'urée, et que 1 centimètre cube de cette urine soumis à la même réaction dégage y centimètres cubes de Az, nous pouvons écrire :

$$x = y \times 2^{gr},7.$$

Mais toute la quantité d'urée n'est pas décomposée, même en *sucrant l'urine* (procédé de Méhu), et pour tenir compte de cette cause d'erreur nous écrivons :

$$x = y \times 2,5.$$

Conclusion. — Pour doser l'urée, on prend 1 centimètre cube de l'urine examinée et l'on multiplie par 2,5 le nombre de centimètres cubes de Az dégagé. On a ainsi le résultat en grammes pour *un litre* d'urine.

b. MANIPULATION. — Dans un tube gradué, on verse une certaine quantité du réactif suivant (10 centimètres cubes environ) :

Lessive des savonniers (D = 1,33) ...	50 grammes.
Brome.........................	7 cent. cubes.
Eau distillée...................	140 grammes.

Au-dessus, on verse *le long de la paroi* une petite quantité d'eau distillée (2 centimètres cubes environ), qui est destinée à faire matelas et à empêcher le contact immédiat de l'urine avec le réactif, avant qu'on ait le temps de boucher le tube.

A ce moment, on fait une *première lecture* qui indique le nombre de centimètres cubes du liquide ainsi disposé dans le tube (soit 12 centimètres cubes, par exemple).

Avec une pipette graduée, on verse le long de la paroi 1 centimètre cube d'urine, et l'on bouche hermétiquement et le plus rapidement possible avec le pouce. La quantité totale du liquide est devenue :

$$12 + 1 = 13 \text{ centimètres cubes.}$$

On agite par des mouvements de renversement du poignet jusqu'à ce qu'il ne se dégage plus aucune bulle. On plonge le tube quelques instants dans de l'eau froide, la réaction ayant élevé la température du liquide.

On renverse alors le tube dans un vase rempli d'eau, on lâche le pouce, et on enfonce le tube jusqu'à ce qu'on obtienne l'égalité des niveaux entre l'eau du vase et le liquide du tube.

L'azote qui était sous pression chasse une partie du liquide du tube, et il est évident que le nombre des centimètres cubes de liquide ainsi chassé est égal à celui des centimètres cubes de Az dégagé.

On replace le pouce, on retire le tube et on le remet dans la position verticale, l'ouverture en haut. On lâche le pouce et on fait à ce moment la *deuxième lecture.*

Supposons que le liquide n'occupe plus que 5 centimètres cubes dans le tube. Il y a donc eu un dégagement de Az égal à :

$$13 - 5 = 8 \text{ centimètres cubes.}$$

L'urine analysée contient par conséquent :

$$8 \times 2^{gr},5 = 20 \text{ grammes d'urée par litre.}$$

c. MÉTHODE SIMPLIFIÉE. — Au lieu de se servir d'une pipette graduée au centimètre cube, on peut avoir un petit tube en verre exactement calibré et contenant 1 centimètre cube d'urine. On laisse glisser le long de la paroi (tube légèrement incliné) ce petit tube rempli d'urine (enlever au papier buvard le ménisque qui dépasse). Avant qu'il soit arrivé au contact du réactif, on a le temps d'obturer le grand tube ; le matelas d'eau devient ainsi inutile.

On fera la lecture avant l'introduction du petit tube ; celui-ci tombera dans la cuve à eau, et, par suite de son absence au moment de la deuxième lecture, il n'y aura aucune cause d'erreur surajoutée.

Enfin, on peut encore avoir à sa disposition un petit tube calibré à $1^{cc},35$ (au moyen du mercure dont la densité est de 13,5). Dans ce cas, en faisant un calcul semblable à celui indiqué précédemment, on trouve qu'il suffit de multiplier par 2 le nombre des centimètres cubes de Az dégagé (opération plus rapide pouvant se faire de tête).

B. **Chlorures.** — Le chlore se trouve dans l'urine presque entièrement à l'état de chlorure de sodium. A l'état normal, l'élimination est de 10 à 15 grammes par jour, quantité équivalente au taux des chlorures absorbés et contenus dans les aliments.

Si les chlorures éliminés sont inférieurs aux chlorures absorbés, il y a *rétention chlorurée.* Celle-ci peut se produire dans de nombreux états pathologiques. Dans la *pneumonie,* la rétention est très accentuée, puis une décharge se produit au moment de la défervescence. Dans l'*asystolie,* la rétention est due à l'insuffisance de la circulation. Dans les *néphrites*, elle est due pour une grande part à l'imperméabilité rénale.

La quantité des chlorures est encore diminuée dans les maladies graves du foie (Voy. *Examen du foie*).

La rétention détermine souvent l'hydratation des tissus (*œdèmes*) révélée par l'augmentation du poids du corps. « Les substances retenues attirent dans les tissus l'eau nécessaire pour maintenir leur dilution à un taux voisin de celui du sang. » (Achard.)

Mais l'œdème n'accompagne pas toujours la rétention ; il peut y avoir *rétention chlorurée sèche*.

Le degré de la rétention chlorurée peut être apprécié par l'*épreuve de la chlorurie alimentaire* (Achard), car les pesées du corps indiquent seulement, en cas d'œdème, les variations de la rétention. On fait absorber au malade 10 grammes de chlorure de sodium, ou l'on calcule la quantité de sel absorbé avec les aliments. On dose les chlorures dans les urines, et la différence du sel ingéré et du sel excrété indique le degré de rétention.

Cette expérience doit être conduite avec prudence et ne pas être répétée trop de jours consécutifs.

Le *dosage* des chlorures se fait facilement au moyen d'une solution titrée de nitrate d'argent.

C. Phosphates. — L'urine contient des phosphates alcalins solubles (phosphate de potasse et phosphate acide de soude), et des phosphates *insolubles* (phosphate de chaux et de magnésie), *sauf en milieu acide*.

Sous l'influence de la fermentation ammoniacale, le phosphate acide de soude se transforme en phosphate double de soude et d'ammoniaque.

A l'état normal, les urines des vingt-quatre heures contiennent 3^{gr},20 de phosphates.

Leur quantité est *augmentée* dans les lésions cérébrales, la neurasthénie, après les crises d'épilepsie, dans le rhumatisme, l'ostéomalacie, la *tuberculose au début*, le *diabète phosphaturique*...

Il y a *hypophosphatie* dans les maladies infectieuses (pneumonie, fièvre typhoïde, scarlatine, malaria, anémie, cancer...).

La proportion relative des phosphates alcalins et des phosphates terreux (1 à 3) pourrait être inversée dans les attaques d'hystérie, d'après certains auteurs. Cette conclusion ne paraît pas justifiée.

Le *dosage* des phosphates nécessite des manipulations assez complexes.

D. **Sulfates**. — Trois grammes sont éliminés par jour. Leur variation pathologique est peu connue. Ils diminuent chez les rachitiques, les arthritiques, les rhumatisants, les goutteux... (dosage complexe).

E. **Acide urique**. — La quantité éliminée en vingt-quatre heures est de 0^{gr},50 environ.

Cet acide est peu soluble à froid (1 p. 18 000) ; il est beaucoup plus soluble dans l'eau bouillante (1 p. 1 500). Donc, dans une urine peu abondante, mais dans laquelle la proportion d'acide urique reste la même, cet acide se déposera au moment du refroidissement, et en même temps il fixera la matière colorante de l'urine. Par l'ébullition, le précipité se redissoudra.

L'acide urique peut exister à l'état d'urate ; ce que nous disons de l'acide est applicable aux urates.

RECHERCHE QUALITATIVE DE L'ACIDE URIQUE ET DES URATES. — Une parcelle du sédiment est chauffée dans une capsule avec quelques gouttes d'acide azotique concentré. On évapore à sec et on ajoute quelques gouttes d'ammoniaque. Il se forme une coloration rouge pourpre (*réaction de la murexide*). L'acide urique s'est décomposé en urée et en alloxane, et il s'est formé un iso-alloxanate d'ammoniaque (de couleur pourpre).

Le *dosage* de l'acide urique est du domaine de la chimie.

La teneur de l'urine en acide urique est particulièrement intéressante dans la goutte et la leucémie. L'excès d'acide urique est typique dans la maladie goutteuse.

L'augmentation se rencontre aussi dans la splénomégalie, la pneumonie, la fièvre typhoïde (*urines fébriles*).

Le surmenage physique et intellectuel, le changement de régime produisent une augmentation passagère des urates.

F. Indican. — L'indican existe dans l'urine normale, mais en petite quantité. Il se produit par oxydation de l'indol. Celui-ci provient lui-même de la décomposition des albuminoïdes. Cette décomposition a lieu le plus souvent dans l'intestin, et résulte de fermentations intestinales anormales (constipation opiniâtre, fièvre typhoïde, gastro-entérites...). Elle peut aussi résulter d'une destruction des éléments cellulaires au niveau d'un foyer de suppuration (abcès, empyème, péritonite purulente...), ou d'une destruction plus généralisée au niveau des tissus et due à un trouble quelconque dans les échanges organiques.

De ce qui précède, il résulte que l'indicanurie est très fréquente, et le praticien attache en général peu d'importance à sa constatation.

Cependant, comme l'a fait remarquer Slovtzov, la recherche méthodique de l'indican peut être utile au diagnostic.

Dans le cas d'un trouble des échanges organiques, l'indicanurie est peu accentuée ; son élimination, étudiée *heure par heure*, reste uniforme. L'administration d'un alcalin diminue quelquefois l'indicanurie ; c'est lorsque la décomposition des albuminoïdes dans les tissus est sous la dépendance d'une intoxication acide (oxalurie, diathèse urique...).

Dans le cas de fermentations intestinales prépondérantes, l'indicanurie est plus forte que précédemment. Elle atteint son maximum au moment de la digestion intestinale (quatre à cinq heures après le repas). Le régime lacté, le sous-nitrate de bismuth... diminuent cette indicanurie ; les alcalins l'augmentent par suite de la neutralisation relative du suc gastrique, dont l'acidité entrave les fermentations intestinales et par suite la formation de l'indol.

Carles (de Bordeaux) a en effet signalé la proportion élevée d'indican en cas d'hypo- ou d'anachlorhydrie (cancer de l'estomac), et sa disparition dans l'hyperchlorhydrie.

Dans le cas d'une suppuration, l'indicanurie est très élevée, avec maximum d'élimination vers le soir, au moment de l'ascension thermométrique. L'alimentation, les alcalins n'ont aucune influence sur les quantités d'indican excrétées.

RECHERCHE DE L'INDICAN. — On peut employer le procédé suivant. On met dans un tube quantités égales d'urine et d'acide chlorhydrique, on ajoute quelques gouttes d'eau oxygénée ou d'une solution concentrée de chlorure de chaux fraîchement préparée, et une petite quantité de chloroforme.

On mélange par plusieurs renversements du tube, celui-ci étant obturé au moyen du pouce, et on laisse reposer. Le chloroforme s'empare de l'indican et se dépose au fond du tube en prenant une teinte bleue plus ou moins foncée.

Si l'urine contient de l'albumine, celle-ci doit être éliminée préalablement par l'ébullition et la filtration.

III. — Des principaux éléments pathologiques de l'urine.

A. *Albumines et albuminoïdes.* — Les albumines qui intéressent le clinicien sont la *sérine* et la *globuline* ; l'albuminoïde qu'on recherche surtout est la *peptone*.

L'urine doit être préalablement filtrée, si elle contient des particules solides en suspension ou des matières épithéliales.

1º RECHERCHE DES ALBUMINES. — a. *Procédé de la chaleur et de l'acide acétique.* — (Nous supposons l'urine faiblement acide, mais non alcaline ; si elle était alcaline, il faudrait l'acidifier au préalable. Il faut donc rechercher tout d'abord la réaction de l'urine au papier de tournesol.)

On remplit à moitié d'urine un tube à essai, on ajoute une goutte ou deux d'acide acétique dilué (1 d'acide pour 9 d'eau). Si à ce moment il se forme un précipité, c'est que l'urine contient de la *mucine* ; on filtre.

On saisit le tube par sa partie inférieure et on chauffe la partie supérieure de l'urine jusqu'à la première ébullition.

Si un précipité se forme, ce précipité ne peut être que de l'albumine.

Remarque. — Il est *essentiel* de ne pas ajouter un excès d'acide acétique, car l'albumine est soluble dans un excès d'acide.

Ce procédé est rendu plus sensible, au cas où il y a peu d'albumine, si on ajoute à l'urine 5 p. 100 de chlorure de sodium.

Potain a fait remarquer que ce procédé simple et précis de la recherche de l'albumine peut être mis à exécution dans presque toutes les circonstances : dans une cuiller en fer on met l'urine, on y ajoute un peu de sel et quelques gouttes de vinaigre (au moyen d'un bois d'allumette) ; on chauffe en allumant un tampon imbibé d'eau-de-vie.

Ce procédé permet de déceler des *traces* d'albumine.

b. *Méthode de Heller.* — Elle consiste à verser lentement de l'urine à la surface d'acide nitrique nitreux placé dans un verre.

Il se forme un anneau blanc d'albumine dont nous parlerons plus loin, à propos de la recherche des pigments biliaires.

Ce procédé comporte des causes d'erreur et il n'est pas moins simple que le précédent.

c. De *nombreux réactifs* précipitent l'albumine, mais nous ne voyons aucune utilité à s'en servir, au moins pour le clinicien.

2° DOSAGE DE L'ALBUMINE. — Cliniquement on fait ce dosage par la *méthode d'Esbach*. Le tube d'Esbach porte deux lettres : U (à sa partie moyenne ; urine) et R (réactif ; à sa partie supérieure) et des divisions de 1 à 7 correspondant aux quantités d'albumine en grammes.

On remplit d'urine jusqu'à U, puis jusqu'à R on ajoute le *réactif picro-citrique* :

> Acide picrique.................... 1 gramme.
> Acide citrique.................... 2 grammes.
> Eau distillée...................... 100 cent. cubes.

On bouche avec le pouce et on retourne le tube, sans

secousses, une dizaine de fois. On place le bouchon et on laisse reposer le tube, dans la position verticale, pendant vingt-quatre heures.

Le précipité est évalué en grammes au moyen de la graduation.

Si l'urine contient beaucoup d'albumine, il faut l'étendre d'eau dans une proportion connue, de façon que le coagulum ne dépasse pas l'échelle des divisions.

Le résultat de cette méthode est très approximatif, et ne peut être comparé à celui de la pesée du coagulum lavé et séché à 100°.

3° SÉPARATION DES DIVERSES ALBUMINES. — a. *Sérine.* — C'est l'albumine *normale*, c'est-à-dire celle qu'on rencontre le plus souvent dans les urines albumineuses.

Les procédés ci-dessus décrits s'appliquent à cette sorte d'albumine.

b. *Globuline.* — Veut-on savoir si l'urine contient de la globuline en même temps que de la sérine, le procédé le plus simple consiste à aciduler l'urine par l'acide acétique, et à ajouter un volume égal d'une *solution saturée de sulfate de magnésie.* On agite et on laisse reposer, dans un endroit frais, pendant vingt-quatre heures. Le coagulum s'étale à la surface ou flotte dans le liquide.

4° RECHERCHE DES PEPTONES (ALBUMINOÏDES). — La *réaction du biuret* les caractérise.

Après avoir coagulé l'albumine par la chaleur et filtré l'urine, on met dans un tube une petite quantité d'urine qu'on additionne de quatre ou cinq gouttes de *liqueur de Fehling* (qui contient un sel de cuivre et l'alcali nécessaire à la réaction).

L'urine contenant des peptones prend une belle coloration violette.

SIGNIFICATION SÉMIOLOGIQUE DE L'ALBUMINURIE ET DE LA PEPTONURIE. — Lorsqu'un liquide étranger (sang, pus, sperme...) est mêlé à l'urine, il est évident que l'on constate la présence de l'albumine. Il faut d'abord écarter ces *albuminuries accidentelles*, en reconnaître l'origine ; et, comme

nous le verrons, le microscope est très utile dans ces différents cas.

Il existe des albuminuries dites *physiologiques*, se produisant après des exercices violents, des repas copieux, un
bain froid, etc. Elles ne se produisent pas chez tous les individus, et la plupart semblent liées à des modifications de la
tension sanguine, sous les influences ci-dessus mentionnées
(Senator).

On décrit des albuminuries *cycliques* et *orthostatiques*
(albuminuries *a minima*). Elles semblent dues à des lésions
de néphrite légère (*débilité rénale* de Castaigne résultant du
passage dans le sang du fœtus d'humeurs *néphrotoxiques*
provenant d'une mère atteinte d'une maladie rénale) (Castaigne et Rathery). Ces altérations peuvent être superficielles
et compatibles avec la vie; mais, à l'occasion des moindres
poussées toxiques ou infectieuses, le rein présente des réactions lésionnelles. Ces albuminuries peuvent s'aggraver par
conséquent et se compliquer d'accidents graves (rétinite par
exemple).

Certains *médicaments* causent de l'albuminurie (antipyrine, chloral, salol...).

L'albumine apparaît, à titre de complication, dans de
nombreux *états infectieux* graves ou chroniques.

Enfin elle est le plus souvent symptomatique d'une maladie constituée du rein, du *mal de Bright*, ou d'une *cardiopathie*. Ces deux maladies se compliquent souvent l'une
l'autre, et l'albuminurie est alors d'origine complexe.

La PEPTONURIE apparaît dans les maladies où il y a destruction des globules blancs du sang (affections suppuratives
des os, pneumonie, rhumatisme aigu...). Elle peut être due
à ce que les peptones ne se transforment plus en albumine
assimilable, au niveau de la muqueuse digestive altérée
(cancer de l'estomac, dysenterie, tuberculose de l'intestin...).

Elle peut être d'origine nerveuse (méningo-encéphalite).

B. *Glycose.* — 1° RECHERCHE DE LA GLYCOSE. — Le
moyen le plus simple consiste à se servir de la *liqueur de
Fehling* qui est ainsi composée :

On a d'une part une solution de :

Sulfate de cuivre..............	34^{gr},64
Eau distillée................	200 grammes.

D'autre part, on fait dissoudre :

Sel de Seignette (tartrate de potasse et soude).............	173 grammes.
Lessive de soude pure (D=1,33).	500 à 600 —

On verse ce dernier mélange dans la solution de sulfate de cuivre, et on complète à 1 000 centimètres cubes avec de l'eau distillée (à conserver à l'abri de la lumière).

Manipulation. — On verse dans un tube une petite quantité de liqueur de Fehling, qu'on chauffe à ébullition pour s'assurer qu'il ne se produit aucun changement de coloration, que la liqueur reste bleue (bon état de conservation).

On ajoute une quantité d'urine qui n'a jamais besoin d'être supérieure à celle de la liqueur. On chauffe de nouveau à *ébullition.*

Si l'urine contient une notable quantité de sucre, la teinte bleue passe au *rouge-brique* par formation d'un oxydule cuivreux.

(En langage courant, on emploie souvent le nom de sucre au lieu de dire glycose, mais il faut savoir que la saccharose ou sucre ne réduit pas la liqueur cupro-potassique).

Quand il ne se produit aucune réduction de la liqueur, on peut affirmer que l'urine ne contient pas de glycose, mais la réciproque n'est pas vraie.

En effet, la glycose n'est pas la seule substance capable de réduire la liqueur de Fehling. Un excès d'urée et d'acide urique, de phosphates, de matières colorantes, etc., peut produire la réduction.

Il est possible d'éviter cette cause d'erreur en *déféquant* les urines préalablement. Pour cela, on ajoute à l'urine 1/10 de son volume d'acétate basique de plomb. On filtre une première fois. On agite avec un excès de carbonate de soude (sec et pur), et on filtre une deuxième fois.

L'essai à la liqueur de Fehling sera fait sur l'urine ainsi déféquée.

Une autre cause d'erreur existe de ce fait qu'un certain nombre de médicaments réduisent la liqueur (chloroforme, chloral, antipyrine, salol, sulfonal...).

L'examen au *saccharimètre*, après défécation, sera le seul moyen de déceler la présence du sucre dans les cas que nous venons d'énumérer.

En résumé : 1º si la liqueur de Fehling n'est pas réduite, il n'y a pas de sucre ; 2º si elle est réduite, le saccharimètre seul permet d'affirmer la présence de la glycose.

2º Le DOSAGE DU SUCRE se fait au moyen de la liqueur de Fehling *titrée* ou par le saccharimètre (consulter les ouvrages spéciaux).

SIGNIFICATION SÉMIOLOGIQUE DE LA GLYCOSURIE. — La glycose ou sucre de raisin n'apparaît dans les urines qu'à l'état pathologique.

La glycosurie peut être *passagère* (Voy. *Examen du foie*). On peut se demander si cette glycosurie alimentaire ne constitue pas un diabète latent.

Dans la goutte, l'obésité, le tabes, les lésions bulbaires, on constate souvent ce genre de glycosurie.

La glycosurie *permanente* est symptomatique du diabète sucré (diabète gras, arthritique ; diabète maigre, pancréatique).

Le dosage du sucre, chez les diabétiques, est loin de donner des indications sur le pronostic. La diminution ou même la disparition du sucre coïncide souvent avec des complications graves (coma diabétique).

Au lieu de la glycose, on peut rencontrer dans les urines de la *lévulose*, qui dévie à gauche la lumière polarisée et réduit la liqueur cupro-potassique (diabète lévulosurique).

C. **Bile.** — A l'état normal, l'urine ne contient pas de bile. Si elle en renferme, elle a une teinte assez caractéristique (jaune foncé).

Les recherches porteront sur les pigments biliaires et les acides biliaires, puis le pigment anormal, l'urobiline.

1° PIGMENTS BILIAIRES (bilirubine et ses dérivés). — Ils seront recherchés par :

a. La *réaction de Gmelin*, qui consiste à faire couler lentement de l'acide nitrique nitreux sur de l'urine. Il se produit une série d'anneaux colorés, qui sont, de haut en bas, vert, bleu, violet, rouge, jaune. *Le vert seul est caractéristique.*

b. *Réaction de Maréchal.* — Par addition d'eau iodée (1 p. 13), il se produit une coloration vert-émeraude.

La solution d'iode à 1 p. 100 donne une réaction beaucoup plus sensible (Rosin).

Si les pigments sont en très faible proportion, il faut les dissoudre dans le chloroforme et traiter celui-ci, après décantation, par l'acide azotique.

c. *Spectroscope.* — Par le spectroscope à main de Hayem, qui est d'un usage facile en clinique, on reconnaît les pigments biliaires. Ils éteignent toute la partie droite du spectre.

2° ACIDES BILIAIRES (taurocholate de soude).

a. *Réaction de Haycraft.* — On saupoudre la surface de l'urine, fraîchement émise, filtrée et non recouverte de poussière, avec un peu de *fleur de soufre* finement pulvérisée. Ce soufre tombe presque aussitôt au fond du verre, si l'urine contient des acides biliaires, qui diminuent la tension superficielle de l'urine.

Après cinq minutes, la précipitation n'a plus aucune valeur.

Cette méthode comporte des causes d'erreur, par suite de la présence de certains médicaments dans les urines.

b. *Réaction de Pettenkofer.* — On ajoute à l'urine quelques gouttes de sirop de sucre. On dépose quelques gouttes de cette urine ictérique sucrée sur du papier à filtrer. On laisse sécher. Puis on laisse tomber, à l'aide d'une baguette de verre, sur le papier, une goutte d'acide sulfurique concentré ; il apparaît une couleur *rouge carmin*, qui tourne au violet pourpre.

3° UROBILINE. — Ce pigment anormal se recherche au moyen :

a. *Du spectroscope.* — On observe dans le vert une bande

d'absorption, dont l'intensité varie avec la proportion de
l'urobiline.

Pour rendre visible le *chromogène d'urobiline* au spectroscope, il faut l'oxyder par de l'eau iodée (iode, $0^{gr},50$; iodure
de potassium, 12 grammes ; eau, 100 grammes). La bande
ci-dessus apparaît.

Lorsque l'urine contient à la fois de l'urobiline et des
pigments biliaires, ces derniers donnent également une bande
d'absorption dans le vert. Il faut alors employer le procédé
de Hayem :

Dans un tube étroit on met de l'urine ; on verse goutte à
goutte de l'eau acétifiée, qui ne se mélange pas avec l'urine.
L'urobiline diffuse plus vite que les pigments, et si l'on examine au spectroscope la partie où se fait l'union des deux
liquides, on constate la bande d'absorption du pigment
anormal.

b. *Réaction de Gerhardt*. — L'urine est agitée avec du
chloroforme qu'on décante ; on l'additionne d'eau iodée,
puis on l'agite avec une lessive potassique diluée. L'urobiline donne à cette lessive une coloration jaune allant jusqu'au brun jaunâtre et une fluorescence d'un vert superbe
(dichroïsme).

VALEUR SÉMIOLOGIQUE DE LA BILE (Voy. *Examen du
foie : Ictère*).

Dans la *fièvre typhoïde*, l'urobiline apparaît le plus souvent
au commencement ou au milieu du troisième septénaire ;
elle persiste après l'apyrexie. En cas de rechute, l'urobilinurie diminue ou disparaît pour réapparaître avec la chute
de la température. L'importance de l'élimination ne semble
pas liée à la bénignité ou la gravité de la maladie (Abel-
mann).

Dans la *pneumonie*, l'urobiline existe dans les urines dès
le début de la maladie, et disparaît rapidement au moment
de la crise terminale.

D. **Acétone**. — **Acide diacétique**. — L'acétone se
reconnaît à l'*odeur* (odeur acétonique rappelant le chloroforme).

L'acide diacétique se recherche par la *réaction de Gerhardt*. On se sert d'une solution de perchlorure de fer *très diluée* (couleur rosée) qu'on ajoute en excès à l'urine. En cas d'acide diacétique, l'urine prend une coloration rouge foncé (vin rouge de Bourgogne foncé).

Cette réaction ne doit pas être négligée dans le diabète, où elle permet de prévoir les terribles complications de la maladie (coma diabétique).

IV. — De l'action de l'acide azotique sur l'urine
(aperçu d'ensemble).

Nous avons parlé de la réaction de Heller pour la recherche de l'albumine, de celle de Gmelin pour les pigments biliaires, nous allons maintenant donner un aperçu d'ensemble des différents cas qui peuvent se présenter lorsqu'on fait agir de l'acide azotique sur l'urine.

L'urine *limpide* occupant le fond du verre, on verse doucement de l'acide nitrique nitreux au moyen d'un tube effilé. L'acide tombe au fond du verre, et l'on attend quelques minutes.

(En cas où le malade suit un traitement résineux, il faut avoir soin de traiter l'urine par l'acide acétique et la filtrer préalablement.)

1º ALBUMINE. — L'anneau d'albumine est situé à l'union des deux liquides.

Si l'urine albumineuse contient en même temps un excès d'urée, l'acide décompose cette urée, et les gaz azote et acide carbonique ainsi produits s'échappent sous forme de bulles, qui soulèvent le voile d'albumine à sa partie supérieure.

2º BILE (pigments biliaires). — L'anneau vert caractéristique est situé au-dessous du disque d'albumine. L'*urobiline* et le *pigment rouge brun* se manifestent par un anneau de couleur *acajou foncé*.

3º URÉE. — En cas d'excès d'urée, celle-ci n'est pas toute décomposée : une partie est précipitée au fond du verre sous forme de petits cristaux d'aspect grenu, cristallin.

· 4° Acide urique. — L'anneau, formé de petits cristaux,
est situé à 1 ou 2 centimètres au-dessus de l'anneau d'albumine, par conséquent au-dessus de la surface de séparation
des deux liquides (urine et acide nitrique).

En chauffant le récipient à +50°, cet anneau disparaît.

V. — Diazo-réaction d'Ehrlich.

On prépare deux solutions :

Solution n° 1.

Acide sulfanilique...............   5 grammes.
Acide chlorhydrique pur.........   50   —
Eau distillée .... Q. S. p. 1 litre.

Solution n° 2.

Nitrite de soude...............   0^{gr},50
Eau distillée................... 100 grammes.

·On met dans un verre 5 centimètres cubes d'urine, on
ajoute 5 centimètres cubes de la solution n° 1, puis 3 gouttes
de la solution n° 2, et enfin 20 gouttes d'ammoniaque.

On agite le mélange et, si la réaction est positive, le liquide
prend une coloration rouge-sang, et *la mousse une coloration
rosée.*

Dans la *fièvre typhoïde*, la diazo-réaction est très souvent
positive, mais nullement pathognomonique, puisqu'elle existe
dans la tuberculose aiguë, la pneumonie, certaines maladies
éruptives. Elle n'a par conséquent qu'une valeur relative
pour le diagnostic.

Sa valeur pronostique dans la tuberculose serait plus
considérable ; une diazo-réaction positive prouverait la gravité de l'affection.

- (C'est un élément de la série des corps aromatiques qui
donne naissance à cette réaction.)

VI. — Des rapports urologiques.

Actuellement on attache, à juste titre, une grande importance aux rapports entre eux des éléments qui consti-

tuent normalement la sécrétion urinaire; ce sont les *rapports urologiques*. Ils donnent des indications sur la *qualité* de l'excrétion.

Une analyse très complète de l'urine est nécessaire et ne peut être faite par conséquent par le clinicien.

D'ailleurs, il faut bien remarquer que ces rapports ne sont qu'un appoint pour l'étude du malade, et qu'ils ne doivent pas faire négliger la *valeur absolue* de chaque résultat.

Nous ne citerons que les principaux rapports urologiques :

1° RAPPORT DE L'URÉE A L'AZOTE TOTAL OU RAPPORT AZOTURIQUE. — Plus la nutrition est bonne, plus l'azote s'élimine sous forme d'urée.

A l'état normal, ce rapport est de 86 à 88 p. 100.

Il augmente dans le diabète sucré.

Il diminue dans la tuberculose, la neurasthénie et sous l'influence de l'antipyrine (75 p. 100).

2° RAPPORT DE L'URÉE A L'ACIDE URIQUE. — Il est de 2,25 p. 100 à l'état normal. Il s'accroît dans toutes les affections hépatiques, l'ictère, la goutte, l'arthritisme.

3° RAPPORT DES MATIÈRES MINÉRALES AU RÉSIDU FIXE OU COEFFICIENT DE DÉMINÉRALISATION. — Il est de 30 p. 100. Sa variation permet, dans certains cas, d'étayer un diagnostic précoce de tuberculose.

VII. — Recherche de quelques médicaments dans l'urine.

Dans certains cas, il peut être utile de rechercher les médicaments qui s'éliminent par le rein.

Nous en citerons quelques-uns :

1° ALCALOÏDES. — On se sert du *réactif de Tanret* :

Iodure de potassium	5gr,187
Bichlorure de mercure	2gr,11
Acide acétique cristallisé	31 cent. cubes.
Eau	Q. S. p. 100 —

Il précipite les alcaloïdes, et le précipité disparaît par la chaleur ou par addition d'alcool.

Ce réactif précipite aussi l'albumine, mais la confusion n'est pas possible, car le disque albumineux persiste et s'accentue même par la chaleur.

2° ANTIPYRINE. — Les urines donnent une coloration *rouge-groseille* par l'addition de perchlorure de fer dilué.

3° ACIDE SALICYLIQUE. — SALICYLATES. — Coloration *violette* par le perchlorure de fer dilué.

Souvent, les phosphates précipitent sous forme de phosphates de fer et masquent la teinte.

Il faut dans ce cas isoler l'acide salicylique. Pour cela on ajoute IV gouttes d'acide chlorhydrique à 50 centimètres cubes d'urine, et l'on remue doucement avec 10 centimètres cubes d'éther. Après repos, on décante et on verse l'éther à la surface d'un verre plein d'eau et contenant une *petite* quantité de perchlorure de fer. L'éther s'évapore et des stries violettes apparaissent sur les bords du verre.

4° IODURES. — On ajoute à l'urine quelques gouttes d'acide nitrique nitreux, puis du chloroforme, qui prend une teinte *rose* après agitation.

On peut encore ajouter de l'acide nitrique et quelques fragments de *pain azyme*. La formation d'iodure d'amidon donne à ces fragments une teinte *bleue* très nette.

5° BROMURES. — Même technique que pour les iodures. Le chloroforme prend une teinte *jaune* très manifeste.

Dans cette recherche des iodures et des bromures, on peut avec avantage remplacer l'acide nitrique par quelques gouttes d'*eau chlorée* et quelques gouttes d'*acide chlorhydrique*.

VIII. — Recherche des sédiments organisés.

1° MUCUS. — Le mucus est précipité à froid par l'acide acétique et dissous par l'ammoniaque.

2° PUS. — On le reconnaît par la recherche chimique suivante (réaction de Donné) : dans le verre à pied qui contient l'urine purulente, on ajoute peu à peu de l'ammoniaque en battant fortement avec un agitateur. Le pus forme une masse filante, gélatineuse.

On reconnaît encore le pus par l'examen microscopique (Voy. plus loin).

Nous avons déjà dit que les urines purulentes étaient forcément albumineuses (albumine du pus ou pyine). L'exis-

Fig. 73. — Spectre de l'hémoglobine.

tence du pus établie, il faut en rechercher l'origine au point de vue sémiologique.

3° SANG. — a. *Procédé de Heller.* — Trois volumes d'urine sont mélangés à 1 volume de lessive de soude. On chauffe : le liquide prend une coloration *vert-bouteille.* Puis les phosphates terreux se précipitent, s'ils existent en quantité suffisante, et ils ont une coloration brun de rouille.

b. *Procédé d'Almen et Schönbein.* — Si l'on verse sur de l'urine normale un mélange à parties égales de teinture de gaïac et d'essence de térébenthine ozonisée (essence vieille), il se produit un dépôt de résine à la surface de séparation des liquides.

Lorsqu'il y a du sang dans l'urine, il se forme un anneau *bleu indigo* au-dessus de la couche de résine.

c. *Spectroscope* (fig. 73). — Deux bandes noires se forment dans le spectre : une dans le jaune, l'autre dans le vert.

C'est le spectre d'absorption de l'hémoglobine oxygénée de Hoppe-Seyler.

Si on ajoute quelques gouttes de sulfhydrate d'ammoniaque (agent réducteur), qui transforme l'hémoglobine en oxyhémoglobine, le spectre se modifie : les deux bandes précédentes s'élargissent et se réunissent pour ne plus former qu'une seule bande.

d. *Microscope* (Voy. plus loin).

La valeur sémiologique de la présence du sang dans les urines est subordonnée au moment de l'apparition du sang pendant la miction (faire uriner le malade dans plusieurs verres pour une même miction), à l'étude de tout l'appaeil urinaire et à l'examen complet du malade.

4° CYLINDRES (Voy. *Recherches microscopiques*).

IX. — Recherche des sédiments cristallins.

Lorsqu'une urine laisse déposer des cristaux, on peut les étudier au moyen du microscope.

Certains ont des formes caractéristiques.

Nous ne ferons que citer les principaux cristaux *minéraux* ou *organiques*. Les premiers peuvent être formés par de l'oxalate de chaux, du phosphate ammoniaco-magnésien, du phosphate double de chaux et de magnésie, des carbonates.

Les seconds peuvent être formés par de l'acide urique ou des urates, de l'acide hippurique, de l'indigo, de la cholestérine, etc.

Au point de vue sémiologique, ils n'ont d'importance que s'ils sont très abondants et persistants.

Calculs. — Ils sont rarement constitués par une substance unique. Ils contiennent, en général, de l'eau, du mucus, de l'albumine, des pigments et acides biliaires, des matières extractives, des sels solubles.

Leur étude est du domaine de la chimie.

X. — Recherches microscopiques sur les urines.

Technique générale. — On recueille l'urine dans un verre soigneusement nettoyé pour éviter la présence des corps étrangers. On la laisse reposer et on examine une partie du dépôt après décantation.

Il peut y avoir intérêt, dans certains cas, à centrifuger l'urine, de façon à avoir un dépôt plus aggloméré.

De longs *filaments* peuvent exister dans l'urine ; ils proviennent de l'urètre et persistent longtemps à la suite d'une blennorragie.

Le microscope permet de reconnaître l'origine des *cellules épithéliales* ; elles peuvent provenir de toute l'étendue de l'appareil urinaire.

I. *Cylindres urinaires.* — Ce sont des agglomérations d'éléments ou des coagulations de composition variable

Fig. 74. — Cylindres granuleux.   Fig. 75. — Cylindres cireux.

ayant tous une forme plus ou moins cylindrique, parce qu'ils ont pris naissance dans les tubes urinifères.

Les plus importants sont :

a. Les *cylindres granuleux* (fig. 74), qui sont courts, à bords nets et franchement cylindriques. Les granulations très fines, très réfringentes qu'ils contiennent proviennent des cellules mêmes des tubuli contorti en état de cytolyse protoplasmique (Castaigne et Rathery).

b. Les *cylindres cireux* (fig. 75) sont volumineux, très réfringents et se colorent facilement.

c. Les *cylindres hyalins* (fig. 76) sont formés par de l'albu-

Fig. 76. — Cylindres hyalins.

Fig. 77. — Cylindres hématiques.

mine coagulée du sérum sanguin. Ils se terminent en doigt de gant, et sont en connexion étroite avec les lésions du glo-

Fig. 78. — Cylindres graisseux.

Fig. 79. — Cylindres épithéliaux.

mérule (Lecorché et Talamon). Leur recherche microscopique est facilitée par une coloration au moyen de la solution de Gram ; l'iode leur donne en effet une teinte jaune.

d. Les *cylindres hématiques* (fig. 77) contiennent des

globules rouges ; ils indiquent de la congestion rénale et
prouvent l'origine intrarénale d'une hématurie.

e. Les *cylindres graisseux ou granulo-graisseux* (fig. 78)
indiquent une dégénérescence graisseuse des reins.

f. Les *cylindres épithéliaux* (fig. 79) sont formés de cellules
épithéliales, disposées en mosaïque, et réunies par une
substance homogène ou finement granuleuse. Ces cylindres proviennent de la partie inférieure des tubes urinifères et sont l'indice d'une lésion desquamative de ces
parties.

Ils contiennent souvent des granulations graisseuses.

II. **Globules de pus.** — Les globules de pus ou leucocytes
(fig. 80) sont aplatis, circulaires ou plus ou moins déformés,
d'un blanc grisâtre, plus gros
que les globules rouges (8 à
9 µ).

Ils ont des granulations et
ont un ou plusieurs noyaux.

Les déformations des glo-
bules blancs, après centrifugation, sont surtout accentuées
en cas de tuberculose rénale,
quelles que soient la *réaction*
et la concentration des urines.
Ces globules ont une forme allongée, crénelée, polyédrique...

Fig. 80. — Globules de pus.

En cas d'urine fortement ammoniacale, les globules
peuvent être désagrégés et se présenter sous forme d'une
matière granuleuse amorphe.

III. **Hématies.** — Disques biconcaves à contour circulaire. Leur diamètre est de 5 à 6 µ. Ils ne se réunissent pas
en piles.

Dans une urine ammoniacale, ils subissent des déformations multiples et peuvent être décolorés.

IV. **Recherche des gonocoques dans l'urine.** — On
étale sur une lame une petite quantité du dépôt de l'urine
centrifugée. On sèche ; on fixe par l'alcool-éther. Puis

on colore au violet de gentiane; bleu phéniqué (fig. 81).
Les gonocoques ont la forme d'un grain de café ;

Fig. 81. — Gonocoque.

ils se groupent par amas, mais jamais en chaînettes.

Après l'emploi du Gram, les gonocoques sont décolorés.

V. *Recherche des spermatozoïdes dans l'urine.*
— On centrifuge l'urine. Une partie du dépôt est étalée sur une lame. On laisse sécher, on fixe à l'alcool-éther, on colore à l'éosine ou au bleu de méthylène.

Le spermatozoïde est facilement reconnu à sa forme spéciale (fig. 82).

Fig. 82. — Spermatozoïdes.

L'examen direct du dépôt, sans coloration, peut également suffire à déceler les spermatozoïdes.

EXAMEN DU SYSTÈME NERVEUX

I. — EXAMEN DES FONCTIONS PSYCHIQUES

Dans cet examen, l'interrogatoire de l'entourage prend le plus souvent une importance spéciale.

Une enquête approfondie est nécessaire, dans certains cas, au sujet des antécédents héréditaires (ascendants, descendants, collatéraux). La question de terrain est capitale, car un système cérébro-spinal héréditairement affaibli sera lésé sous l'influence d'une cause minime.

On étudiera les antécédents somatiques et psychologiques personnels du malade, depuis l'enfance jusqu'au moment de l'apparition des troubles psychiques, et l'on précisera les conditions au milieu desquelles ces troubles sont apparus.

Les infirmiers, les gardes-malades pourront donner d'utiles renseignements sur le sommeil, la façon de manger, les actes, les propos, etc., du malade.

L'examen de tous les organes et de toutes les fonctions ne sera jamais négligé.

Nous exposerons brièvement les principaux symptômes qu'on doit rechercher, au sujet des fonctions psychiques, renvoyant pour les détails aux traités de pathologie mentale.

A. *État psychique*. — On doit noter les changements de *caractère* et d'*humeur*. Certains malades deviennent personnels et égoïstes, rapportant tout à eux, négligeant les personnes de leur famille, les prenant souvent en aversion ou leur témoignant une tendresse exagérée.

Le malade a parfois un mélange d'*euphorie*, d'optimisme, en ce qui concerne son état général, et de *geignarderie* pour un petit symptôme insignifiant (douleur légère, constipation...). Dans la cérébrosclérose, ces états psychiques sont fréquents (Grasset).

Le *sens moral* est souvent perverti, et les *perversions génitales* sont fréquentes dès le début de la paralysie générale én particulier (onanisme, exhibitionisme...).

Cette maladie débute souvent par une *suractivité* physique et intellectuelle extraordinaire.

Les *impulsifs*, les *obsédés* accomplissent des actes bizarres ou qui confinent à la folie. Certains ont l'obsession du nombre (arithmomanie) et comptent tout ce qu'ils voient, par exemple les fenêtres des maisons d'une rue ; d'autres répètent tout ce qu'ils entendent (écholalie) ; d'autres prononcent des paroles grossières (coprolalie) qui détonnent avec leur éducation.

L'obsession peut aller jusqu'à la *phobie* qui est une crainte puérile et sans fondement, telle la peur de traverser une place publique (agoraphobie), de mourir de soif (sitiophobie), d'être enfermé (claustrophobie).

B. **Délire.** — Le délire est le résultat d'un affaiblissement ou d'une perversion des facultés intellectuelles et morales.

Chez l'homme qui délire, les sensations ne sont pas en rapport avec les objets extérieurs ; les idées, les jugements, les déterminations sont indépendants de sa volonté (Esquirol).

1º Délire non vésanique. — Le délire est d'intensité très variable. Le malade est tranquille et marmotte des paroles inintelligibles (*subdelirium*) ; c'est le délire par épuisement nerveux.

Le malade peut être agité, incohérent, violent dans ses actes et ses paroles. Il tente de se lever, de se sauver pour fuir des ennemis imaginaires ; c'est le délire par excitation cérébrale. Il se rencontre dans un grand nombre de maladies infectieuses (fièvre typhoïde, fièvres éruptives, pneumonie...) ; d'affections chroniques (maladie de cœur, asystolie) ; dans les intoxications par l'alcool, l'absinthe (*delirium tremens*), le plomb ; dans les auto-intoxications (urémie).

Dans certains empoisonnements (opium, belladone), le délire peut être furieux ou tranquille.

2° Délire vésanique. — L'aliéné peut avoir du délire à *forme maniaque* (exaltation), à *forme mélancolique* (dépression). Lorsque ces deux formes se succèdent, on est en présence de la *folie circulaire*.

Le délire des sensations comprend : les *hallucinations* qui résultent d'une perception sans objet ; et les *illusions* dans lesquelles l'excitation est perçue d'une façon inexacte (bruit de sifflet pris pour des paroles articulées, par exemple).

Les *délires de l'intelligence* sont très nombreux : idées de grandeur, de richesse, de persécution, de négation, de mysticisme, d'hypocondrie, d'érotisme, de suicide, etc.

C. **Troubles de la mémoire.** — A ses débuts, l'*amnésie* porte le plus souvent sur les faits récents.

Aphasie. — Quand un malade a perdu la mémoire des signes nécessaires pour l'expression de sa pensée par la parole, l'écriture, les gestes, on donne à cet état le nom d'aphasie (Debove et Achard).

Il existe deux sortes d'aphasie : l'aphasie *motrice* dans laquelle le malade a perdu la faculté de se servir des signes en question, et l'aphasie *sensorielle* dans laquelle il a perdu la faculté de comprendre ces signes.

1° *Aphasie motrice*. — Elle comprend l'aphasie *motrice vocale* (syndrome de Broca) et l'*agraphie*.

Dans le premier cas, le malade comprend ce qu'on lui dit, mais il ne peut répondre ou ne répond que par onomatopées (eh ! ah !), ou en se servant toujours du même mot (juron ou mot grossier le plus souvent).

Lorsque le malade sait plusieurs langues, il peut perdre l'usage d'une ou de toutes ces langues, et celle qui reste la dernière et revient la première est la plus usuelle (Pitres).

Dans l'*aphasie hystérique*, le malade ne peut rendre aucun son même inarticulé, mais il écrit très facilement ce qu'il veut dire et il existe d'ailleurs des stigmates de la maladie.

Dans le second cas (agraphie), le malade ne sait plus écrire ou il ne trace que des signes illisibles. Il continue à lire l'écriture et à la comprendre.

Remarque. — L'*amimie motrice*, perte de la faculté d'exécuter des gestes, l'*amusie motrice* (perte de la faculté de chanter, de jouer d'un instrument, etc.) se rattachent à l'aphasie motrice.

2° *Aphasie sensorielle.* — Elle comprend la *surdité verbale* (aphasie de Wernicke) et la *cécité verbale* ou *alexie*. Dans le premier cas, le malade peut parler et parle quelquefois mal ou trop (paraphasie, jargonaphasie) ; il entend ce qu'on lui dit, mais les mots n'ont plus pour lui aucune signification. Il est dans la situation de l'individu qui ignore la langue étrangère dans laquelle on lui parle.

Dans le deuxième cas, le malade peut parler et comprend ce qu'on lui dit. Il voit les caractères écrits, mais il ne les comprend pas : pour lui, c'est de l'hébreu.

La surdité verbale et la cécité verbale existent rarement à l'état pur ; elles sont le plus souvent combinées.

Remarque. — L'*amimie réceptive* (perte de la compréhension des gestes des autres), l'*amusie sensorielle* (les sons ne sont plus distingués, la lecture musicale est devenue impossible) se rattachent à l'aphasie sensorielle.

Si, dans ces différents cas d'aphasie que nous venons d'énumérer, les choses ne sont pas poussées à l'extrême, on dira qu'il y a *paraphasie, paragraphie...*

Localisations des différents cas d'aphasie (fig. 83). — *Aphasie motrice :* pied de la troisième circonvolution frontale du côté *gauche* (circonvolution de Broca).

Agraphie : pied de la deuxième circonvolution frontale gauche. Cette localisation semble certaine, d'après un cas d'agraphie *pure* avec autopsie (néoplasme) relaté par Gordinier.

Surdité verbale : partie moyenne des premières et deuxièmes temporales.

Cécité verbale : lobule du pli courbe.

Les localisations que nous venons de citer sont situées à *gauche* pour les droitiers et à *droite* pour les gauchers.

Remarque. — Ces idées classiques sur les différentes formes d'aphasie et les localisations ont été battues en brèche,

depuis quelques années, par le professeur Pierre Marie.
Pour cet auteur, l'aphasie serait une ; et le fait dominant
serait, chez tout aphasique, un certain degré de déchéance
intellectuelle. L'aphasie résulterait de lésions de la zone de

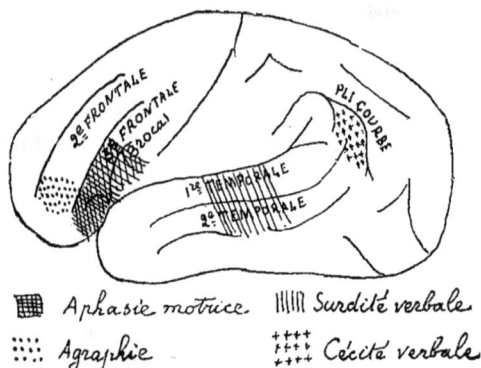

Fig. 83. — Aphasie.

Wernicke (gyrus supramarginalis, pli courbe, pieds des deux
premières temporales).

L'aphasie de Broca serait une combinaison d'*anarthrie
pure* (troubles complexes dans l'articulation des mots, dus
à une lésion de la zone lenticulaire) et d'aphasie (lésion de
la zone de Wernicke).

Les lésions du pied de la troisième frontale gauche seraient
des lésions surajoutées, n'intéressant pas directement la
formation du syndrome de Broca.

DÉDOUBLEMENT DE LA MÉMOIRE. — Un nouvel individu
naît du jour au lendemain, après une crise d'hystérie, par
exemple ; l'homme ancien n'existe plus, mais il peut repa-
raître après une nouvelle crise (*dédoublement de la personnalité*).

D. **Du coma.** — On constate l'abolition de toutes les
facultés intellectuelles, un assoupissement plus ou moins
profond, une perception vague des excitations périphériques,
lorsque le malade est plongé dans le coma.

Dans certains cas, le malade prononce des mots incohérents
(*coma vigil*).

Les réflexes sont conservés.

L'*apoplexie* est un coma qui survient brusquement, et elle résulte le plus habituellement d'une lésion brusque des centres cérébraux (hémorragie, ramollissement) ou elle peut survenir dans le cours de certaines affections (sclérose en plaques, paralysie générale, urémie, etc.).

Le coma succède d'une façon constante, mais avec une intensité et une durée variables, aux *attaques d'épilepsie, d'hystérie.*

Les maladies infectieuses (adynamiques), les lésions du cœur et du poumon, les cachexies (à une période avancée) s'accompagnent fréquemment de coma.

Le *diabète* se termine par le coma.

Le coma peut survenir dans les intoxications par l'alcool (alcoolisme aigu), par le plomb, l'oxyde de carbone, le chloroforme, l'opium, etc.

E. **Du sommeil.** — L'*insomnie* peut être passagère (surmenage, émotions, excitation cérébrale).

Dans les maladies de l'encéphale (syphilis, tumeurs, méningites...) elle est complète et de longue durée.

L'insomnie existe *dès le début* des maladies infectieuses (*fièvre typhoïde*, pneumonie, fièvres éruptives...), dans les maladies du cœur et les maladies des voies respiratoires, dans l'intoxication par l'alcool...

Quand le malade s'endort, il est en proie souvent à des rêves angoissants, terrifiants.

Chez les enfants et surtout en cas de troubles gastro-intestinaux et auto-infections consécutives, le sommeil est troublé par des terreurs.

⊢ Comme principaux *sommeils pathologiques*, nous citerons : la tendance invincible au sommeil ou *narcolepsie* (Ballet), si fréquente dans le diabète.

⊧ L'exagération du sommeil est caractéristique de la *maladie du sommeil* (affection tropicale causée par des trypanosomes).

Le *sommeil hypnotique* des hystériques peut se présenter sous différents aspects (léthargie, catalepsie, somnambulisme).

II. — EXAMEN DE LA MOTILITÉ

Nous traiterons successivement de l'examen sémiologique du muscle, des troubles de nutrition, des troubles de contractilité et des troubles de coordination.

A. — EXAMEN SÉMIOLOGIQUE DU MUSCLE

1° **Examen physique.** — *a.* Inspection immédiate. — Il est nécessaire de faire l'éducation de l'œil par l'examen des formes normales du corps.

A l'état pathologique, par comparaison avec le côté opposé ou avec un individu sain de même corpulence, on peut se rendre compte de l'atrophie ou de l'hypertrophie des muscles.

Certaines attitudes vicieuses, certains états de contracture sont visibles à la première inspection (griffe cubitale).

b. Inspection médiate (mensuration). — Elle se fera au moyen du ruban métrique et par comparaison d'un côté à l'autre.

c. Palpation. — Elle rend compte de la consistance du muscle. Les muscles symétriques doivent être palpés en même temps. La contractilité du muscle peut être appréciée en ordonnant certains mouvements au malade, et au besoin en leur opposant de la résistance.

d. Percussion. — Par de légères chiquenaudes, on fait naître, dans certains cas, des *tremblements fibrillaires* qui se rencontrent au début de l'atrophie.

e. Examen par biopsie. — On prélève une parcelle de muscle qu'on soumet à un examen microscopique.

f. Examen électrique. — Il donne des renseignements très importants dont nous parlerons plus tard.

2° **Examen fonctionnel.** — *a.* Dynamomètre. — Cet instrument ne peut être employé que pour un petit nombre de muscles. On peut apprécier approximativement par la palpation (Voy. ci-dessus) l'état fonctionnel des muscles.

b. Exécution d'un *mouvement actif* déterminé. Pour mieux se rendre compte de la vitesse de la contraction, on fait exécuter un mouvement, au *commandement.*

c. On fait exécuter des *mouvements passifs*, en ayant soin de tenir compte de l'état des articulations.

d. On ordonne un mouvement complexe, *coordonné* : mettre rapidement un doigt sur le bout du nez, faire boutonner le gilet, croiser les jambes, ouvrir la bouche et fermer les yeux simultanément, faire un demi-tour rapide pendant la marche, etc.

La *marche* elle-même est importante à étudier ; nous y consacrerons plus loin quelques lignes.

e. ÉTUDE DES MOUVEMENTS EN MIROIR. — La main gauche, non éduquée, reflète du premier coup, en miroir, l'acte compliqué ou non qui est exécuté par la main droite (écriture surtout). Il existe donc une éducation inconsciente du membre supérieur gauche.

Chez l'homme sain, l'exécution d'un mouvement tant soit peu complexe nécessite des mouvements associés, développés par l'éducation (contractions musculaires en vue de la fixation de certaines parties du squelette) et le relâchement de certains groupes musculaires.

L'étude des mouvements associés donne des renseignements importants qui permettent de distinguer une hémiplégie organique d'une hémiplégie fonctionnelle ou simulée.

En cas d'hémiplégie organique, les phénomènes suivants se produisent. Un malade allongé horizontalement, les bras croisés, ne peut s'asseoir sans que la cuisse paralysée se fléchisse sur le bassin et que le talon se détache du plan du lit (Babinski).

S'il peut soulever isolément le membre paralysé, il ne peut soulever simultanément les deux membres. La contraction des muscles sacro-lombaires (mouvements associés) du côté sain suffit pour permettre l'exécution du premier mouvement ; elle est insuffisante pour permettre l'exécution du deuxième mouvement (Grasset et Gaussel).

Si, plaçant les mains sous les talons du malade, on ordonne à celui-ci de soulever le membre paralysé, on sent une pression à la main du côté sain. Ce signe constitue le *phénomène de l'opposition* décrit par Hoover.

En cas d'hémiplégie fonctionnelle ou simulée, ces diverses constatations ne peuvent être faites.

f. Étude de l'écriture et de la parole. — Le paralytique général a une écriture tremblée, en zigzags, que l'on comparera, si c'est possible, avec un modèle d'écriture antérieur aux premiers troubles nerveux.

La *parole* est plus ou moins rapide (sensée ou insensée). Les troubles de l'articulation des mots, ou *dysarthrie*, sont nombreux. Cette dysarthrie peut être intermittente et précéder, assez longtemps à l'avance, le ramollissement cérébral.

Dans la *paralysie générale*, il existe un *embarras très caractéristique de la parole*, qui se traduit par des faux pas, surtout lorsque le mot est d'une certaine longueur.

Dans la *sclérose en plaques*, la parole est *scandée*.

(Nous avons parlé de l'aphasie à propos des troubles de la mémoire.)

g. Étude de la marche. — L'examen sémiologique de la marche se fait par la vue. On note si un seul membre est atteint, si les pieds traînent sur le sol (démarche *helco-pode* : ελχειν, traîner), si le membre décrit un demi-cercle (démarche *hélicopode* : ἕλιχος, mouvement circulaire), et si le pied frappe le sol de la *pointe* ou du *talon*.

On se rend compte si le malade suit une ligne droite ou une ligne oblique en divers sens.

On prescrit au malade de faire quelques pas les yeux fermés, de faire le demi-tour au commandement.

L'impossibilité d'exécuter ces différents mouvements constitue le *signe de Romberg* et prouve qu'il existe de l'incoordination motrice.

L'examen de la marche se fait encore par la méthode

graphique ; la plus simple est la méthode des *empreintes*. Le malade marche sur une bande de papier, large au moins de 50 centimètres, sur laquelle on a tracé une ligne directrice médiane. Les plantes des pieds du malade sont noircies au noir de fumée.

Nous citerons les principaux types de marche qu'on peut rencontrer dans les affections nerveuses.

1° *Marche spasmodique.* — Exemple : paraplégie avec contracture des membres inférieurs.

Le malade marche lentement et à petits pas. Les pieds se détachent difficilement du sol, s'entre-croisent ; les genoux frottent ; le malade marche sur la pointe des pieds en se balançant à droite et à gauche.

Dans la maladie de Parkinson, la démarche est spasmodique, mais de plus le malade semble courir après son centre de gravité.

2° *Marche parétique.* — Le malade marche à petits pas en écartant les jambes et en traînant les pieds.

3° *Marche steppante.* — La démarche du malade rappelle l'allure du cheval qui *steppe* (Charcot). Le pied est ballant, par suite de la paralysie des muscles péroniers ; le malade est donc obligé d'exagérer la flexion de la cuisse sur le bassin, et la pointe du pied tombante vient frapper le sol la première.

Ce type de marche est celui des *pseudo-tabétiques* (intoxication alcoolique, en particulier). Dans la station, les malades piétinent (équilibre du vélocipédiste de Grasset).

4° *Marche ataxique.* — La jambe est lancée follement en dehors (le malade *fauche*) et en avant, et reste étendue. Par un mouvement brusque en sens contraire, le membre est ramené en arrière, mais les mouvements ne sont pas pondérés, coordonnés, le malade dépasse le but et le pied frappe le sol du talon (ataxie locomotrice).

5° **Titubation ébrieuse.** — Le malade avance en zigzaguant, comme un homme ivre, les bras écartés et faisant balancier.

Cette démarche existe surtout dans les lésions du cervelet.

Dans la sclérose en plaques, on constate le *type cérébello-spasmodique.*

6° Dans l'*astasie*, la station debout est impossible ; dans l'*abasie*, la marche est impossible, parce que le malade a perdu la notion des mouvements nécessaires pour accomplir ces actes complexes, et non par suite de troubles de l'appareil musculaire qui est *intact.*

Le malade est dans le cas d'un enfant qui ne sait pas marcher. Ces troubles relèvent surtout de l'hystérie.

B. — TROUBLES DE NUTRITION DES MUSCLES

I° Hypertrophie des muscles.

Elle ne se rencontre que dans la *maladie de Thomsen,* dans laquelle les muscles, quoique volumineux, hésitent au moment de la contraction ; la mise en train est pénible.

Dans la paralysie *pseudo-hypertrophique* de Duchenne, la consistance du muscle *paraît* augmentée, comme dans la maladie de Thomsen, mais la contractilité n'existe pas. Quoique bien musclé, le malade est un impotent.

2° Atrophie des muscles.

La fibre musculaire est diminuée de volume. Le volume total du muscle est en général très diminué ; toutefois, dans la maladie de Duchenne précédemment citée, il y a hypertrophie apparente par développement du tissu interstitiel. Dans ce cas, l'examen par biopsie est très utile.

En cas d'atrophie, le malade sera interrogé d'une façon très particulière sur son hérédité, sur le mode de début, l'évolution rapide ou lente de l'atrophie. Les contractions fibrillaires, les réactions électriques sont importantes à connaître. Toutes ces questions sont indispensables pour différencier entre elles les variétés d'atrophie.

Atrophie et paralysie marchent le plus souvent de pair.

Les réactions électriques permettent généralement de départager les symptômes.

Variétés d'atrophies. — Nous adopterons la classification topographique de Debove et Achard et citerons les principaux cas que l'on peut rencontrer.

I. *Atrophies localisées.* — A. A UN MUSCLE. — Elle résulte le plus souvent d'une lésion locale.

Si elle marque le début d'une atrophie généralisée, sa marche est rapide, envahissante.

B. A UN GROUPE MUSCULAIRE. — 1° *Hémiatrophie de la face*, maladie héréditaire, particulière surtout à la femme.

2° *Atrophie totale de la face.* — Elle donne le *facies myopathique* et s'accompagne d'une atrophie débutante du trapèze et du deltoïde dans la maladie appelée myopathie facio-scapulo-humérale (type Landouzy-Dejerine).

Un diagnostic différentiel doit être fait avec la lèpre et la diplégie faciale.

3° *Atrophie des membres.* — a. L'atrophie double des régions scapulo-humérales (envahissante) est la myopathie de forme juvénile d'Erb.

L'atrophie unilatérale de cette région existe dans la paralysie du plexus brachial (type supérieur) et dans le *saturnisme*.

b. L'*atrophie des petits muscles de la main* (main en griffe) est unilatérale dans le saturnisme, symétrique dans l'*atrophie musculaire* (Aran-Duchenne).

Elle existe encore dans quelques autres maladies (syringomyélie, lèpre, sclérose latérale amyotrophique).

c. *Atrophie unilatérale de tout le membre supérieur.* — Chez l'enfant, elle existe surtout en cas de paralysie obstétricale où elle constitue la paralysie infantile.

Chez l'adulte, elle est tributaire d'une lésion du plexus brachial ou d'une névrite saturnine.

d. *Atrophie du tronc ou des lombes* (myopathie type Leyden-Mœbius).

e. *Atrophie symétrique des membres inférieurs* (avec pied équin). — Chez l'enfant, c'est le type Charcot-Marie, maladie héréditaire à évolution lente.

Chez l'adulte, elle résulte d'une névrite (alcoolisme, saturnisme).

L'atrophie unilatérale est la similaire du membre supérieur (même interprétation).

II. *Atrophies généralisées.* — Si la marche est *rapide*, le diagnostic devra être fait entre une polynévrite, une myélite diffuse et une poliomyélite antérieure aiguë.

Si la marche est *lente* et *progressive*, il y a lieu de distinguer entre une *myélopathie* et une *myopathie* :

PRINCIPAUX SYMPTÔMES.	MYÉLOPATHIE.	MYOPATHIE.
Hérédité similaire............	Absence	Présence.
Envahissement................	Tous les muscles sont atteints.	Certains muscles sont épargnés.
Pseudo-hypertrophie...........	Absence.	Possibilité.
Contractions fibrillaires........	Existence.	Absence.
Contractilité musculaire........	Exagérée (au début).	Diminuée.
Réactions électriques (réaction de dégénérescence).............	Existence.	Absence.

III. *Atrophies secondaires.* — Toutes les maladies du système nerveux (myélites, hémiplégie, tabes, sclérose en plaques...) peuvent s'accompagner d'atrophies secondaires. Le diagnostic s'appuie sur la recherche de tous les signes.

Résumé. — Il ressort de l'exposé sommaire que nous venons de faire que les atrophies *unilatérales* résultent presque toujours d'une névrite infectieuse ou toxique (saturnisme en particulier), ou d'une paralysie infantile.

Les atrophies musculaires *localisées* et *symétriques* sont des myopathies de différents types, suivant les régions primitivement envahies.

Les atrophies *généralisées* sont causées par une maladie de la moelle épinière primitive (myélopathie) ou par une maladie primitive du muscle (myopathie).

Les atrophies *secondaires* succèdent à des maladies nerveuses nombreuses.

C. — TROUBLES DE LA CONTRACTILITÉ MUSCULAIRE

Suivant que la contractilité est diminuée ou abolie, on dit qu'il y a *parésie* ou *paralysie*.

Lorsqu'il existe des troubles de la contractilité des muscles aux excitations volontaires, mécaniques ou électriques, on dit qu'il existe de la *réaction myotonique*. La réaction myotonique héréditaire ou acquise est surtout fréquente dans les myopathies et en particulier la maladie de Thomsen.

Sémiologie de la paralysie et de la parésie.

Un membre paralysé et soulevé retombe comme une masse inerte (ce qui n'a pas lieu dans le coma). Dans la parésie, les mouvements sont pénibles et de peu d'étendue. Un malade soulève un bras parésié, mais ne peut le mettre sur sa tête.

On doit rechercher les signes que nous avons étudiés au sujet de l'examen physique et fonctionnel des muscles.

On doit se rappeler que les attitudes sont commandées par la prédominance des muscles sains antagonistes sur les muscles paralysés.

On recherche le degré d'*excitabilité mécanique* des muscles paralysés ou parésiés : à l'état normal, lorsqu'on frappe assez fortement une masse musculaire, il se produit une saillie locale, qui disparaît assez vite. A l'état pathologique, deux cas peuvent se présenter : 1° cette saillie apparaît avec un choc très faible ; 2° elle apparaît lentement et persiste très longtemps. L'excitabilité est donc augmentée, et à l'*examen électrique* on trouve la *réaction de dégénérescence*. C'est donc un moyen simple de se renseigner sur l'existence de la RD.

Variétés de paralysies. — Nous adopterons la même classification topographique que pour les atrophies.

Nous ferons remarquer, une fois pour toutes, que l'*hystérie* peut provoquer toutes formes de paralysies. Nous ne citerons donc pas cette maladie à chaque variété de paralysies.

I. *Paralysies isolées.* — Exemples : paralysie du radial,

du facial. Les causes à incriminer sont un traumatisme, le froid, causes qui peuvent être simplement occasionnelles et provocatrices d'une infection latente.

II. **Monoplégie.** — C'est la paralysie d'un membre (brachiale ou crurale).

Elle résulte soit d'une lésion du cerveau (lésion alterne), soit d'une lésion de la moelle.

Elle peut encore être d'origine périphérique ou fonctionnelle.

Exemple : une hémorragie cérébrale localisée peut être cause d'une monoplégie alterne, laquelle s'accompagne le plus souvent d'épilepsie jacksonienne.

III. **Hémiplégie.** — C'est la paralysie d'une moitié du corps. Chez l'enfant, elle résulte en général d'une méningite tuberculeuse.

Chez l'adulte, la *syphilis* en est surtout la cause. L'*embolie* par lésion cardiaque, une *tumeur* peuvent provoquer une hémiplégie (dans ce dernier cas existe en même temps de l'épilepsie jacksonienne).

Chez le vieillard, l'*ictus hémorragique*, les lésions de *cérébrosclérose* (Grasset), le *ramollissement* sont les causes les plus fréquentes de l'hémiplégie.

Lorsque la moitié droite du corps est paralysée et que la lésion cérébrale (à gauche, par conséquent) siège au niveau de la circonvolution de Broca, on constate en même temps de l'aphasie.

Dans l'*hémiplégie hystérique*, les réflexes ne sont pas modifiés.

Enfin l'hémiplégie est une complication d'états morbides assez nombreux (tabes, sclérose en plaques, *maladies infectieuses*, intoxications diverses, par le plomb en particulier...).

IV. **Paraplégie.** — C'est l'impotence partielle ou totale des membres supérieurs seuls ou des membres inférieurs seuls (cas de beaucoup le plus fréquent) ou des quatre membres (paraplégie cervicale).

Elle est *flasque* ou *spasmodique*. Dans ce dernier cas, on constate en même temps de l'exagération des réflexes et des contractures.

La paraplégie *cervicale* est fréquente dans le mal de Pott (mal sous-occipital).

La paraplégie *spinale* indique une lésion de la moelle (syndrome de Brown-Séquard), ou elle se montre dans les maladies aiguës, le tabes, les intoxications.

La paraplégie par intoxication (alcool, plomb, oxyde de carbone, etc.) est flasque.

V. *Paralysies associées*. — Les cas les plus fréquents sont : 1° le syndrome de *Gubler-Millard*, paralysie de la face d'un côté et hémiplégie du corps du côté opposé (lésion de la partie inférieure de la protubérance) ; 2° la paralysie de la face et du nerf moteur oculaire externe d'un côté avec hémiplégie du corps de l'autre côté (lésion de la partie moyenne de la protubérance) ; 3° syndrome de *Weber*, paralysie des muscles innervés par le moteur oculaire commun d'un côté, avec hémiplégie de l'autre côté. L'œil est porté en dehors par l'action tonique du droit externe (lésion de la partie supérieure de la protubérance).

VI. *Paralysies généralisées*. — Elles peuvent résulter d'une hémiplégie double (très rare) ou d'une *polynévrite*. Dans ce dernier cas, entre autres signes, les sphincters fonctionnent normalement et la guérison lente est la règle.

Contractures.

La contracture est un état pathologique du muscle, caractérisé par sa raideur involontaire et *durable* (Blocq).

L'hystérie peut causer des contractures de modalités très diverses.

On fera le diagnostic de contracture par l'examen méthodique des muscles.

Les *réflexes* en particulier sont importants à connaître ; ils sont toujours *très exagérés*.

Sous le chloroforme, la contracture disparaît.

Variétés de contractures. — Un seul muscle peut être

contracturé : trismus de la mâchoire inférieure. Un groupe musculaire est atteint à la suite de la coxalgie, de la tarsalgie.

Contracture à forme *monoplégique* : tumeur cérébrale,
méningite.

Contracture à forme *hémiplégique* : ramollissement, hémorragie cérébrale.

Contracture à forme *généralisée* : sclérose latérale amyotrophique, tétanos, intoxication par la strychnine.

Signe de Kernig. — Dans le décubitus dorsal, le malade
peut mettre les jambes en extension sur les cuisses. Une fois
assis sur le bord du lit, les jambes se fléchissent en contracture sur les cuisses et ne peuvent être étendues.

Le signe de Kernig existe dans un certain nombre de
maladies et en particulier dans la *méningite cérébro-spinale.*

Il peut n'exister que d'un côté dans le cas d'une lésion
cérébrale en foyer.

Tremblements.

Le tremblement a une valeur sémiologique importante.
Il est caractérisé par des oscillations involontaires, plus ou
moins rapides et étendues, qui enlèvent de leur précision aux
mouvements volontaires.

Le nombre des oscillations varie de 6 à 12 par seconde.
A la simple inspection, on reconnaît un tremblement. Au
membre supérieur, on le rend plus apparent en faisant
prendre au malade l'*attitude du serment*, les doigts écartés,
ou en ordonnant au malade de porter à sa bouche un
verre rempli d'eau.

Au moyen d'appareils enregistreurs, il est possible d'obtenir le graphique du tremblement.

On divise les tremblements en deux groupes, suivant
qu'ils existent *au repos* et disparaissent à l'occasion des
mouvements volontaires (maladie de Parkinson), ou qu'ils
ne se produisent qu'à l'occasion d'un mouvement (tremblement *intentionnel* de la sclérose en plaques).

Le cas mixte existe, c'est le tremblement *rémittent inten-*

tionnel qui existe au repos, mais s'exagère par le mouvement (intoxications : alcool, plomb, mercure, tabac...).

En dehors des tremblements que nous venons de citer, on en constate encore dans la maladie de Basedow, dans l'hystérie, la paralysie générale, l'hémiplégie, les infections, telles la fièvre typhoïde, etc.

Le *nystagmus*, fréquent dans la sclérose en plaques, est un tremblement des yeux qui s'exécute le plus habituellement dans le sens horizontal.

Convulsions. Spasmes.

Les convulsions sont des mouvements musculaires brusques et involontaires.

On réserve généralement le nom de *spasmes* aux convulsions localisées.

Les convulsions sont dites *toniques* en cas de secousses régulières, limitées ; elles sont dites *cloniques* en cas de secousses irrégulières, illimitées.

Ces deux formes se succèdent dans l'épilepsie, par exemple.

Convulsions chez l'enfant. — En dehors des maladies graves (méningites...), l'enfant peut avoir des convulsions de causes bénignes (vers intestinaux, troubles digestifs, évolution dentaire, simple émotion...).

On a dit justement que la convulsion est pour l'enfant ce que le délire est pour l'adulte.

Convulsions chez l'adulte. — 1º Généralisées : états infectieux aigus ou chroniques, intoxications (alcool, médicaments...), *éclampsie*, urémie, *encéphalopathie saturnine...*

L'*hystérie* et l'*épilepsie* sont des maladies convulsives entre toutes.

2º Partielles. — La modalité la plus importante est l'*épilepsie bravais-jacksonienne*, de forme généralement hémiplégique, débutant le plus souvent par un bras et s'étendant à la face, à la jambe.

Le malade ne perd pas connaissance, il assiste à son accès

et en conserve le souvenir, ce qui n'a pas lieu chez l'épilep-
tique vrai.

Cette épilepsie partielle est surtout causée par une tumeur
cérébrale et a parfois la valeur d'un syndrome de localisation.

Mouvements choréiques.

Ce sont des mouvements *involontaires, incohérents*, cessant pendant le sommeil et dont le malade a parfaitement
conscience.

Les gesticulations des choréiques s'accentuent au moment
de l'exécution d'un mouvement ordonné.

La démarche est sautillante.

La chorée peut être unilatérale (*hémichorée*) ; elle est
quelquefois héréditaire (chorée de Huntington).

La chorée classique a été décrite en détail par Sydenham.

Mouvements athétosiques.

Ce sont, comme les précédents, des mouvements irréguliers, arythmiques, mais plus lents et accompagnés d'une
certaine raideur. On les a comparés aux mouvements de
poulpe ou à ceux des danseuses javanaises (mouvements
alternatifs de flexion et d'extension).

De plus, ils ne cessent pas, mais s'atténuent pendant le
sommeil.

Ils sont surtout fréquents aux membres supérieurs et
inférieurs. Lorsqu'ils ne frappent qu'un côté, il y a *hémi-
athétose*, à la suite d'une hémiplégie ancienne, par exemple.

L'athétose double est fréquente dans la cérébro sclérose.

Tics.

Ce sont des mouvements convulsifs, mais ils sont *coordonnés*.

Un de leurs caractères les plus nets est leur diminution

ou leur disparition momentanée, sous l'influence de la volonté.

La *maladie des tics convulsifs* (Gilles de la Tourette) s'accompagne fréquemment d'*écholalie* et de *coprolalie*.

Ces deux phénomènes résultent de la localisation du processus aux organes de la phonation.

Le tiqueur est un dégénéré mental.

Les tics sont fréquents dans l'hystérie.

Localisés à la face, ils peuvent résulter d'une névralgie faciale (tic douloureux de la face).

D. — TROUBLES DE LA COORDINATION MOTRICE

Ataxie. — C'est l'incertitude dans l'exécution des mouvements. Nous avons étudié précédemment la façon de les mettre en évidence.

Elle se produit dans le *tabes dorsal*, la sclérose en plaques, l'ataxie héréditaire, la polynévrite, etc.

Elle peut être limitée à un côté du corps, *hémiataxie* à la suite d'une hémiplégie.

L'*ataxie cérébelleuse* (démarche ébrieuse) n'est pas, à proprement parler, de l'ataxie vraie, car elle est due à l'état vertigineux, dont nous reparlerons au sujet du sens de l'équilibre (*Examen de la sensibilité*).

L'*astasie-abasie* (Voy. *Étude de la marche*) est une ataxie par défaut de coordination automatique (Jaccoud).

III. — EXAMEN DES RÉFLEXES

L'étude de la motilité doit être toujours complétée par l'examen des réflexes.

A. *Réflexes tendineux*. — Le segment de membre sur lequel on recherche le réflexe doit être dans le relâchement le plus complet possible ; et pour atteindre ce but il est nécessaire de détourner l'attention du malade, par exemple par la *manœuvre de Jendrassik* (lorsqu'on recherche le réflexe rotulien) qui consiste à faire faire au malade une traction l'une sur l'autre des mains accrochées.

Pour les tendons volumineux, on frappe avec le bord cubital de la main ; pour les autres, on percute légèrement avec un doigt ou plusieurs doigts recourbés en crochet.

1º Réflexe rotulien. — La figure 84 (p. 294) représente une des meilleures positions à donner au membre inférieur pour la recherche de ce réflexe.

On peut encore faire asseoir le malade sur le bord du lit, les jambes ballantes à l'extérieur ; ou le malade assis sur un siège, les jambes formant avec la cuisse un angle obtus, le pied étant à terre.

2º Réflexe achilléen. — Le malade est placé à genoux sur un siège ou le bord du lit, les pieds pendants.

Clonus du pied. — Ce phénomène du pied, que l'on peut joindre à la description des réflexes, est provoqué par le redressement brusque des orteils. Il consiste en une série de mouvements de flexion et d'extension du pied, qui peuvent persister pendant un temps relativement long (*trépidation épileptoïde*).

3º Les réflexes tendineux radial et cubital, les réflexes du tendon tricipital au-dessus de l'olécrâne, du masséter, ont beaucoup moins d'importance que ceux du genou.

Troubles des réflexes. — a. *Exagération*. — La dégénérescence du faisceau pyramidal, par lésion centrale ou spinale, entraîne *le plus souvent* l'exagération des réflexes tendineux avec contracture concomitante. L'action *frénatrice* de ce faisceau peut encore être supprimée par la fatigue, dans la neurasthénie... ·

Une lésion de la moelle siégeant au-dessus des centres

Fig. 84. — Réflexe du genou.

lombaires, et déterminant une simple irritation des nerfs périphériques, s'accompagne d'exagération du réflexe rotulien (myélites transverses, compression de la moelle).

Cette même excitabilité anormale sur le trajet de l'arc réflexe existe dans les polynévrites, le tétanos, la méningite...

L'exagération des réflexes se produit encore dans le cas d'*insuffisance antitoxique* de l'organisme. C'est un bon signe sémiologique qu'on retrouve, aux membres supérieurs ou inférieurs, dans le mal de Bright se compliquant d'urémie précoce.

Si l'exagération est très prononcée, par une excitation continue on obtient une succession ininterrompue de secousses réflexes rapides (clonus du pied, phénomène de la rotule).

En ce qui concerne en particulier le réflexe rotulien, il

importe de savoir que l'intensité de ce réflexe est très variable suivant les individus, que l'exagération peut être *bilatérale* (cas le plus fréquent) ou *unilatérale* comme dans le syndrome de Brown-Séquard.

Dans la sclérose en plaques, la sclérose latérale amyotrophique,... l'exagération du réflexe rotulien est facile à constater.

b. *Diminution ou abolition.* — Elles résultent le plus souvent d'une interruption sur un point quelconque de l'arc réflexe.

L'abolition existe encore dans certaines intoxications et dans le coma profond.

L'abolition du réflexe du genou constitue le *signe de Westphal* ; on le constate dans le *tabes*, la poliomyélite antérieure, la névrite crurale, les lésions *récentes* de la moelle, le pseudo-tabes (intoxications variées, le *diabète*, le béribéri, etc.).

L'*épuisement* rapide du réflexe existe souvent dans le tabes au début, la percussion répétée du tendon ne produisant plus aucune secousse.

B. **Réflexes cutanés et muqueux.** — On les provoque au moyen de chatouillements, d'excitations superficielles.

1º Réflexe plantaire. — L'excitation de la plante du pied, plus ou moins forte suivant les sujets, provoque normalement une flexion des orteils et en particulier du gros orteil (chez quelques sujets, ce réflexe n'existe pas).

En 1896, Babinski a fait une étude très intéressante de ce *phénomène des orteils*. Il a montré qu'au cas où le faisceau pyramidal était lésé l'extension remplaçait la flexion.

On constate encore cette extension chez le nouveau-né, à l'état normal, parce qu'à cette époque de l'existence le faisceau pyramidal est incomplètement développé.

Le phénomène des orteils permet, presque à coup sûr, de distinguer une paralysie organique et une paralysie hystérique.

Dans les lésions en foyer, le phénomène des orteils peut ne se produire que d'un côté.

2° RÉFLEXE CRÉMASTÉRIEN. — Une excitation de la face interne de la cuisse amène une contraction du crémaster, qui soulève le testicule. Il est à rechercher des deux côtés, car chaque moitié du muscle se contracte séparément.

3° RÉFLEXE ABDOMINAL (inférieur et supérieur). — On le provoque en rayant la peau du ventre.

Il peut subir des modifications par suite de lésions locales (fièvre typhoïde, appendicite, gastro-entérite aiguë...).

4° RÉFLEXE PHARYNGIEN. — Mouvement de régurgitation par attouchement du pharynx avec le doigt, le manche d'une cuiller.

5° RÉFLEXE CONJONCTIVAL. — L'excitation de la conjonctive détermine une contraction réflexe des paupières.

TROUBLES DES RÉFLEXES CUTANÉS ET MUQUEUX. — La voie de ces réflexes est peu connue. La diminution ou l'abolition de ces réflexes est fréquente dans les polynévrites, qu'il y ait ou non paralysie et atrophie musculaire, dans certaines intoxications (alcool, strychnine, tétanos...).

Les maladies de la moelle exagèrent ou diminuent les réflexes en question, et il n'y a pas toujours concordance avec l'exagération ou la diminution des réflexes tendineux. Ainsi, dans le tabes, les premiers sont conservés, tandis que les seconds sont abolis.

Dans les lésions graves du cerveau, dans certaines maladies mentales (mélancolie), dans l'*hystérie*, les réflexes superficiels sont abolis le plus souvent.

Enfin, en cas de contracture et exagération des réflexes tendineux se produisant dans les lésions anciennes du cerveau, les réflexes superficiels sont également augmentés.

C. *Réflexes sphinctériens*. — Les troubles vésicaux et rectaux marchent de pair le plus souvent.

Les fonctions des réservoirs sont sous la dépendance de deux centres :

1° UN CENTRE ANO-VÉSICAL, situé chez l'homme au niveau du point d'émergence des troisième et quatrième nerfs sacrés (Kirchhoff) ;

2° UN CENTRE CÉRÉBRAL, dont la localisation est mal

connue, mais dont l'existence n'est pas douteuse, car la *volonté* et l'attention interviennent dans les phénomènes de la miction et de la défécation.

(Certains auteurs admettent, au-dessus du centre ano-spinal, un *centre urétral*, préposé au fonctionnement du sphincter de la vessie.)

Il existe par conséquent deux arcs réflexes : un *arc à court trajet*, qui aboutit au centre ano-vésical, et un *arc à long trajet*, qui aboutit au cerveau.

Et ces deux arcs sont solidaires l'un de l'autre ; le premier ne peut longtemps fonctionner sans le secours du cerveau.

Par conséquent, toute lésion portant sur un point quelconque de l'arc à grand trajet retentira sur le centre ano-vésical.

Dans certaines lésions de l'encéphale (méningite, hémorragie...), dans des maladies infectieuses (fièvre typhoïde...) retentissant sur le cerveau, dans un grand nombre d'affections médullaires, on constate soit de la *rétention* (le plus souvent inconsciente), soit de l'*incontinence* des réservoirs, suivant que la paralysie frappe les muscles qui servent à l'évacuation de ces réservoirs ou les sphincters qui s'opposent à l'issue de leur contenu.

Dans le cas d'incontinence, si l'arc à grand trajet est lésé dans sa voie centripète en même temps que dans sa voie centrifuge, cette incontinence sera *inconsciente*. Si, au contraire, la voie centripète est indemne, le malade aura conscience du besoin ressenti, mais il ne pourra s'y opposer, sous peine de souiller ses vêtements, par suite de la lésion de la voie centrifuge ; il y aura incontinence *consciente*. Dans ce dernier cas, on dit qu'il y a *parésie* des sphincters.

Lorsque l'arc à court trajet est atteint par suite d'une lésion du centre ano-vésical, ce sont les muscles qui servent à vider les réservoirs qui sont atteints les premiers. Il y aura de la *rétention*. Lorsque la pression sera trop forte, il se produira de l'*incontinence par regorgement*.

D'ailleurs, l'incontinence vraie (pour la vessie en particulier), avec issue goutte à goutte de l'urine, ne tarde pas à se produire par suite de la paralysie du sphincter vésical.

D. **Réflexes pupillaires.** — Les principaux réflexes de la pupille sont :

1º Le RÉFLEXE LUMINEUX. — A l'état normal, lorsqu'on projette subitement un faisceau lumineux sur l'œil, il se produit un rétrécissement pupillaire.

Il faut faire la recherche pour chaque œil séparément, afin d'éviter le réflexe consensuel.

2º Le RÉFLEXE ACCOMMODATEUR ou réflexe de convergence. — On fait regarder au malade un objet rapproché, les yeux convergent pour la fixation de l'objet et l'iris se contracte, déterminant le rétrécissement de la pupille.

Le réflexe lumineux peut être paresseux ou aboli, quand l'arc réflexe est interrompu au niveau des tubercules quadrijumeaux (coma, épilepsie, lésions du nerf optique...), ou par suite d'une lésion des fibres collatérales réflexes (*tabes*, paralysie générale).

Alors que le réflexe lumineux n'existe plus, le réflexe accommodateur est le plus souvent conservé (*signe d'Argyll-Robertson*). Et cette dissociation est un symptôme important du tabes et de la paralysie générale.

On peut l'observer dans quelques autres maladies (syringomyélie, pseudo-tabes, tumeurs cérébrales...).

IV. — ÉLECTRO-DIAGNOSTIC

A. *Courants faradiques.* — On se sert de courants d'induction alternatifs, obtenus au moyen des appareils volta-faradiques (type bobine de Ruhmkorff).

En vue de graduer les courants, l'appareil à chariot de Dubois-Reymond est un de ceux qui donnent le meilleur résultat. L'éloignement ou le rapprochement de la bobine induite de la bobine inductrice permet de diminuer ou d'augmenter les courants.

L'éloignement des bobines se lit sur une règle fixée à l'appareil.

(On doit employer toujours le même appareil dans les explorations répétées.)

B. *Courants galvaniques.* — Les courants continus sont fournis par des piles ou des accumulateurs. Ils sont facilement mesurés en intensité au moyen des galvanomètres gradués (milliampères).

ACCESSOIRES DES APPAREILS ÉLECTRIQUES ET MÉTHODE GÉNÉRALE D'EXAMEN. — a. *Interrupteurs-inverseurs.* — Pour ouvrir et fermer le courant ou en renverser le sens, c'est-à-dire changer la polarité des électrodes appliquées sur le corps, on se sert d'appareils appelés interrupteurs-inverseurs (Mergier, Bergonié).

b. *Électrodes.* — Dans l'exploration par la méthode *unipolaire*, la plus employée, on se sert : 1º d'une *électrode indifférente* (appliquée sur un point indifférent du corps : sternum, nuque, lombes, cuisse...), qui est formée d'une large plaque d'étain malléable recouverte d'une peau de daim. Celle-ci est imbibée d'eau salée ; 2º d'une *électrode différente* ou exploratrice, qui est de forme olivaire et de dimensions variables, mais toujours d'assez faible volume (électrode normale de Stintzing). Cette électrode est appliquée sur le muscle ou le nerf soumis à l'exploration.

Cette application ne doit pas se faire sur un point quelconque du muscle ou du nerf. Il faut la placer sur des points
déterminés où l'excitabilité de ces organes est la plus développée. Ces *points d'élection* correspondent pour les nerfs
aux points où ils sont les plus superficiellement placés ou le
plus accessibles.

Pour les muscles, ils correspondent à des points déterminés, dits *points moteurs*. Ceux-ci siègent aux points où
les nerfs pénètrent de la surface dans le muscle ou sont situés
très superficiellement. Erb a figuré sur des tableaux ces
différents points moteurs.

Examen de la contractilité électrique.

1º *Par les courants faradiques*. — A l'état normal,
le muscle ou le nerf exploré entre en contraction à chaque
fermeture du courant.

On explore d'abord le côté sain, on fait passer un courant
de l'intensité la plus faible possible qu'on augmente jusqu'à
la production d'une contraction au moment de la fermeture.
On lit la distance des bobines sur la règle graduée.

On compare avec le côté malade ou, si la paralysie est
double, on fait des comparaisons avec un sujet sain.

La contractilité faradique est *augmentée* dans les paralysies cérébrales et spinales au début, parfois dans la névrite.

Elle est *diminuée* dans les paralysies anciennes, lorsqu'il
y a atrophie par inactivité, dans le tabes ancien, dans
les atrophies d'origine myopathique ou d'origine articulaire...

(Les variations qualitatives sont de peu d'importance.)

2º *Par les courants galvaniques*. — L'examen est
plus complexe que précédemment, car il faut considérer
ce qui se passe avec l'un et l'autre pôle, à l'ouverture et à la
fermeture du courant (pendant le passage, il n'existe aucune
contraction).

A. POUR LES NERFS. — Avec le *pôle négatif* (N) placé
à l'électrode active, on constate une secousse *à la ferme-*

ture (FS), avec un courant de 3 milliampères environ, et rien à l'ouverture du courant.

Si nous prenons le *pôle positif* (P) comme pôle actif, avec le même courant on ne constate aucune contraction ni à la fermeture ni à l'ouverture.

On peut donc écrire en abréviation :

1re expérience (3mm ampères).	Pôle négatif.		Pôle positif.	
	Fermeture.	Ouverture.	Fermeture.	Ouverture.
	NFS.	»	»	»

Si l'on augmente la force du courant jusqu'à 5 ou 6 milliampères, on constate toujours NFS. De plus, il se produit une contraction à la fermeture au pôle positif, mais moins forte que la précédente. On ne constate rien de plus :

1re expérience.............	NFS	»	»	»
2e —	NFS	»	PFS	»
(5mm ampères.)				

Si l'on porte le courant à 12 milliampères, on constate toujours NFS et PFS, et de plus une secousse à l'ouverture (OS) du pôle positif, moins forte que NFS :

1re expérience	NFS	»	»	»
2e —	NFS	»	PFS	»
3e —	NFS	»	PFS	POS
(12mm ampères.)				

Enfin, si l'intensité atteint 20 milliampères, aux contractions précédentes, qui sont de plus en plus fortes [à tel point que NFS devient souvent une contraction *tétanique* (Te)], s'ajoute une quatrième contraction à l'ouverture du pôle négatif.

Il en résulte le tableau d'ensemble suivant, dans lequel nous avons souligné le phénomène nouveau pour chaque expérience :

1° 3mm ampères	NFS	»	»	»
2° 5mm —	NFS	»	PFS	»
3° 12mm —	NFS	»	PFS	POS
4° 20mm —	NFTe	NOS	PFS	POS

En résumé, quel que soit le pôle, la secousse de fermeture se produit avant celle d'ouverture ; de plus, les secousses du pôle positif (fermeture ou ouverture) sont encadrées par celle du pôle négatif, comme date d'apparition :

$$NFS > PFS > POS > NOS ;$$

c'est la loi de Pflüger.

B. Pour les muscles. — Le résultat est sensiblement le même. Les secousses d'ouverture POS et NOS sont difficiles à produire.

Les secousses produites dans les muscles sont plus instantanées, plus énergiques que celles produites par l'exploration des nerfs.

Excitabilité des muscles et des nerfs par les courants galvaniques à l'état pathologique.

1º *Modifications quantitatives.* — Elles consistent dans une augmentation ou une abolition de l'excitabilité.

Le nombre des milliampères employés pour les expériences donnera la mesure de ces variations.

Il y a *augmentation* dans l'hémiplégie récente, les myélopathies au début...

Il y a *diminution* dans l'hémiplégie ancienne, dans les paralysies hystériques anciennes, dans le tabes ancien, dans les atrophies musculaires, certaines paralysies, etc.

Ces diverses modifications sont souvent de même genre que celles de la contractilité aux courants faradiques, mais les exceptions existent.

2º *Modifications qualitatives.* — Ce sont les plus importantes à observer. La loi de Pflüger est modifiée, au point qu'il peut y avoir *inversion de la formule*, et l'on trouve :

$$PFS > NFS > NOS > POS.$$

De plus, les contractions sont modifiées dans leur forme, elles sont lentes et plus ou moins prolongées, au lieu d'être rapides et de peu de durée.

3° **Réaction de dégénérescence** (Erb). — Considérons maintenant l'ensemble des réactions faradiques et galvaniques des nerfs et des muscles, et les modifications qu'elles subissent.

Il peut arriver que les nerfs ne réagissent plus à aucun courant, que les muscles ne réagissent qu'aux seuls courants galvaniques, et que ces dernières réactions ne soient plus normales tant au point de vue qualitatif qu'au point de vue quantitatif (Voy. *Loi de Pflüger*).

Dans ces cas, on dit qu'il y a *réaction de dégénérescence complète* (*RD*).

Mais la RD peut être *incomplète* $\left(\dfrac{RD}{2}\right)$, c'est-à-dire que les nerfs réagissent faiblement aux courants, que les muscles réagissent aux courants faradiques et galvaniques. Mais il existe encore, dans ces cas, des accrocs à la loi de Pflüger.

VALEUR SÉMIOLOGIQUE DE LA RD. — La RD s'observe dans les *lésions des cornes antérieures de la moelle* et les polynévrites périphériques.

Elle n'existe pas dans les affections encéphaliques.

Hésite-t-on entre un diagnostic de tabes ou de pseudo-tabes (névrite périphérique)? La RD constatée prouve qu'il s'agit d'un cas de pseudo-tabes.

Hésite-t-on entre une paralysie hystérique et une paralysie névritique? L'absence de RD prouve qu'il s'agit d'hystérie.

Au point de vue du pronostic, la constatation de la RD ou de la $\dfrac{RD}{2}$ n'a de valeur que si le diagnostic est sûrement établi. Si l'affection est curable par sa nature, la $\dfrac{RD}{2}$ est d'un pronostic plus favorable que la RD.

V. — EXAMEN DE LA SENSIBILITÉ

Nous étudierons successivement la *sensibilité générale*, qui comprend les divers modes de la sensibilité tactile, et la douleur, les troubles objectifs et subjectifs de la sensibilité, avec leur signification sémiologique.

Une étude succincte des sens autres que le toucher sera faite à part (sensibilité spéciale).

Règles générales de l'exploration de la sensibilité objective.

Il est souvent utile de faire l'exploration de la sensibilité *ex abrupto* et sans apparat, sinon, si l'on a affaire à des hystériques, à des simulateurs, les réponses seront suspectes. De plus, dans aucun cas la séance ne doit être prolongée, car la sensibilité finit par s'émousser, et l'on arrive à des réponses contradictoires. Il est préférable de répéter les séances.

L'exploration *détaillée* de la sensibilité est loin d'être toujours possible, en particulier chez les malades peu intelligents ou ceux dont les fonctions cérébrales sont troublées.

I. *Sensibilité tactile pure et sensibilité à la pression*. — Pour les apprécier, on emploie le bout du doigt, un tampon d'ouate, etc., que l'on appuie plus ou moins. Cette sensibilité varie avec l'épaisseur du derme. Elle est augmentée dans les régions couvertes de poils.

Le *chatouillement* est le résultat de sensations répétées et désagréables de contact.

II. *Sens du lieu*. — C'est le sens tactile par excellence. Il faut rechercher : 1º si le sujet, les yeux fermés, peut indiquer du doigt le point excité ; 2º quel est l'écartement minimum qu'il faut donner à deux pointes mousses pour que la sensation de double contact existe (*cercle tactile*). On a établi des tableaux de ces cercles sur les différentes régions du corps ; voici quelques-unes de ces mesures :

Langue (pointe)	1 mm,0
Face palmaire des doigts (trois dernières phalanges)	2mm,3
Muqueuse des lèvres.....................	4mm,5
Gros orteil...............................	11mm,3
Avant-bras .... }	40mm,6
Jambe...................................	
Cuisse	67mm,7

On peut apprécier ces cercles au moyen de l'*esthésiomètre* de Sieveking qui porte deux pointes, dont une mobile, sur une règle graduée.

Plus le chiffre représentant l'écartement est petit, plus la sensibilité de la région est élevée.

III. *Sensibilité à la température*. — Elle se recherche au moyen de deux tubes contenant l'un de l'eau chaude (à vérifier pour éviter les brûlures), et l'autre de l'eau froide.

IV. *Sensibilité à la douleur*. — S'étudie en piquant profondément avec des épingles les différentes régions du corps.

Elle s'étudie encore au moyen des courants faradiques. Le courant minimum pour provoquer la sensation électrique indique la *sensibilité électro-cutanée*. Si l'on augmente graduellement le courant, la douleur minima apparaît.

(Pour les points de Valleix et Trousseau, voy. *Palpation du thorax*.)

V. *Sens musculaire*. — C'est le sens qui nous informe de la valeur quantitative de la résistance vaincue.

C'est le *sens kinesthésique*, qui est le résultat d'impressions combinées, fournies par la peau, les tendons, les muscles.

Il nous renseigne :

1° Sur la *position des membres*. On place une jambe dans une position fixe, en évitant le contact avec l'autre jambe (sens du contact ainsi évité) et l'on demande au malade, qui a les yeux fermés, de toucher avec l'index un point déterminé de cette jambe ;

2° Sur la *sensation des mouvements actifs et passifs*. On la recherche par des mouvements ordonnés ou en faisant préciser et répéter par le malade des mouvements imprimés aux différentes parties du corps.

3º Sur la *sensation de l'activité musculaire* (Grasset).

Cette sensation existe dans l'immobilité du membre, sans déplacement aucun. Le sujet tient son bras horizontalement et ferme les yeux. Il tient avec deux doigts un fil qui supporte un petit plateau chargé de poids. Un aide soulève alors lentement et sans bruit un carton recouvert d'étoffe au-dessous du plateau jusqu'à sa rencontre avec ce dernier.

A ce moment le sujet doit percevoir, à l'état normal, une sensation d'allégement dont il avertit l'expérimentateur (poids nécessaire, environ 10 grammes). Chez les hémiplégiques, il faut au moins 20 grammes.

L'insuffisance ou la perte du sens musculaire produit l'incoordination motrice (Voy. *Ataxie*).

La vue supplée, jusqu'à un certain point, à l'absence du sens musculaire ; c'est pourquoi un tabétique ne peut se tenir debout les yeux fermés (signe de Romberg). L'ataxique ne peut marcher en génuflexion, car il ne connaît que le relâchement complet ou la rigidité au maximum de ses muscles.

Le *sens de l'équilibre* est différent du sens musculaire. C'est une fonction à part qui est sous la dépendance du cervelet ; elle n'est pas native, mais innée (comme les fonctions sexuelles). Tous les sens interviennent pour nous renseigner sur le maintien de la verticalité, car le cervelet, cerveau inconscient, a des connexions avec les centres cérébraux et spinaux.

Le *vertige* est un symptôme accessoire dans de nombreux cas (affections du système nerveux : tumeurs cérébrales en particulier, névroses, goitre exophtalmique, affections gastriques où il constitue le *vertige stomacal*, intoxications, etc.) ; il peut constituer à lui seul toute la symptomatologie : *vertige de Ménière* (hypertension intralabyrinthique de causes diverses).

VI. **Perception stéréognostique** (Hoffmann, 1885). — C'est une perception complexe qui résulte de l'intervention du sens tactile et du sens musculaire, et qui nous renseigne sur la forme des objets. On place dans la main du sujet un objet usuel (pièce de monnaie, clef, canif...) qu'il doit reconnaître les yeux fermés ; il doit en indiquer les propriétés physiques (consistance, température...).

VII. **Sensibilité osseuse.** — Se recherche au moyen du diapason.

La sensibilité vibratoire est amoindrie en cas de lésions des cordons postérieurs.

VIII. **Sensibilité tendineuse.** — Les tendons ont une sensibilité propre qu'il est surtout facile d'explorer au niveau du tendon d'Achille, par la constriction digitale.

L'*anesthésie tendineuse* est particulièrement fréquente dans le tabes et souvent dès le début de la maladie (Abadie).

TROUBLES DE LA SENSIBILITÉ

A. **Troubles objectifs.** — 1° ANESTHÉSIE. — Ce terme s'applique à l'abolition de la sensibilité générale, dans tous ses modes.

S'il y a simplement diminution, on dit qu'il y a *hypo-esthésie.*

L'insensibilité à la douleur s'appelle *analgésie.* Pour simplifier, on dit aussi anesthésie à la douleur.

L'anesthésie peut être *totale* ou *dissociée.*

L'anesthésie totale est fréquente (myélites, lésions des troncs nerveux, certaines lésions cérébrales...). L'anesthésie dissociée est plus rare. On la rencontre dans la *dissociation syringomyélique* : la sensibilité tactile et le sens musculaire sont conservés, les sensibilités douloureuse et thermique sont abolies.

La dissociation peut porter également sur le sens de la température : conservation de la sensibilité au froid, abolition de la sensibilité au chaud (Dejerine).

En dehors de la dissociation, il existe de l'anesthésie pour le froid et le chaud (thermo-anesthésie), ou de la *perversion* du sens de la température, le froid étant pris pour du chaud et réciproquement (chez certains hémiplégiques).

Dans l'*hystérie*, l'anesthésie peut se révéler sous les formes *les plus variées* (anesthésie superficielle ou profonde).

2° HYPERESTHÉSIE. — C'est l'exagération de la sensibilité au simple contact ou aux températures.

L'*hyperalgésie* est l'exagération de la sensibilité à la douleur (en pratique, on emploie ces deux termes dans le même sens).

L'hyperesthésie se produit surtout dans les diverses formes de *méningites*, les névrites, névralgies, certaines intoxications (tétanos, alcool...).

Dans l'*hystérie*, l'hyperesthésie se rencontre, et l'on peut constater certaines zones, dites *hystérogènes*, particulièrement sensibles.

La pression à leur niveau peut provoquer ou arrêter les convulsions.

3° PARESTHÉSIES. — Ce terme est réservé en France (pas en Allemagne) à tous les troubles autres que l'anesthésie ou l'hyperesthésie, tels que *retard* des sensations, *erreur de localisation*, etc.

B. **Troubles subjectifs**. — 1° DYSESTHÉSIES. — Fourmillements, sensation de brûlure, piqûre, picotements, chaud ou froid, etc. L'hémorragie cérébrale est fréquemment précédée de fourmillements ou d'engourdissement dans les extrémités.

2° DOULEURS. — On doit étudier le début, l'intensité, la localisation ou irradiation des douleurs. Les douleurs sont souvent *fulgurantes* chez les tabétiques.

La *céphalalgie* est un symptôme important de certaines affections cérébrales (tumeurs, syphilis...), de la neurasthénie (douleur en casque).

La douleur est accompagnée généralement d'hyperesthésie des téguments, mais on peut avoir de l'*anesthésie douloureuse* (maladie de Raynaud).

Simulation des douleurs. — Différents moyens peuvent être employés pour mettre en évidence la simulation ; s'ils ne sont pas infaillibles, ils ont du moins leur utilité.

Manœuvre de Muller. — Elle est basée sur le principe des cercles tactiles (Voy. *Sens du lieu*).

Si le malade accuse un point douloureux à la pression et localisé (A), on le marque au crayon dermographique. Puis, le malade ayant les yeux fermés, on comprime un point voisin (B), situé à une distance plus petite que le rayon du cercle tactile de la région explorée. Le malade n'éprouve pas de douleur. Par une manœuvre adroite, on comprime le point A, en cessant la compression de B ou en se contentant de toucher légèrement ou de chatouiller ce point B. En cas de simulation, le malade n'a pu se rendre compte du changement du doigt qui comprime, et il n'accuse pas de douleur.

Si la région douloureuse est étendue, on recherche un point A situé près de la périphérie de la zone douloureuse, et l'on comprime un point B situé extérieurement à cette zone.

Signe de Mannkopf. — Un courant électrique, même de très faible intensité, détermine en général une augmentation de la douleur, et cette douleur très vive provoque à son tour une accélération du pouls.

Distinction des douleurs d'origine organique et d'origine psychique (Löwi). — La pupille étant préalablement resserrée par la fixation d'une lumière vive, si l'on détermine une vive douleur chez l'homme sain (pression du testicule, par exemple), il se produit plus ou moins rapidement de la dilatation pupillaire ; la pupille reprend ensuite ses dimensions avec quelques oscillations de mydriase et de myosis.

Le même réflexe se produit si l'on fait une pression au niveau d'une région dont la douleur est d'origine organique. Il manque presque constamment si cette douleur est d'origine psychique (hystérie, névroses traumatiques...).

Valeur sémiologique des troubles de la sensibilité.

I. *Anesthésie généralisée.* — Ne se rencontre que dans les formes graves de l'hystérie.

II. *Hémianesthésie*. — Existe dans les lésions cérébrales corticales ou capsulaires.

Est très fréquente dans l'hystérie, avec anesthésie des organes des sens. Dans cette névrose, tous les troubles possibles de la sensibilité peuvent exister.

III. *Anesthésie croisée* (syndrome de Brown-Séquard). — Elle est due à une lésion *unilatérale* de la moelle. Les malades se plaignent d'une douleur *pseudo-névralgique*, que la pression n'exaspère pas (c'est le contraire dans la névralgie vraie).

Ce syndrome est caractérisé par les troubles suivants :

Du côté lésé, au-dessus de la lésion, une bande très mince d'hyperesthésie et au-dessous une bande d'anesthésie. Dans tout ce côté, paralysie du mouvement et hyperesthésie.

Du côté sain, anesthésie complète, absolue. Intégrité de la motilité. Au-dessus de l'anesthésie, une bande d'hyperesthésie.

IV. *Topographie des troubles sensitifs*. — Pour établir la valeur sémiologique de ces troubles, il est indispensable de tenir compte de leur topographie.

1° TOPOGRAPHIE PÉRIPHÉRIQUE. — Les lésions des nerfs périphériques donnent des troubles subordonnés au trajet anatomique de ces nerfs (névrites traumatiques, infectieuses et toxiques).

L'intensité des troubles croît du centre vers la périphérie.

2° TOPOGRAPHIE RADICULAIRE. — Tous les nerfs dépendant d'une racine lésée sont atteints (topographie en bandes longitudinales).

Dans le *tabes*, elle est caractéristique.

3° TOPOGRAPHIE MÉDULLAIRE. — Elle est *segmentaire*, à limites perpendiculaires à l'axe des membres (en manchette, en gigot, en caleçon...). Les lignes de démarcation sont des traits d'amputation circulaire (Charcot).

D'après Brissaud, cette topographie est due à la *métamérie* primitive des centres nerveux. Le névraxe se compose de segments superposés ou métamères (sorte de piles de Volta).

Au niveau de l'insertion des nerfs des membres, la moelle présente un renflement formé de métamères superposés, comme ceux du tronc.

Cette topographie est caractéristique de l'*hystérie*. On la rencontre aussi dans la syringomyélie.

4° TOPOGRAPHIE CÉRÉBRALE. — Les lésions du cerveau produisent de l'anesthésie de forme hémiplégique. Nous avons dit que l'hystérie est une cause également fréquente d'hémianesthésie, avec troubles sensoriels habituels.

VI. — TROUBLES CIRCULATOIRES ET SÉCRÉTOIRES

Ils sont la conséquence des lésions des cornes antérieures, des névrites, des lésions vasculaires, etc.

Un pannicule adipeux anormal peut masquer l'atrophie musculaire.

Du côté de la peau, on note : de l'atrophie (peau lisse, brillante), de la rougeur qui accompagne le gonflement possible, de la cyanose, des éruptions diverses, de l'œdème, de la sclérodermie, etc.

Le système pileux est souvent très développé, les ongles altérés (Voy. *Examen des dents*).

On peut noter de la gangrène des extrémités (maladies de Raynaud, de Morvan...), des *escarres fessières*.

Du côté des articulations : arthropathies diverses. Il existe des anomalies des sécrétions diverses (salive, sueur, urine, suc gastrique...).

La paralysie des vaso-moteurs se reconnaît facilement en traçant une raie sur la peau avec l'ongle : *raie méningitique de Trousseau*, qui n'est pas d'ailleurs spéciale à la méningite.

Les troubles vasculaires aboutissent à des ruptures et à des hémorragies variées (sueurs et pleurs de sang, épistaxis, hémoptysies, hématuries...), qui sont surtout fréquentes dans l'hystérie. On doit se défier des simulations.

Les spasmes vasculaires (crampes, doigt mort) existent dans l'artériosclérose, le mal de Bright.

Les lésions des *capsules surrénales* s'accompagnent fréquemment de la production d'une *raie blanche surrénale* par le passage de l'ongle sur la peau.

VII. — EXAMEN DES SENS SPÉCIAUX

A. — SENS DE LA VUE

Pour l'examen détaillé des yeux, nous renvoyons aux livres d'ophtalmologie. Nous indiquerons seulement les principales recherches que l'on doit faire dans les maladies nerveuses.

Examen objectif. — 1° PAUPIÈRES. — Le *ptosis paralytique* résulte de la paralysie du muscle releveur (lésion du moteur oculaire commun, IIIe paire).

Le doigt relève facilement la paupière paralysée, ce qui n'a pas lieu dans l'occlusion par *blépharospasme* (spasme de l'orbiculaire).

La *paralysie de l'orbiculaire* (fermeture impossible ou incomplète de l'œil) existe dans la paralysie faciale (VIIe paire) d'origine périphérique.

A l'état normal, dans le mouvement d'occlusion énergique et volontaire des paupières, les globes oculaires se convulsent en haut (*signe de Bell*). Par suite de dispositions anatomiques (expansions aponévrotiques), la paupière paralysée s'élèvera et suivra le globe oculaire, lorsque le malade cherchera à fermer fortement les yeux (*phénomène palpébral* de Dupuy-Dutemps).

2° GLOBES OCULAIRES. — On constate s'il existe de l'*exophtalmie*, du *strabisme paralytique* qui s'accompagne de *diplopie binoculaire* (recherche par les verres colorés).

La déviation conjuguée des yeux, ou *paralysies associées*, s'observe dans certaines lésions cérébrales ; on constate en même temps une déviation de la tête.

Pour faire, d'après cette déviation, le diagnostic du siège de la lésion, Grasset a proposé la formule suivante : dans les lésions d'un hémisphère cérébral, le malade regarde ses membres convulsés, s'il y a excitation d'un territoire cérébral ; il regarde sa lésion, s'il y a destruction et paralysie consécutive.

On pourrait encore dire, puisque l'hémiplégie est toujours croisée, que le malade fuit sa lésion dans le cas d'excitation (tumeurs, méningite...), qu'il la regarde en cas de paralysie (ictus cérébral).

Dans les lésions du mésocéphale, c'est le contraire qui se produit par suite de l'action directe du nerf moteur oculaire externe.

(Pour le nystagmus, voy. *Contractures*.)

3º PUPILLE. — Elle peut être dilatée (mydriase) ou rétrécie (myosis).

Les pupilles peuvent être *inégales*. Cette inégalité est un signe précoce de la paralysie générale. Il existe quelquefois dans la tuberculose au début, par suite d'adénopathie bronchique.

Dans la paralysie générale au début, on constate souvent une prolongation de la réaction pupillaire aux toxiques (atropine, ésérine).

(Pour les réflexes pupillaires, voy. *Étude des réflexes*.)

4º RÉTINE. — Dans bien des maladies nerveuses, il est indispensable d'examiner le fond de l'œil à l'ophtalmoscope. L'*œdème de la pupille* se rencontre dans les tumeurs cérébrales.

L'*atrophie du nerf optique* se constate dans le tabes, la paralysie générale, la sclérose en plaques.

Examen subjectif. — 1º CHAMP VISUEL. — Il se détermine au moyen des *périmètres* (on reporte les résultats sur un schéma). Une approximation quelquefois suffisante s'obtient en faisant fixer le regard et en faisant pénétrer dans le champ visuel soit la main, soit une feuille de papier blanc.

Dans l'hystérie, le rétrécissement concentrique du champ visuel est fréquent, et il n'existe pour ainsi dire que dans cette névrose.

On constate également, dans l'hystérie, une *inversion des champs visuels colorés*. A l'état normal, le champ du bleu est plus étendu que celui du rouge ; mais chez l'hystérique la perte de la vision de certaines couleurs (*dyschromatopsie*) est fréquente, et la perception du rouge est celle qui subsiste le plus longtemps. Il en résulte que, dès le début, le champ du rouge est plus étendu que le champ du bleu.

2º Hémianopsie. — C'est la perte, pour chacun des deux yeux, d'une moitié du champ visuel. Connaissant le trajet et les décussations des nerfs optiques, on peut le plus souvent faire le diagnostic topographique de la lésion qui a produit l'hémianopsie.

B. — SENS DE L'OUÏE

Pour l'examen anatomique, nous renvoyons aux traités d'otologie.

Examen fonctionnel. — Examen de la fonction auditive. — Chaque oreille doit être examinée séparément avec une montre (M) qui s'entend normalement à une distance connue, 3 mètres par exemple.

Le résultat sera formulé en centimètres de la façon suivante : $M = \dfrac{20}{300}$, ce qui veut dire que la distance à laquelle la montre est perçue est de 20 centimètres au lieu de 300 centimètres.

La voix *chuchotée* est entendue normalement à 20 ou 25 mètres.

Le *diapason* est employé pour savoir si la surdité est due à une lésion du labyrinthe (nerf), ou à une affection de l'organe conducteur du son (oreille moyenne). Cette recherche se fait au moyen de *l'épreuve de Rinne* :

A l'état normal, chez un homme *jeune*, le diapason appliqué sur l'apophyse mastoïde donne une sensation auditive. Lorsque cette sensation a disparu et qu'on présente le diapason au niveau du méat auditif, sans l'amorcer de nouveau, la sensation reparaît. Par conséquent, la transmission aérienne est meilleure que la transmission osseuse.

Faisons la même expérience chez un sourd : 1º la transmission osseuse ne provoque pas l'audition ; portons le diapason devant l'oreille. Si le son apparaît, le Rinne est *positif* (R +) ; donc il existe une lésion labyrinthique ;

2° La transmission osseuse existe, mais la transmission aérienne ne provoque pas l'audition, le Rinne est *négatif* (R —) ; donc la lésion existe au niveau de l'oreille moyenne.

Chez les hystériques, on a R +, ce qui permet d'attribuer la surdité hystérique à une paralysie centrale de l'audition.

PHÉNOMÈNES PARESTHÉSIQUES DE L'OUÏE. — Ils consistent en des bruits de cloche, des sifflements (maladie de Ménière, tumeurs cérébrales, méningite, otites, anémie...), en de l'hyperesthésie auditive (migraine, hystérie, certaines paralysies faciales...).

Les troubles subjectifs de l'ouïe peuvent être le point de départ de maladies mentales, chez les individus héréditairement prédisposés.

(Pour le vertige, voy. *Examen de la sensibilité*.)

C. — SENS DU GOÛT

L'*ageusie* (absence du goût) est le plus souvent unilatérale et s'observe en même temps que l'hémianesthésie, dans l'hystérie. Dans la paralysie faciale, elle atteint les deux tiers antérieurs de la langue.

L'ageusie se recherche en plaçant sur différents points de la langue, au moyen d'une baguette de verre, des liquides divers, acides, salés, sucrés, amers (sucre, sel, quinine...).

On peut encore se servir des courants galvaniques. L'électrode active doit avoir la forme d'un stylet. Le pôle positif donne une sensation de saveur acide métallique, le négatif une sensation de saveur salée.

D. — SENS DE L'ODORAT

L'*anosmie* est le défaut d'odorat.

On explore successivement chaque narine au moyen de substances *non irritantes* (benjoin, baume du Pérou, menthe).

La diminution ou l'abolition de l'odorat peut être un symptôme précoce de la paralysie générale (Voisin).

L'anosmie est fréquente dans l'hystérie et dans le cas de lésion périphérique du nerf olfactif.

EXAMEN DU SANG

1º *Coagulabilité*. — On mélange 2 ou 3 gouttes du sang à examiner avec des solutions diverses d'oxalate de potasse à 1/400, 1/600, 1/800, etc. Ce mélange est recueilli et conservé dans des pipettes fines. Au bout de quelques heures, on se rend compte si la coagulabilité du sang examiné est plus ou moins élevée que celle du sang d'un sujet normal (procédé de Wright).

La diminution de la coagulabilité existe à un haut degré chez les hémophiliques ; elle permet dans certains cas de prévoir l'apparition des hémorragies.

L'augmentation de la coagulabilité est souvent un signe précurseur des thromboses et des embolies, surtout chez les jeunes femmes atteintes de fibrome utérin et chez les nouvelles accouchées (Chantemesse).

Ces recherches sont utiles au point de vue thérapeutique.

2º *Rétractilité du caillot*. — Dans les purpuras hémorragiques primitifs, dans l'anémie pernicieuse progressive, le caillot ne se rétracte pas, le sérum ne transsude pas. Au contraire, on observe la rétractilité dans les purpuras secondaires.

Ce caillot peut se redissoudre dans certaines infections profondes (Lenoble).

(Mettre le sang dans un petit tube en verre.)

3º *Réaction du sérum*. — Alcaline à l'état normal (constatation par le papier de tournesol), au point de vue chimique.

4º *Recherche des pigments biliaires dans le sérum*. — En cas de *cholémie* (Voy. *Ictère*, p. 204), on constate ces pigments par la méthode de Gmelin (Voy. *Analyse des urines*, p. 261).

5º *Examen du sang au spectroscope* (Voy. *Recherche du sang dans les urines*).

Dans l'intoxication par l'oxyde de carbone, les deux bandes de l'oxyhémoglobine existent dans le spectre, mais elles sont plus rapprochées du violet ; de plus, si l'on ajoute du sulfhydrate d'ammoniaque, elles ne se fusionnent pas.

6° *Dosage de l'hémoglobine*. — A. EMPLOI DU PAPIER-FILTRE. — En mettant une goutte de sang sur du papier-filtre blanc ou du linge, on peut, par l'habitude, et en comparant avec le sang d'un individu sain, se rendre compte approximativement de la teneur du sang en hémoglobine.

Le dosage se fait au moyen de nombreux appareils ; nous ne décrirons que le chromomètre de Hayem.

B. CHROMOMÈTRE DE HAYEM. — Il se compose de deux cellules en verre, de même diamètre, collées sur une lame de verre. On met une quantité égale d'eau distillée dans chaque cellule, puis dans l'une une quantité connue de sang (4 millimètres cubes par exemple) qu'on agite avec l'eau de la cellule. (La quantité nécessaire varie suivant que le sang est plus ou moins riche en hémoglobine.)

Il existe d'autre part une *échelle colorimétrique* formée de rondelles de papier, de même diamètre que les cellules, et dont les couleurs sont de plus en plus foncées.

Appliquant la cellule qui ne contient que de l'eau au-dessus de l'échelle, on arrive par tâtonnements à trouver une couleur de l'échelle se rapprochant très sensiblement de la couleur du mélange de l'autre cellule (au besoin, on prend la moyenne entre deux couleurs voisines).

Or les teintes sont au nombre de cinq et correspondent chacune à la couleur donnée par un certain nombre de globules rouges sains (par millimètre cube de sang).

Supposons que la teinte trouvée soit la teinte n° 2 qui correspond, pour l'hémoglobine, à 9 973 000 globules rouges *sains*. Puisque nous avons employé 4 millimètres cubes de sang, nous diviserons 9 973 000 par 4, ce qui donne 2 493 250, c'est-à-dire qu'un millimètre cube du sang examiné contient une quantité d'hémoglobine égale à celle fournie par 2 493 250 globules sains.

Ce chiffre est celui de la *richesse globulaire* (R).

Si nous connaissons le nombre (N) des globules rouges par millimètre cube (Voy. plus loin), en divisant R par N nous obtiendrons la valeur en hémoglobine d'un globule, c'est-à-dire la *valeur globulaire* (G) :

$$G = \frac{R}{N}.$$

Supposons N = 5 000 000 (chiffre normal) ; dans le cas présent,

$$G = \frac{2\,493250}{5\,000\,000} = 0,49.$$

A l'état normal, la richesse globulaire est de 5 000 000, puisque tous les globules sont sains, et $G = \dfrac{5\,000\,000}{5\,000\,000} = 1$. La valeur de G dans les différentes anémies a été étudiée en détail par Hayem.

7° **Numération des globules.** — A. GLOBULES ROUGES. — Nous ne parlerons que de l'*hématimètre de Hayem*, et en particulier de la technique de la numération par cet instrument.

1° Avec un objectif n° 6 ou 7, on met au point le *quadrillage* destiné à la numération ; on fixe l'hématimètre avec les valets, puis on relève le tube du microscope d'une petite quantité.

2° Avec des pipettes spéciales, contenues dans l'appareil, on fait un mélange de 2 millimètres cubes de sang avec 500 millimètres cubes de sérum de Hayem :

Chlorure de sodium pur	1 gramme.
Sulfate de soude pur	5 grammes.
Bichlorure de mercure	0gr,50
Eau distillée	200 grammes.

Après avoir agité ce mélange, on en prend une goutte que l'on place dans la cellule en verre de l'hématimètre et l'on recouvre d'une lamelle *plane* (lamelle spéciale).

3° Après avoir attendu quelques instants, afin que les globules tombent au fond de la cellule, on remet le quadrillage au point, en faisant descendre le tube du microscope.

(Dans certains cas, la coïncidence de mise au point entre les globules et le quadrillage ne s'obtient que par tâtonnements et en dévissant plus ou moins le tube porteur du quadrillage.)

4° On compte les globules dans les seize petits carrés du quadrillage (fig. 85). On compte à part les globules à cheval

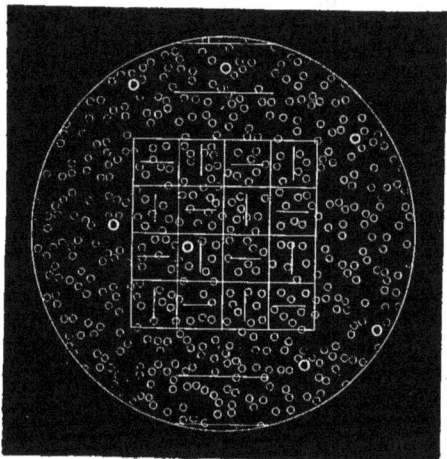

Fig. 85. — Quadrillage de Hayem.

sur les bords du grand carré, et on ne tient compte que de la moitié du nombre trouvé.

Soit 145 le nombre des globules à l'intérieur et 10 les globules à cheval, nous aurons le chiffre global de $145 + \dfrac{10}{2} = 150$.

Remarque. — La platine de l'hématimètre étant mobile, il est bon de faire passer sur le quadrillage plusieurs points de la préparation, de compter de nouveau et finalement de prendre la moyenne des résultats.

Calcul. — Le quadrillage a 1/5 de millimètre de côté (forme carrée). La cellule qui reçoit le mélange titré a 1/5 de millimètre de profondeur. On a donc sous les yeux un cube de $\dfrac{1}{5} \times \dfrac{1}{5} \times \dfrac{1}{5} = \dfrac{1}{125}$ de millimètre.

Pour avoir le nombre des globules pour un millimètre cube du mélange, il faut donc multiplier le résultat par 125.

D'autre part, on a fait un mélange de 2 millimètres cubes de sang et de 500 millimètres cubes de sérum. Or, il faut, d'après Hayem, défalquer 6 millimètres cubes de mouillage (liquide adhérent au verre de la pipette). Le mélange est donc en réalité de 2 millimètres cubes de sang et 494 millimètres cubes de sérum, et le titre de la dilution est de :

$$\frac{2}{494+2} = \frac{2}{496} = \frac{1}{248}.$$

Pour obtenir le nombre des globules rouges pour *un* millimètre cube de sang *pur* (non mélangé à du sérum *artificiel*), il faut donc multiplier le chiffre trouvé d'abord par 125, puis par 248.

Soit 150 ce chiffre, le résultat cherché est :

$$150 \times 125 \times 248 = 150 \times 31\,000 = 4\,650\,000.$$

B. Globules blancs. — La préparation précédente restant en place, on relève légèrement le foyer de l'objectif. Les globules blancs étant plus volumineux dépassent les globules rouges, qui sont au fond de la cellule ; ceux-ci ne sont plus aperçus qu'indistinctement, alors que les globules blancs sont très visibles. De plus, ces derniers ont une couleur et surtout un *éclat* tout particulier, qui est encore augmenté par les *plus légers* mouvements de la vis micrométrique. On pourrait dire qu'ils scintillent.

Les globules blancs étant très peu nombreux (en général), surtout par rapport aux globules rouges, il est nécessaire de faire la numération sur de nombreux quadrillages et de prendre la moyenne.

Si dans 20 carrés on trouve 4 globules blancs, le calcul indique le résultat suivant :

$$\frac{4 \times 31\,000}{20} = 6\,200 \text{ globules par millimètre cube.}$$

Remarque. — On peut rendre plus facile la numération en faisant dissoudre préalablement les globules rouges au moyen de l'acide acétique.

PALASNE DE CHAMPEAUX. — Sémiol.   21

8º *Recherches d'hématologie clinique par la méthode du papier-filtre* (Tallqvist). — Nous avons déjà parlé de ce procédé pour apprécier la teneur en hémoglobine.

De plus, si l'on examine une goutte de sang d'un anémique sur du papier blanc à filtrer, on voit que la tache formée par ce sang est entourée d'un *anneau d'humidité*, visible surtout par transparence.

Cet anneau correspond toujours à une forte diminution des globules rouges, et il ne se montre que dans les cas où le taux des hématies est à peu près de moitié inférieur à la normale. Plus la diminution est forte et plus l'anneau est large.

Dans la chlorose, même prononcée, l'anneau ne se forme pas, la diminution des hématies étant dans cette maladie moins marquée que dans l'anémie pernicieuse.

Dans la leucémie, le papier ne se laisse imbiber que lentement ; et, la tache une fois sèche, on constate que sa coloration est très inégale. Ces particularités tiendraient à l'augmentation considérable du nombre des leucocytes et peut-être aussi à l'altération de leur composition.

9º *Recherche de la fragilité globulaire.* — Les globules de sang mis dans de l'eau distillée se dissolvent. Placés au contraire dans une solution de chlorure de sodium de concentration déterminée, les globules retiennent l'hémoglobine. La solution qui a cette propriété est la *solution isotonique.*

La fragilité est d'autant plus grande que la solution est plus concentrée, c'est-à-dire contient moins d'eau qui est le dissolvant, compensé ou non par la présence du sel.

Le procédé Ribierre-Vaquez est basé sur ces considérations.

Technique. — On se sert d'eau distillée stérile et d'une solution mère de chlorure de sodium. Celle-ci est préparée *extemporanément* à l'aide de NaCl *anhydre.* Le titre de 7 p. 1000 convient à la grande majorité des cas.

Dans deux porte-tubes on dispose trente-quatre petits

tubes cylindriques, de 6 centimètres de hauteur sur 12 millimètres de diamètre, et préalablement stérilisés.

Pour répartir dans ces tubes l'eau distillée et la solution
saline, il est indispensable d'employer le même compte-
gouttes, et de le tenir incliné suivant un angle constant,
pour obtenir des gouttes égales. On peut fabriquer des
compte-gouttes en étirant à la flamme un tube stérilisé et
bouché à l'ouate à ses extrémités, et en le sectionnant juste
au milieu de l'effilure. On obtient ainsi deux pipettes jumelles
identiquement calibrées aux extrémités. Chaque pipette est
soufflée en boule à sa partie moyenne. L'une sert à la répar-
tition de l'eau, puis de la solution saline ; l'autre à la prise
du sang.

On verse dans les tubes 68, 66, 64, ... gouttes de la solution
saline, et on complète tous les tubes à 70 gouttes en tout,
en ajoutant 2, 4, 6, ... gouttes d'eau distillée. On agite bien
chaque tube pour effectuer un mélange rigoureux.

Dans chaque tube on met 2 gouttes de sang, on agite, on
laisse reposer pendant dix minutes, puis on centrifuge les
tubes, après les avoir numérotés.

On note où commence et où finit l'hémolyse. L'hémolyse
initiale H^1 est marquée par l'apparition d'une teinte jaune
dans le liquide qui surmonte le culot globulaire ; l'hémolyse
intense H^2 est caractérisée par une teinte rose franc. Lorsque
l'hémolyse est totale, H^3, le liquide est rouge-cerise, il ne présente plus d'ondes soyeuses par l'agitation ; le culot globulaire a presque complètement disparu.

Ces observations donnent les éléments de la courbe de
l'hémolyse (fig. 86).

Plus l'hémolyse commence près de 68, plus la fragilité
est grande. Si le tube 68 est coloré, il faut faire l'expérience
en se servant d'une solution de chlorure de sodium plus concentrée (9 p. 1000).

Non seulement l'hémolyse peut être précoce, mais elle
est souvent prolongée. Cela tient à ce que l'hémoglobine
qui a subi un commencement de transformation chimique
ne se dissout pas aussi facilement que l'hémoglobine normale.

Dans certains cas d'ictère hémolytique congénital, l'hémolyse ne peut être mise en évidence par le procédé précédent. Il convient d'avoir recours à la méthode de Widal et Abrami, à la *déplasmatisation des hématies*.

Fig. 86. — Courbe de l'hémolyse (ictère hémolytique).

Le sang à examiner est recueilli aseptiquement dans une solution isotonique d'oxalate de potasse :

Oxalate de potasse .... 0^{gr},28
Chlorure de sodium anhydre .... 0^{gr},80
Eau distillée...................... 100 grammes.

On centrifuge, puis les globules sont lavés à deux reprises avec une solution de NaCl à 9 p. 1000.

Une goutte d'hématies déplasmatisées est placée dans les tubes (Voy. ci-dessus).

Auto-agglutination (Widal). — Si l'on met en contact, dans un verre de montre, 10 gouttes de sérum d'un malade atteint d'ictère hémolytique et 1 goutte de globules lavés du même malade, si l'on mélange soigneusement, on voit en quelques minutes l'agglutination se produire. Les hématies, qui forment d'abord comme une émulsion de brique pilée, se fusionnent en une pellicule homogène qui tombe au fond du verre ; le sérum qui surnage est clair et limpide, et la pellicule n'est pas dissociée par des secousses imprimées au verre de montre.

Cette auto-agglutination ne se produit pas dans les ictères non hémolytiques.

Résistance des globules blancs (Ambard et Ramond). — Dans un tube à centrifuger on met 6 à 8 centimètres cubes d'un liquide hypotonique ainsi composé :

Chlorure de sodium................... 2gr,50
Citrate de soude.................... 2 grammes.
Eau distillée...................... 1 litre.

et on ajoute une goutte de sang. On agite, et après une demi-heure on centrifuge. Une petite partie du culot est étalée et séchée rapidement, fixée par le liquide de Dominici et colorée à l'hématéine-éosine. (La plupart des hématies ont été détruites.)

Les polynucléaires subissent des transformations variables suivant leur degré de résistance, les lobes du noyau se fusionnent plus ou moins, le noyau peut même disparaître.

10° *Examen microscopique du sang.* — A. Préparation de sang pur a l'état humide. — On dépose une gouttelette de sang dans une *cellule à rigole*. Préalablement on a eu soin de remplir la rigole avec un peu de vaseline. On recouvre d'une mince lamelle plane. La préparation est ainsi à l'abri de l'air et peut se conserver près de vingt-quatre heures.

Cette préparation sert surtout à étudier le processus de coagulation, à étayer un *fibrino-diagnostic*. Le réticulum fibrineux est surtout caractéristique dans le *sang phlegmasique* de la pneumonie, du rhumatisme articulaire aigu. La fibrine n'est pas augmentée dans la fièvre typhoïde, la granulie.

B. Préparation de sang sec. — On recueille une gouttelette de sang sur une lame de verre bien séchée. On l'étale immédiatement en faisant glisser une autre lame ou une simple carte de visite sur la lame où est déposé le sang. La dessiccation doit être presque instantanée, pour que la préparation soit bien réussie.

On fixe à l'alcool-éther.

C. Colorations. — Grâce aux remarquables recherches d'Ehrlich, on peut étudier plus en détail les préparations de sang, au moyen des colorations aux couleurs d'aniline.

Nous indiquerons une des nombreuses techniques de coloration :

Sur la préparation, on fait agir de l'*éosine* à l'alcool (pendant trois minutes) ; on lave, puis on fait agir du *bleu à l'argent* ou une solution saturée de *bleu de méthylène* (pendant cinq minutes).

Les globules rouges prennent l'éosine, les globules blancs sont diversement colorés.

Ces préparations servent surtout à étudier et à compter la proportion des différents globules blancs.

Pour cette dernière opération, il suffit de faire courir la préparation dans le champ du microscope (examiner de préférence les bords où les globules blancs plus volumineux ont été entraînés), d'en compter 100 et de noter les formes rencontrées.

A l'état normal, les globules blancs affectent les princi-

Fig. 87. — Leucocytes.

pales formes suivantes et existent dans les proportions que nous allons indiquer (*formule leucocytaire*), d'après Ehrlich (fig. 87) :

1° *Lymphocytes* (22 à 25 p. 100 de la totalité des globules blancs). Ce sont de petits mononucléaires, de forme irrégulièrement arrondie, à gros noyau sphérique, vivement coloré en bleu. Le protoplasma qui entoure le noyau est peu abondant et occupe peu de place ; il est coloré en bleu.

2° *Mononucléaires* (moyens et grands ; 2 à 4 p. 100). Ils ont un noyau unique mal coloré en bleu ; le protoplasma est clair.

3° *Polynucléaires* (70 à 72 p. 100). Le noyau est polymorphe, multiple, coloré fortement. Le protoplasma contient des granulations neutrophiles (visibles avec des colorations spéciales).

4º *Éosinophiles* (2 à 4 p. 100). Ils contiennent de grosses granulations colorées en rouge par l'éosine. Le noyau est souvent double.

5º *Mastzellen* ou cellules basophiles (0,5 p. 100) à noyau unique et granulations basophiles.

Dans la pratique, on compte ensemble le plus souvent les lymphocytes et les mononucléaires.

Remarque. — Ehrlich divise les couleurs d'aniline en acides, basiques et neutres ; les granulations ou les leucocytes sont dits acidophiles, basophiles, neutrophiles, suivant la *tendance* qu'ils ont à prendre de préférence une de ces couleurs.

11º **Valeur sémiologique de l'hématologie.** — Un individu sain possède environ 5 millions de globules rouges par millimètre cube de sang.

L'augmentation des hématies est assez rare. La diminution, au contraire, est très fréquente (anémie primitive ou secondaire). Au-dessous de 500 000, l'*oligocythémie* est d'un pronostic grave, surtout en cas d'altérations globulaires.

Dans le *diabète*, les globules rouges sont réfractaires à l'éosine, mais pas aux autres couleurs d'aniline (réaction de Bremer).

Le nombre des globules blancs, à l'état normal, est d'environ 6 000 par millimètre cube, en dehors des périodes digestives.

Leur diminution ou *hypoleucocytose* est rare (fièvre typhoïde, anémie pernicieuse, etc.). Elle a une signification pronostique fâcheuse, dans cette dernière maladie.

L'*augmentation* des globules blancs est fréquente dans un grand nombre de maladies. Elle existe lorsque le chiffre de 10 000 est dépassé.

La *leucémie* ou *leucocythémie* est une maladie spécialement caractérisée par cette augmentation des globules blancs. On a noté le chiffre de 500 000 globules blancs et au delà par millimètre cube. Le diagnostic de cette maladie ne peut être précisé que par l'examen hématologique.

Toute augmentation indépendante de la leucémie prend l'appellation de *leucocytose* (Gilbert). Les formes de leucocytose varient d'après les différents globules blancs sur lesquels porte l'augmentation. De plus, on trouve des formes anormales (myélocytes neutrophiles et éosinophiles...).

Dans un certain nombre de maladies, et en particulier dans les *affections du foie* (Sabrazès, Cauvin), dans les suppurations profondes, la leucocytose et la variété de leucocytose donnent des indications pronostiques et thérapeutiques qui peuvent être très importantes.

En chirurgie, l'étude hématologique (Tuffier, 1904) peut rendre d'appréciables services : hyperleucocytose très fréquente dans les suppurations péritonéales (appendicite), la perforation intestinale de la fièvre typhoïde, etc.

12° *Séro-diagnostic* (Widal) (dans la fièvre typhoïde). — On ajoute à 10 gouttes d'une culture jeune (douze à seize heures) de bacille d'Eberth une goutte de sang ou, mieux, de sérum à examiner ; on mélange et on examine une goutte du mélange, entre lame et lamelle.

Si le sang examiné provient d'un typhique, les bacilles perdent *rapidement* leur mobilité et se réunissent en amas ; ils *s'agglutinent* et forment de gros îlots (fig. 88).

La même agglutination se produit encore longtemps après l'évolution de la maladie.

Au début d'une fièvre typhoïde, la réaction peut être négative ; elle n'apparaît généralement que le huitième jour. Il faut donc répéter le séro-diagnostic.

En résumé, si un résultat négatif ne permet pas une conclusion certaine, au contraire un résultat positif permet d'affirmer que le sujet examiné a eu la fièvre typhoïde.

Une cause d'erreur pourrait provenir de l'ictère, l'agglutination ayant lieu dans certaines formes de cette maladie. L'étude des symptômes permettra, en général, d'éliminer facilement cette cause d'erreur.

Cette même agglutination devient visible à l'œil nu

lorsqu'on ajoute du sérum typhique à un tube de bouillon ensemencé avec le bacille d'Eberth. Le bouillon se clarifie.

Fig. 88. — Séro-diagnostic de la fièvre typhoïde.

Séro-diagnostic (Wassermann) (dans la syphilis). — Nous ne décrirons pas cette méthode de recherche trop compliquée pour pouvoir être exécutée par le praticien ; mais nous tenons à la signaler, afin que celui-ci, dans les cas difficiles, puisse la faire exécuter dans des laboratoires par des spécialistes.

13° **Recherche de l'hématozoaire de Laveran dans le sang.** — La préparation est la même que celle que nous avons indiquée pour l'examen du sang coloré.

Il faut recueillir de préférence le sang du foie ou de la rate, au début de l'accès, et autant que possible avant l'administration de la quinine.

Les *corps sphériques*, le plus souvent adhérents aux hématies, sont les formes les plus communes du parasite.

(Pour autres détails et recherches, consulter les ouvrages de bactériologie.)

CYTOLOGIE

Widal et Ravaut ont montré que l'examen des épanchements (pleurésie, péricardite, ascite...) pouvait donner d'utiles renseignements sur leur étiologie.

La cytologie aide en outre au diagnostic différentiel entre les *exsudats* ou épanchements d'origine inflammatoire, infectieuse, et les *transsudats* ou épanchements d'origine mécanique.

TECHNIQUE. — Une certaine quantité de liquide (qui peut être minime) est placée dans un flacon ou un tube avec des perles de verre. On agite pour *défibriner* le liquide (un quart d'heure à une heure).

On centrifuge ensuite et on décante.

Prise du culot. — On dilue avec un fil de platine jusqu'à ce que le culot ait la consistance du sang. On prend une *petite* quantité de ce liquide qu'on étale sur une lame, en faisant des cercles de plus en plus grands. On laisse sécher et on fixe à l'alcool-éther.

On peut faire des colorations multiples. La coloration par l'hématéine-éosine et le bleu de Unna ou la thionine donne de bons résultats.

On inspecte à un faible grossissement d'abord, puis on se sert de l'objectif à immersion.

Formules leucocytaires. — Ces formules n'ont rien d'absolu ; elles comportent des exceptions assez nombreuses, et elles peuvent varier suivant que l'épanchement est récent ou ancien, qu'il est stérile ou infecté. Ces formules plaident donc en faveur du diagnostic étiologique et pathogénique, qui doit toujours s'appuyer sur un ensemble de constatations cliniques.

I. *Exsudats*. — *a.* TUBERCULOSE. — La *lymphocytose* est surtout fréquente dans tous les exsudats de nature tuberculeuse, que la tuberculose soit probable ou confirmée.

Cet examen cytologique a permis de prouver la nature tuberculeuse de nombreuses *pleurésies primitives*, dites *a frigore*.

Cependant, l'existence des pleurésies *a frigore* est un fait clinique indéniable.

Lorsque la pleurésie est *secondaire* et se développe par conséquent au cours d'une tuberculose avérée, la lymphocytose fait quelquefois place à de la *polynucléose* (polynucléaires neutrophiles plus ou moins déformés) avec ou sans cellules endothéliales.

Les globules rouges du sang, souvent nombreux dans ces exsudats, les mononucléaires n'ont pas de valeur diagnostique.

b. MALADIES INFECTIEUSES (locales ou générales). — La *polynucléose*, avec ou sans cellules endothéliales, est surtout fréquente, mais la lymphocytose n'est pas exceptionnelle.

c. ÉOSINOPHILIE PLEURALE. — Éosinophiles.

II. **Transsudats** (maladies de cœur, mal de Bright, cancer, cirrhoses...). — Les *placards endothéliaux* sont très nombreux, avec quelques rares polynucléaires.

Dans le cancer, les cellules endothéliales dégénérées peuvent avoir un aspect polymorphe, des contours irréguliers, des noyaux multiples.

Remarque. — Le rhumatisme peut donner naissance à un exsudat ou à un transsudat. Ce dernier se produit lorsque le cœur est profondément atteint dans son fonctionnement.

Un transsudat peut se transformer en exsudat par suite d'une infection surajoutée (tuberculose en particulier) ; le changement de formule leucocytaire est un indice de cette complication.

Cette transformation est assez fréquente dans les ascites, et en particulier dans les ascites souvent ponctionnées.

Les résultats de la cytologie des ascites sont, d'une façon générale, moins nets et moins faciles à interpréter que ceux de la cytologie des pleurésies.

Cytologie du liquide céphalo-rachidien. — La préparation est la même que ci-dessus.

Dans la *méningite tuberculeuse*, dans la période secondaire de la *syphilis*, la *lymphocytose* est fréquente.

Dans la méningite non tuberculeuse, on observe la polynucléose. Ceci n'est vrai qu'au début des méningites; dans une période tardive, la lymphocytose survient toujours.

OPHTALMO ET CUTI-RÉACTION

I. *Ophtalmo-réaction* (Calmette). — On instille dans l'œil du malade 1 goutte d'une solution de tuberculine à 1 p. 100. Si le sujet est tuberculeux, il se produit dans un temps variable (de six à huit heures après l'instillation) une réaction plus ou moins vive de la conjonctive palpébrale. Cette réaction prouve que l'organisme atteint de tuberculose n'a pas épuisé ses moyens de défense (réaction anaphylactique). Chez les tuberculeux à la troisième période, l'absence de réaction est fréquente et assombrit le pronostic.

Dans les réactions faibles, la congestion est surtout appréciable au niveau de la caroncule et du repli semi-lunaire.

Cette épreuve est sans danger. Toutefois, chez les individus ayant un passé oculaire, des complications locales sont à craindre. Il faut, dans ces cas, étendre la solution de tuberculine ou, mieux, pratiquer la cuti-réaction.

En cas de doute, si on répète l'épreuve, il ne faut pas faire l'instillation dans le même œil, car les sujets indemnes de tuberculose présentent souvent un résultat positif après cette deuxième expérience.

D'ailleurs, le doute peut souvent être levé par l'*examen cytologique* de la sécrétion de la conjonctive (Lafon et Lautier). Pour faire cet examen, on abaisse la paupière inférieure et on promène dans le cul-de-sac conjonctival la pointe d'une pipette Pasteur ; la sécrétion monte par capillarité. On la dépose sur une lame et on agit suivant la technique connue pour ce genre de recherches (Voy. *Cytologie*).

Si la réaction est positive, la *polynucléose* est intense, alors qu'à l'état normal on ne trouve que quelques rares polynucléaires, et que dans les infections chroniques légères de la conjonctive cette polynucléose est discrète.

II. *Cuti-réaction* (procédé de Lautier, de Bordeaux). —

Sans préparation aucune, on applique sur la face externe
du bras une boulette de coton hydrophile, imbibée de deux
ou trois gouttes d'une solution de tuberculine à 1 p. 100,
et on la recouvre d'une lamelle de gutta-percha. Par-dessus
on place une couche d'ouate maintenue par une bande.
On enlève le pansement au bout de quarante-huit heures.
Au point de contact, chez le tuberculeux, existe une
réaction formée de vésicules, disséminées ou confluentes,
contenant un liquide incolore. La peau est rouge et sèche.

VALEUR SÉMIOLOGIQUE DE L'OPHTALMO ET DE LA CUTI-
RÉACTION. — Ces réactions sont d'une utilité incontestable
pour le diagnostic de la tuberculose au début. Dans l'armée
et la marine, et en se mettant à l'abri des supercheries, elles
sont appelées à rendre de grands services.

Quelques faits contradictoires ont été signalés par différents expérimentateurs. D'ailleurs, une lésion minime, un
ganglion atteint isolément de tuberculose peuvent provoquer la réaction, alors que la maladie restera toujours
localisée et non préjudiciable pour l'avenir.

Il est donc bien entendu que ce procédé sémiologique ne
doit pas faire abandonner les autres recherches, qu'il ne peut
à lui seul permettre un diagnostic irréfragable.

Ces réactions présentent aussi une certaine valeur pronostique : quand elles sont énergiques, il s'agit, dans la
majorité des cas, de processus tuberculeux susceptibles de
guérison.

RADIOGRAPHIE

La radiographie peut rendre des services importants en sémiologie médicale.

Fig. 89. — Thorax normal vu de face (Béclère).

Fig. 90. — Adénopathie trachéo-bronchique chez un enfant
(d'après Béclère).

Appliquée à l'appareil respiratoire (fig. 89), elle permet

de reconnaître des infiltrations tuberculeuses au début (Béclère), des épanchements pleuraux, des pleurésies enkystées, les adénopathies trachéo-bronchiques (fig. 90). Par cette méthode on peut étudier les mouvements de retrait et d'expansion des cavités cardiaques ; on aperçoit les tumeurs anévrysmales de l'aorte.

Une dilution de bismuth introduite dans l'estomac arrête les rayons X et permet de faire la délimitation de l'organe.

Les déformations osseuses médicales (rhumatisme chronique), les dépôts uratiques (goutte), les calculs peuvent être mis en évidence par la radiographie.

PONCTIONS EXPLORATRICES
ET PONCTION LOMBAIRE

Pratiquée d'une façon aseptique, la ponction exploratrice ne présente aucun danger.

On l'emploie pour parfaire le diagnostic des divers épanchements de la plèvre, en cas de péricardite avec épanchement, en cas de collections liquides de l'abdomen (ascite), d'hydronéphrose, d'hépatite suppurée du foie, etc.

DISTINCTION DES EXSUDATS ET DES TRANSSUDATS (procédé de Rivalta). — Un peu du liquide épanché est versé dans de l'eau légèrement acétifiée ; dans le cas d'un exsudat, le liquide devient trouble.

PONCTION LOMBAIRE. — Elle se pratique de la façon suivante : le malade doit fléchir le rachis le plus possible et faire saillir la région lombaire ; la position assise est par conséquent la plus favorable. On mène la ligne horizontale qui tangente le rebord supérieur des crêtes iliaques, et l'on met le doigt sur l'apophyse épineuse qui est coupée par cette ligne. L'aiguille (de 10 à 12 centimètres) est enfoncée à 1 centimètre et demi en dehors du doigt indicateur dans une direction très légèrement ascendante. On la fait pénétrer lentement jusque dans l'espace sous-arachnoïdien.

La *ponction lombo-sacrée* est d'une exécution plus facile que la précédente. En déprimant les tissus en dehors des apophyses épineuses, et à un travers de doigt environ au-dessous de la ligne horizontale dont il a été question ci-dessus, il est très aisé de sentir l'intervalle qui sépare la dernière vertèbre lombaire de la partie supérieure du sacrum et d'y pénétrer avec une aiguille.

EXAMEN DU LIQUIDE CÉPHALO-RACHIDIEN. — Le liquide normal est clair comme de l'eau de roche ; sa densité est de 1 003 à 1 004 ; il contient une très petite quantité d'albumine.

Le liquide pathologique est trouble, louche, d'aspect laiteux ou purulent ; sa densité est augmentée ; il contient beaucoup d'albumine (1 p. 100), surtout en cas de méningite tuberculeuse.

Les recherches microbiennes sont du domaine de la bactériologie.

(Voy. *Cyto-diagnostic du liquide céphalo-rachidien.*)

TABLE ALPHABÉTIQUE DES MATIÈRES

FIN DE LA TABLE ALPHABÉTIQUE

TABLE DES MATIÈRES.

TABLE DES MATIÈRES

Examen de l'appareil digestif.

Examen du foie.

Examen de la rate.

Examen de l'abdomen.

Examen du système nerveux.

6224-09. — CORBEIL. Imprimerie CRÉTÉ.

Bibliothèque
du Doctorat en Médecine

PUBLIÉE SOUS LA DIRECTION DE
A. GILBERT
Professeur de Thérapeutique à la Faculté de médecine de Paris
Membre de l'Académie de Médecine.

et L. FOURNIER
Médecin des hôpitaux de Paris.

30 volumes, petit in-8, d'environ 500 pages, avec nombreuses figures,
noires et coloriées. — Chaque volume : 8 à 12 fr.

Les volumes parus sont soulignés d'un trait noir.

Bibliothèque de Thérapeutique

PUBLIÉE SOUS LA DIRECTION DE

A. GILBERT & P. CARNOT

Professeur de thérapeutique
à la Faculté de médecine de Paris.

Professeur agrégé de thérapeutique
à la Faculté de médecine de Paris.

1909, 25 volumes in-8, de 500 pages, avec figures, cartonnés.
Chaque volume : **8 fr.** à **12 fr.**

Les volumes parus sont soulignés d'un trait noir.

www.ingramcontent.com/pod-product-compliance
Lightning Source LLC
Chambersburg PA
CBHW061127220326
41599CB00024B/4193